FIT UND STARK
IN 10 MINUTEN

Sean Adams

FIT UND STARK

IN 10 MINUTEN

DAS POWER-WORKOUT OHNE GERÄTE:
HIIT & Bodyweight-Training für Zuhause

südwest

Impressum

1. Auflage © 2023 by Südwest Verlag, einem Unternehmen der
Penguin Random House Verlagsgruppe GmbH, Neumarkter Straße 28, 81637 München

Hinweis: Die Ratschläge/Informationen in diesem Buch sind von Autor*innen und Verlag sorgfältig erwogen und geprüft, dennoch kann eine Garantie nicht übernommen werden. Eine Haftung der Autor*innen beziehungsweise des Verlags und seiner Beauftragten für Personen-, Sach- und Vermögensschäden ist ausgeschlossen.

Gender-Hinweis: Aus Gründen der besseren Lesbarkeit wird in diesem Werk an manchen Stellen auf die gleichzeitige Verwendung der Sprachformen männlich, weiblich und divers (m/w/d) verzichtet. Sämtliche Personenbezeichnungen und personenbezogene Hauptwörter gelten gleichermaßen für alle Geschlechter. Die verkürzte Sprachform beinhaltet keine Wertung, sondern hat lediglich redaktionelle Gründe.

Projektleitung: Philipp Christ
Übersetzung: Lisa Heilig
Producing: trans texas publishing services GmbH, Köln

Die Originalausgabe erschien 2022 unter dem Titel »Ten in Ten: Weight-Free Workouts«, Moseley Roads
President: Sean Moore
Production Director: Adam Moore
Layout Designer: Adam Moore
Editor: Finn Moore

Bildnachweis (zusätzliches Bildmaterial)
Kapitelaufmacher & Umschlaginnenseiten: Bild 255930533: ©Adobe Stock/srckomkrit

Umschlaggestaltung & Innenlayout: OH, JA!, München
Satz: Uhl + Massopust, Aalen
Herstellung: Timo Wenda
Druck und Bindung: Pixartprinting, Lavis
Printed in Italy

MIX
Papier | Fördert gute Waldnutzung
FSC® C147178

Penguin Random House Verlagsgruppe FSC® N001967

ISBN 978-3-517-10291-7

www.suedwest-verlag.de

Inhaltsverzeichnis

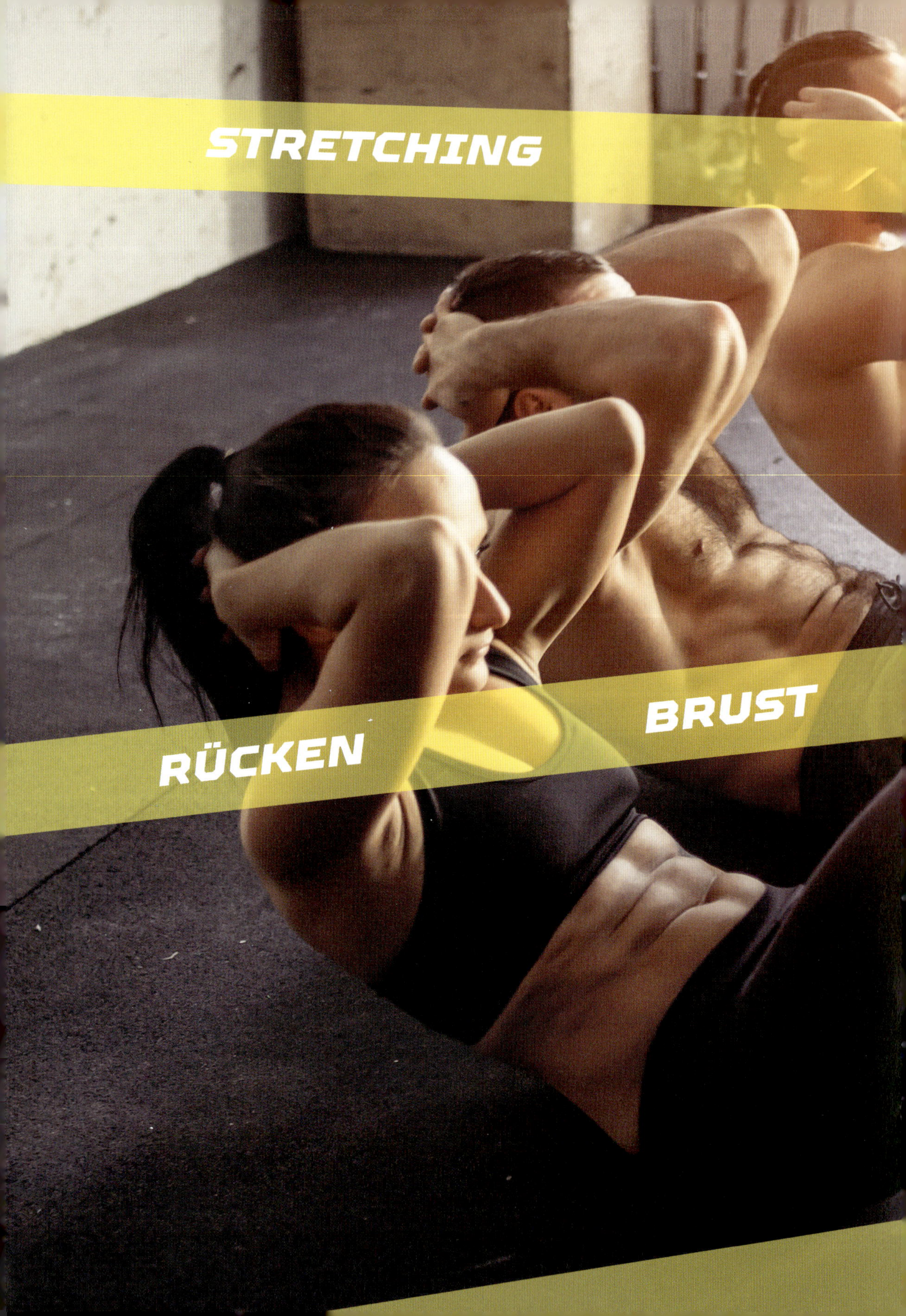
STRETCHING
RÜCKEN
BRUST

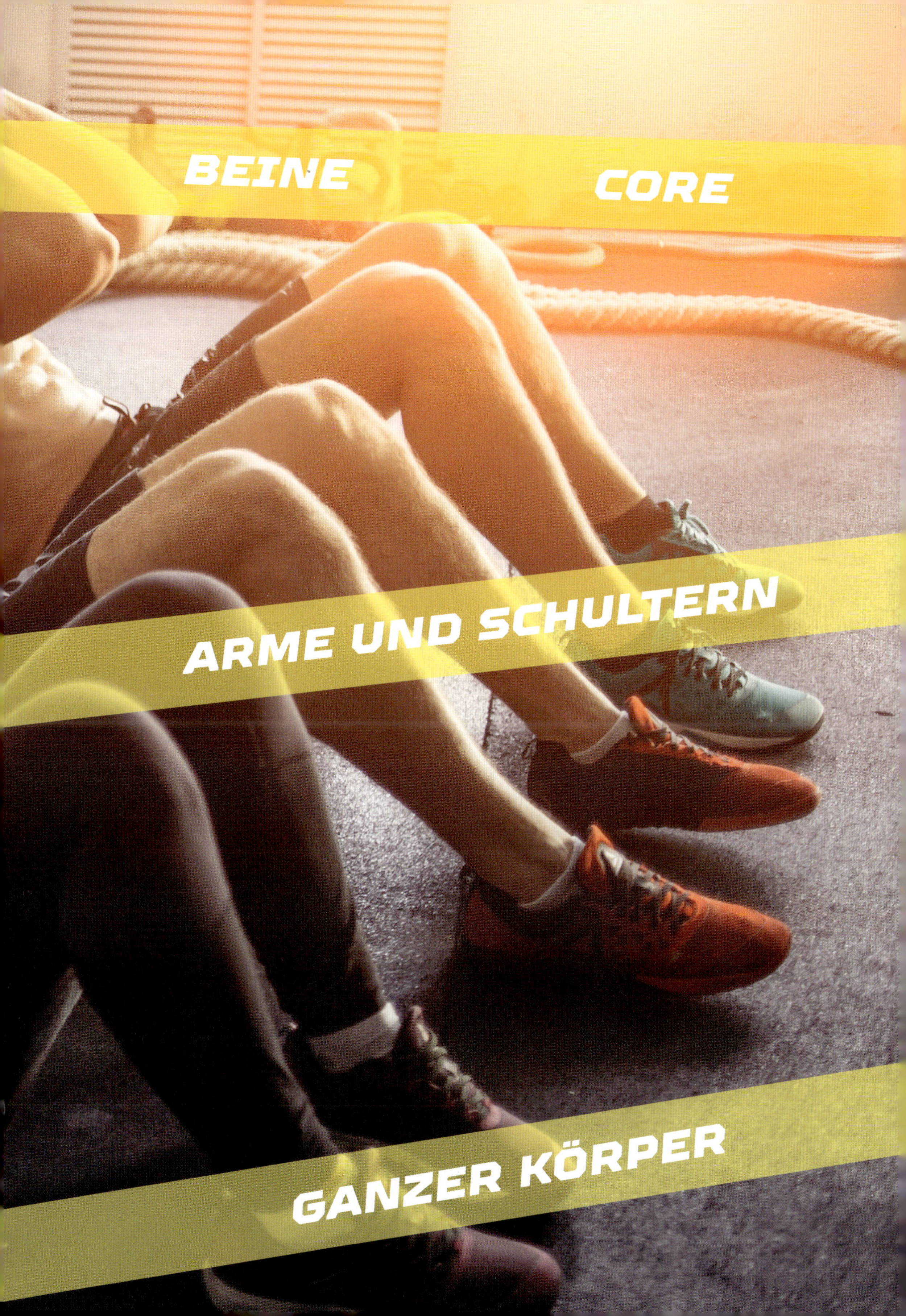
BEINE
CORE
ARME UND SCHULTERN
GANZER KÖRPER

EINLEITUNG

WARUM OHNE GEWICHTE?

Warum nicht!? Ein Training ohne Gewichte hat viele Vorteile. Der Größte davon ist, dass man immer und überall trainieren kann, ob im Schlafzimmer, im Büro, im Park oder vor dem Fernseher. Alles, was man braucht, ist der Körper mit seinem Eigengewicht! Trainieren ohne Gewichte spart außerdem auch Geld und Platz – schließlich brauchen keine teuren Geräte wie Hanteln, Hantelständer, Widerstandsmaschinen angeschafft werden, die Platz im Zimmer einnehmen. Die Anmeldung im Fitnessstudio entfällt und außerdem – damit es sich lohnt – das regelmäßige Aufraffen und Sich-auf-den-Weg-machen.

Dieses Buch soll Abwechslung in dein Trainingsprogramm bringen und bietet viele Alternativübungen zum klassischen Training mit Gewichten, Geräten und im Gym. Das ist ein großer Vorteil, wenn du beispielsweise unterwegs bist und nichts davon zur Verfügung hast. Selbst wenn du gern ins Fitnessstudio gehst, weil du dort Leute triffst und motivierter bist, findest du in diesem Buch tolle Übungen, die dir die Wartezeit auf dein Lieblingsgerät verkürzen.

WARUM 10 MINUTEN?

Die häufigste Ausrede für mangelnde Bewegung lautet: Keine Zeit. Das ist verständlich, wenn man bedenkt, wie lange man allein schon für den Weg zum und vom Fitnessstudio, fürs Umziehen und Duschen braucht – und in dieser Zeit noch kein einziges Gewicht gestemmt hat! Oder man findet, dass es sich nicht lohnt, die Gewichte aus dem Schrank zu holen oder ein Gerät richtig hinzustellen, wenn in einer halben Stunde das Abendessen fertig sein soll oder in 20 Minuten ein Online-Meeting beginnt oder sonst etwas ansteht. Wenn dir das bekannt vorkommt, ist dieses Buch genau das Richtige für dich. Denn eigentlich kann man immer und überall trainieren. Es gibt keine Ausreden mehr – 10 Minuten pro Tag kann sich jeder freischaufeln!

10 Minuten Training – ist das nicht zu wenig? Probier's doch einfach mal aus! Die Workouts in diesem Buch sind so konzipiert, dass sie möglichst abwechslungsreich sind, und wenn du zehn Übungen in 10 Minuten geschafft hast, wirst du die Frage nicht mehr stellen.

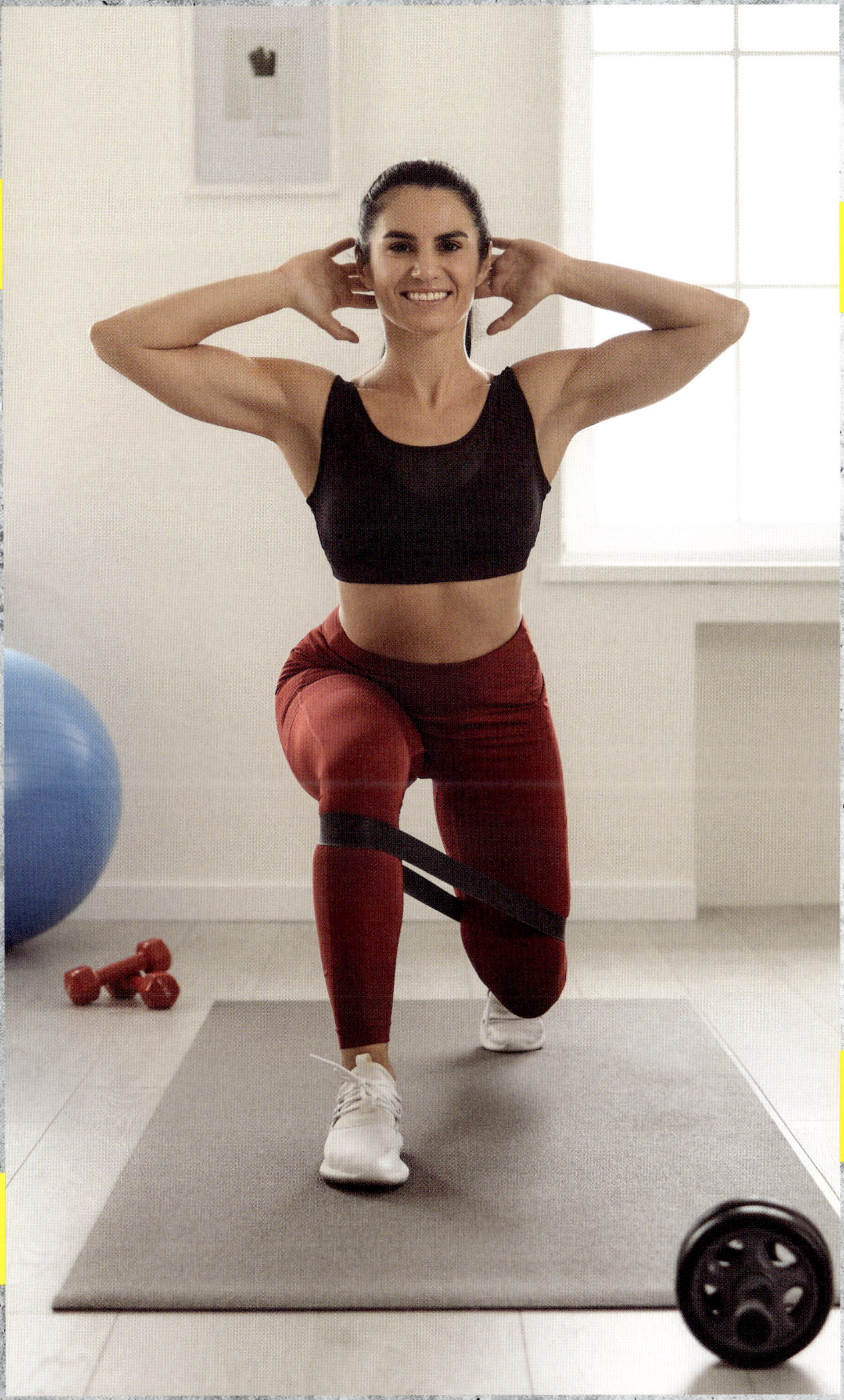

AUFBAU DIESES BUCHS

Die Workouts in diesem Buch sind so zusammengestellt, dass du in nur 10 Minuten überall ein perfektes Training absolvieren kannst, unabhängig von deinem Fitnesslevel. Zu jeder der über 80 Übungen gibt es eine Schritt-für-Schritt-Anleitung und Tipps zur korrekten Ausführung. Außerdem informiert eine Schnellübersicht darüber, für welche Bereiche die Übung besonders gut ist. Eine detaillierte anatomische Zeichnung zeigt dir zur Motivation, welche Muskelgruppen besonders trainiert werden. Zu vielen Übungen gibt es auch (gelenk-)schonendere oder anspruchsvollere Varianten. Im Kapitel »Workouts« findest du für einzelne Körperbereiche zusammengestellte Übungen, die du ganz nach deinen Wünschen und Bedürfnissen anpassen kannst.

Bei der Konzeption der 1-Minuten-Ziele für deinen Fitnesslevel wurde beabsichtigt, dass du langsam an die Sache herangehst. Überforderst du dich gleich zu Beginn, verlierst du letztendlich schnell den Spaß an der Sache. So werden beispielsweise für Anfänger:innen bei den Push-ups zwei Sets mit acht Wiederholungen, für Fortgeschrittene zwei Sets mit 16 Wiederholungen und für Profis 40 Wiederholungen vorgeschlagen. Wohlgemerkt: vorgeschlagen, nicht vorgeschrieben! Wenn du anfangs nur vier oder fünf Wiederholungen schaffst, ist das völlig in Ordnung. Wenn du dann dein Übungsziel erreicht oder sogar übertroffen hast, kannst du auf deinen Trainingserfolg stolz sein!

Am Ende des Buches findest du zehn Workouts mit besonderer Zielsetzung: ein Basic-Workout, ein Workout für über 50-Jährige, sechs Workouts für spezielle Körperbereiche und zehn generelle Workouts zur Kräftigung.

Das Zehn-in-Zehn-Prinzip des Buches ist erst einmal auf Anfänger:innen zugeschnitten: Zehn 1-minütige Übungen ergeben ein etwa 10-minütiges Workout. Je häufiger du trainierst, desto mehr Wiederholungen schaffst du in dieser Zeit bzw. desto länger kannst du eine Position halten (z. B. Plank-Übungen). Das wichtigste Ziel dieses Buches ist es, dich von der Couch zum Training zu bringen, und nicht, dich auf 10 Minuten festzunageln!

Alle Workouts sind Vorschläge. Du kannst die Übungen nach deinen eigenen Bedürfnissen oder Vorlieben zusammenstellen, etwa zu einem Cardio-Workout, einer Übungseinheit im Sitzen oder worauf sonst du deinen Schwerpunkt setzen möchtest!

Fang einfach an, hab Spaß, und werde fit!

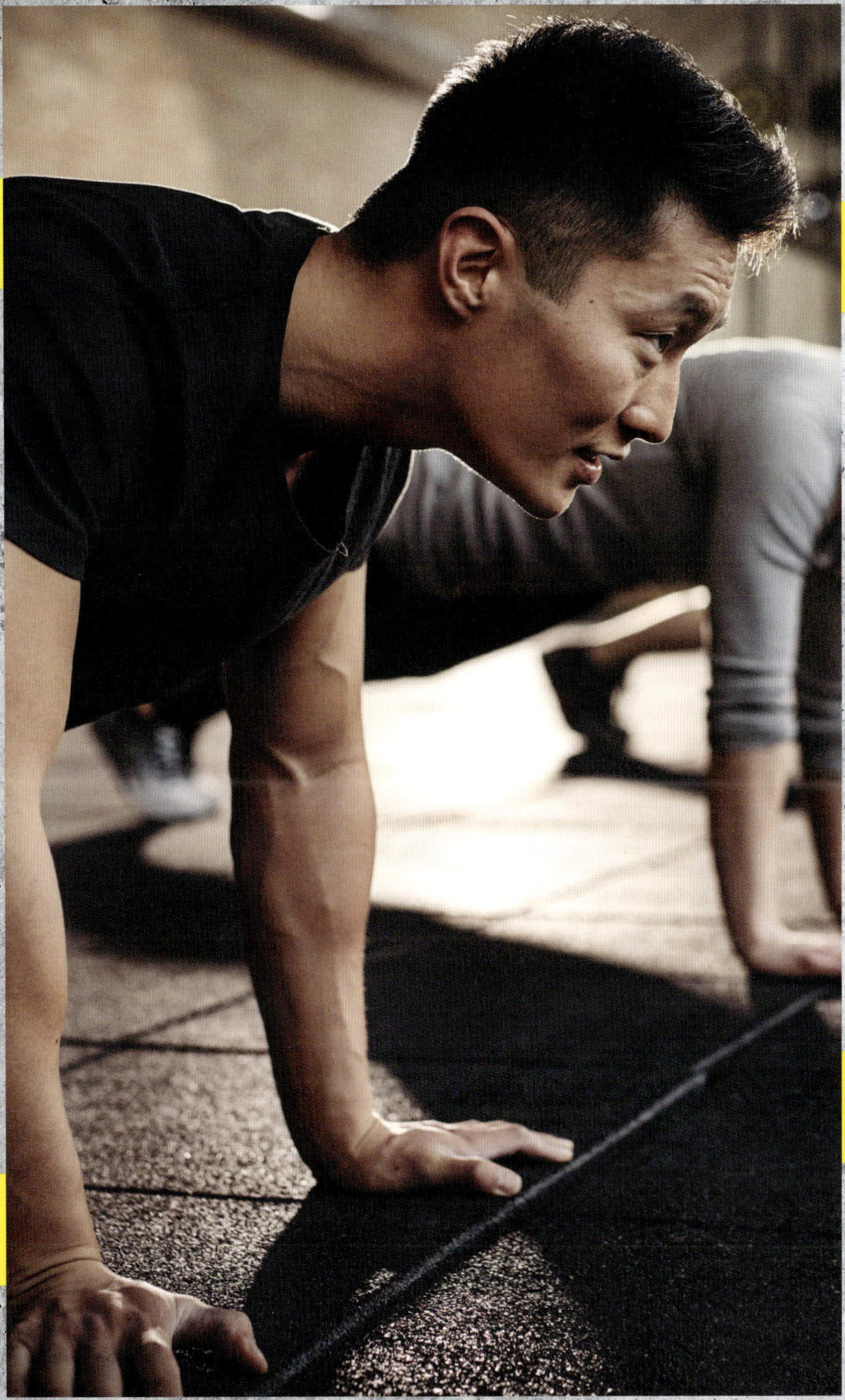

DIE MENSCHLICHE MUSKULATUR

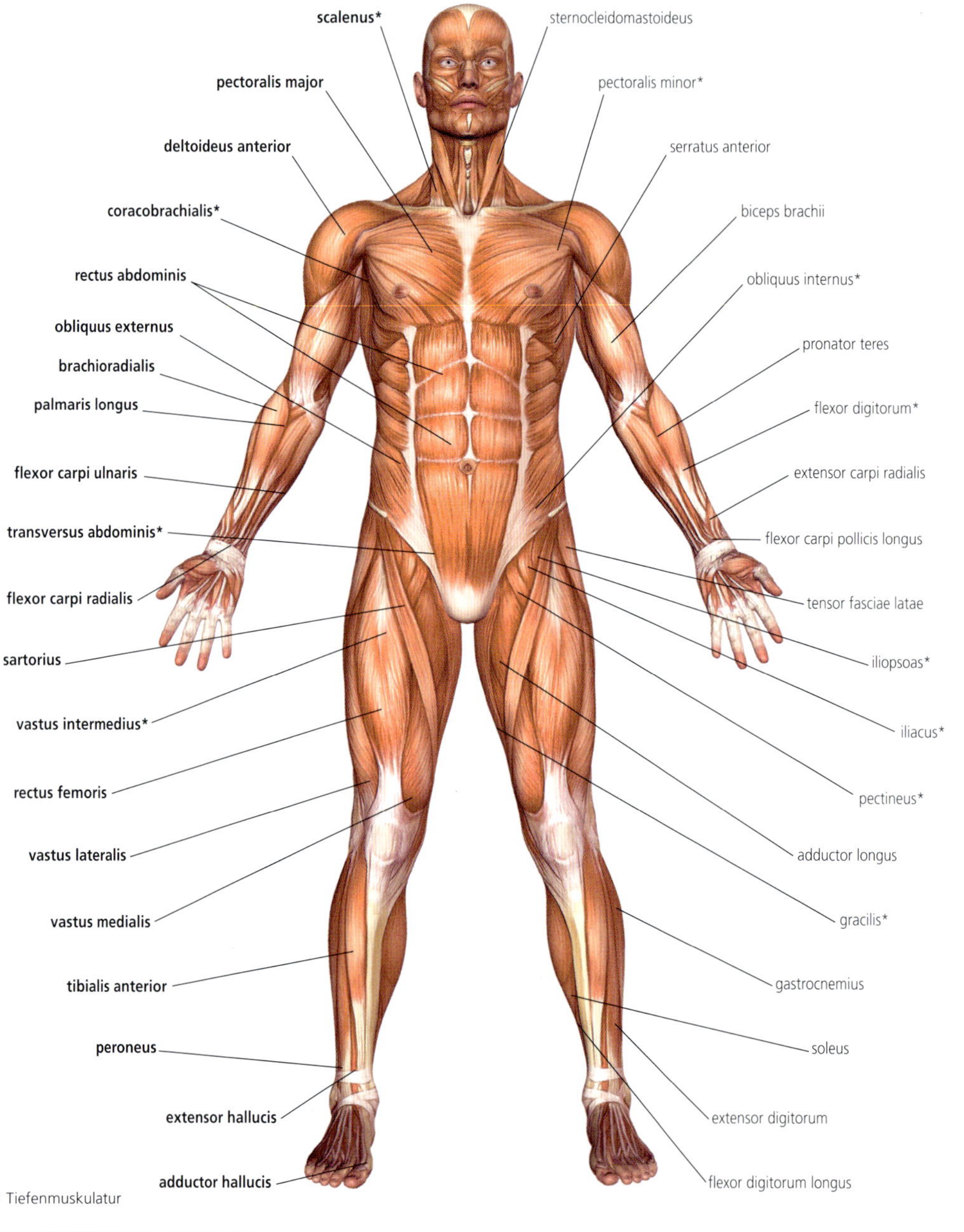

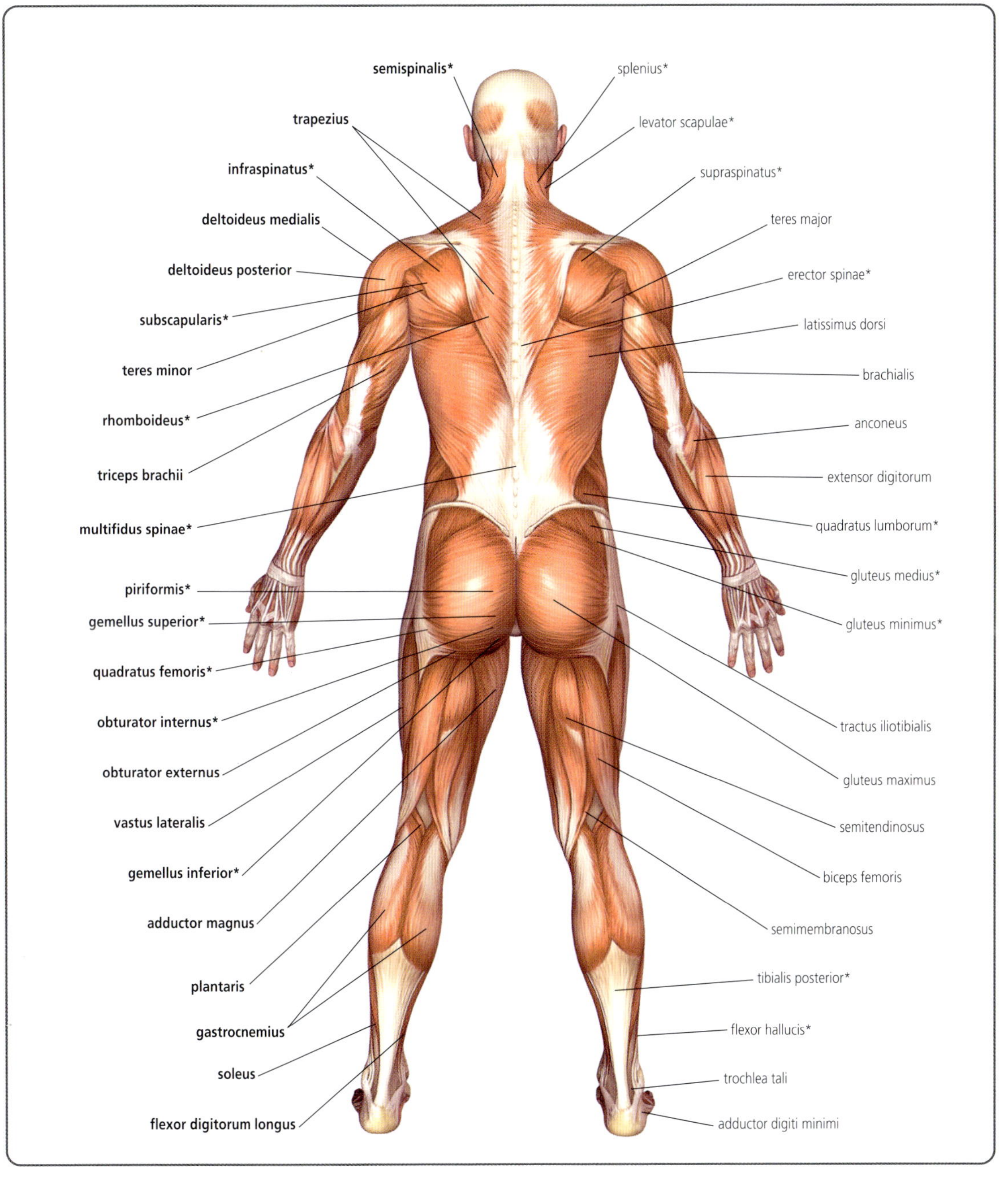
semispinalis*
splenius*
trapezius
levator scapulae*
infraspinatus*
supraspinatus*
deltoideus medialis
teres major
deltoideus posterior
erector spinae*
subscapularis*
latissimus dorsi
teres minor
brachialis
rhomboideus*
anconeus
triceps brachii
extensor digitorum
multifidus spinae*
quadratus lumborum*
gluteus medius*
piriformis*
gemellus superior*
gluteus minimus*
quadratus femoris*
tractus iliotibialis
obturator internus*
obturator externus
gluteus maximus
vastus lateralis
semitendinosus
gemellus inferior*
biceps femoris
adductor magnus
semimembranosus
plantaris
tibialis posterior*
gastrocnemius
flexor hallucis*
soleus
trochlea tali
flexor digitorum longus
adductor digiti minimi

KAPITEL 1

STRETCHING

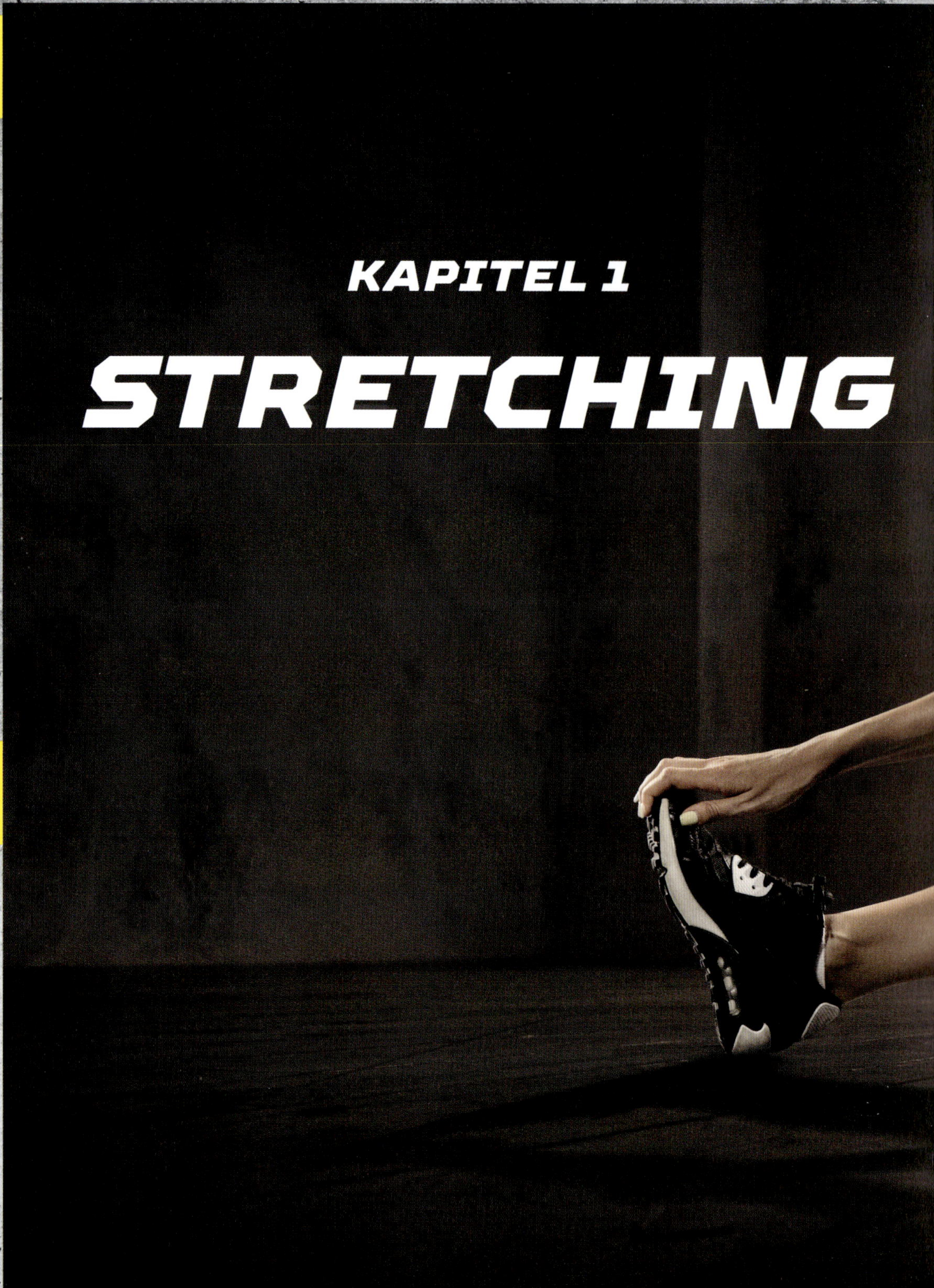

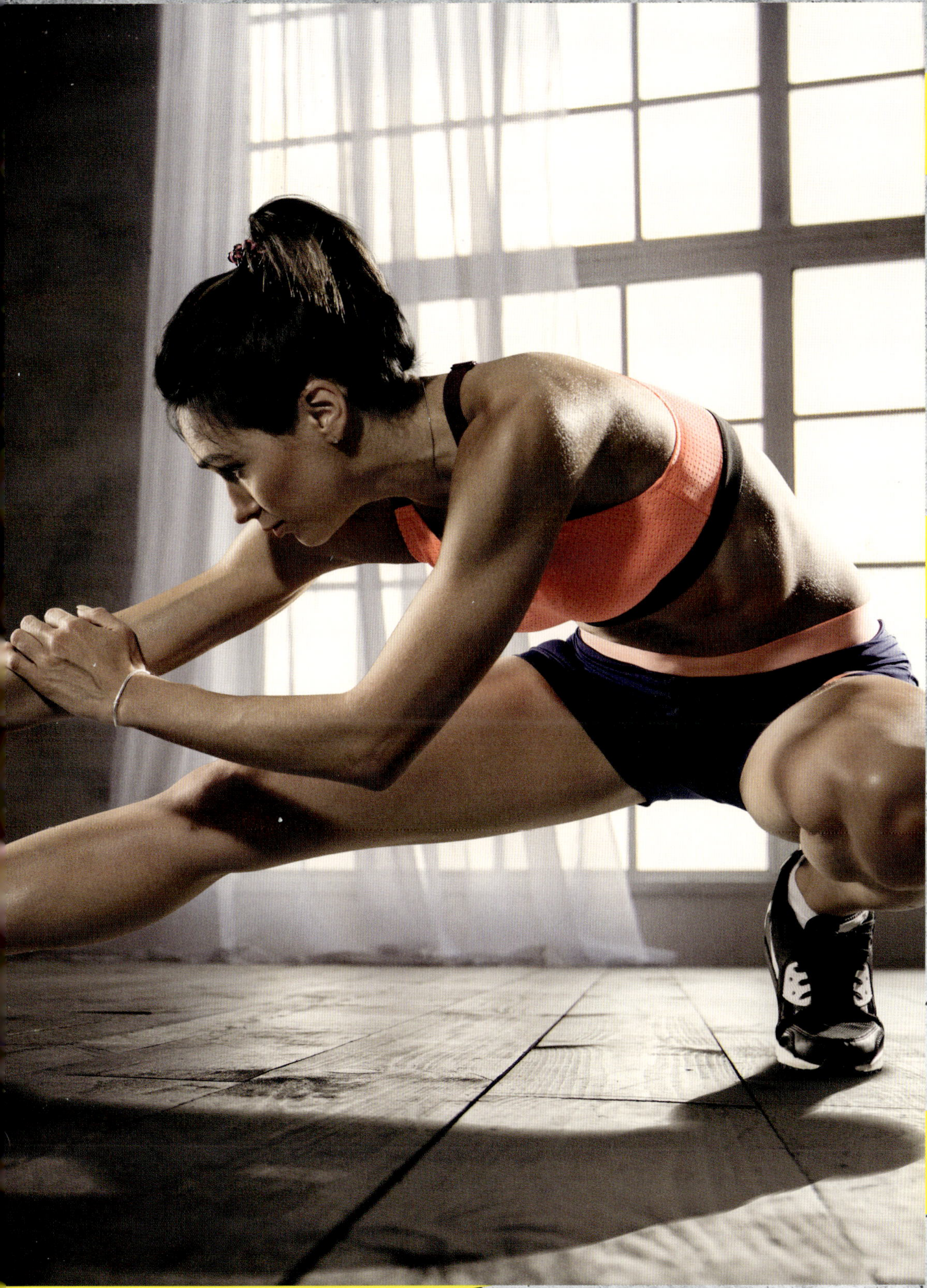

1-MIN-ZIEL

ANFÄNGER:INNEN
4 x 15 Sek

FORTGESCHRITTENE
3 x 20 Sek

PROFIS
2 x 30 Sek

GUT FÜR

- Bauch
- Wirbelsäule
- Schultergürtel
- Oberen Rücken

TIPPS

- Die Ellbogen leicht beugen.
- Das Becken leicht nach vorn kippen.
- Unteren Rücken und Ellbogen nicht überstrecken.

GOOD-MORNING-STRETCH

Diese belebende Dehnübung empfiehlt sich für morgens direkt nach dem Aufstehen, weil dadurch die gesamte Core-Muskulatur aktiviert und die Wirbelsäule gestreckt wird. Gleichzeitig lösen sich Verspannungen in den Schultern und im oberen Rücken, die von einer schlechten Schlafposition herrühren können.

1 Die Füße schulterbreit parallel aufstellen. Dabei die Knie ein wenig beugen und das Becken leicht nach vorn kippen.

2 Die Arme über die Seiten nach oben führen und zur Decke strecken. Die Energie in die nach innen gerichteten Handflächen fließen lassen. Den Blick bei der Dehnung nach oben richten.

3 Die Position wie angegeben halten, dann die Streckung lösen. In die Ausgangsposition zurückkehren und die Übung wiederholen.

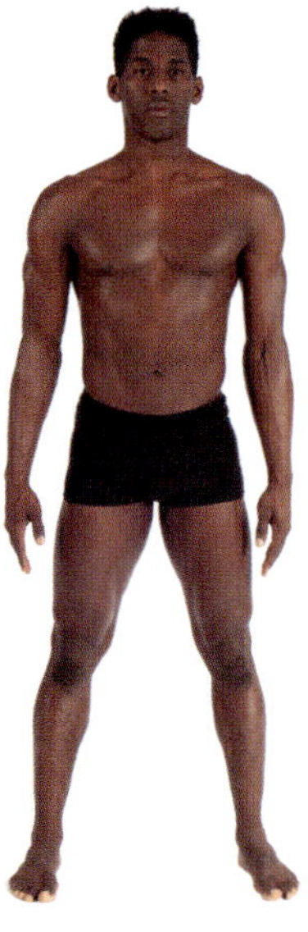

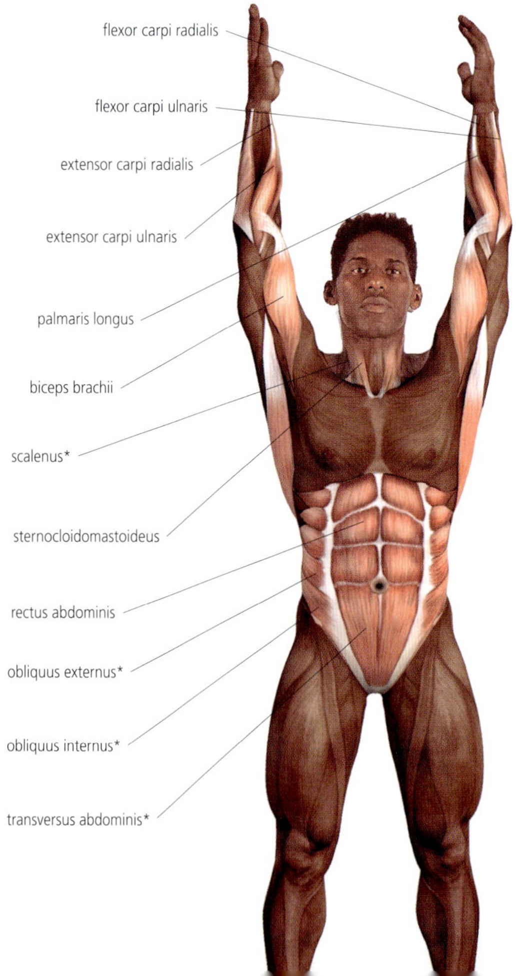

OBERSCHENKEL-DEHNUNG (RÜCKSEITE)

1-MIN-ZIEL

ANFÄNGER:INNEN
3 x 10 Sek pro Bein

FORTGESCHRITTENE
2 x 15 Sek pro Bein

PROFIS
2 x 30 Sek pro Bein

GUT FÜR

- Oberschenkelrückseite

TIPPS

- Das vordere Bein gestreckt halten.
- Die Zehen des vorderen Beins bei der Dehnung zum Körper ziehen.
- Den Rücken gerade lassen.
- Die Schultern nicht hochziehen.

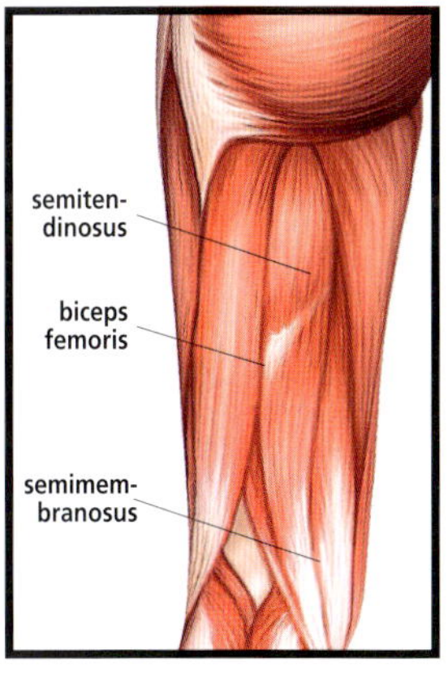

Eine einfache, aber effektive Übung zur Vorbeugung von Verspannungen und Muskelkater auf der Oberschenkelrückseite. Auch gut für die Waden und den unteren Rücken.

1. Die Füße hüftbreit aufstellen. Das Körpergewicht auf das rechte Bein verlagern und das Knie leicht beugen. Das linke Bein nach vorn ausstrecken, dabei die Ferse auf dem Boden halten.

2. Den Oberkörper langsam über das linke Bein beugen und den Körper mit beiden Händen auf dem Oberschenkel abstützen. Das Gewicht auf die Ferse verlagern und der Dehnung in der Oberschenkelrückseite nachspüren.

3. Die Position wie angegeben halten, dann die Dehnung lösen. Auf der anderen Seite wiederholen.

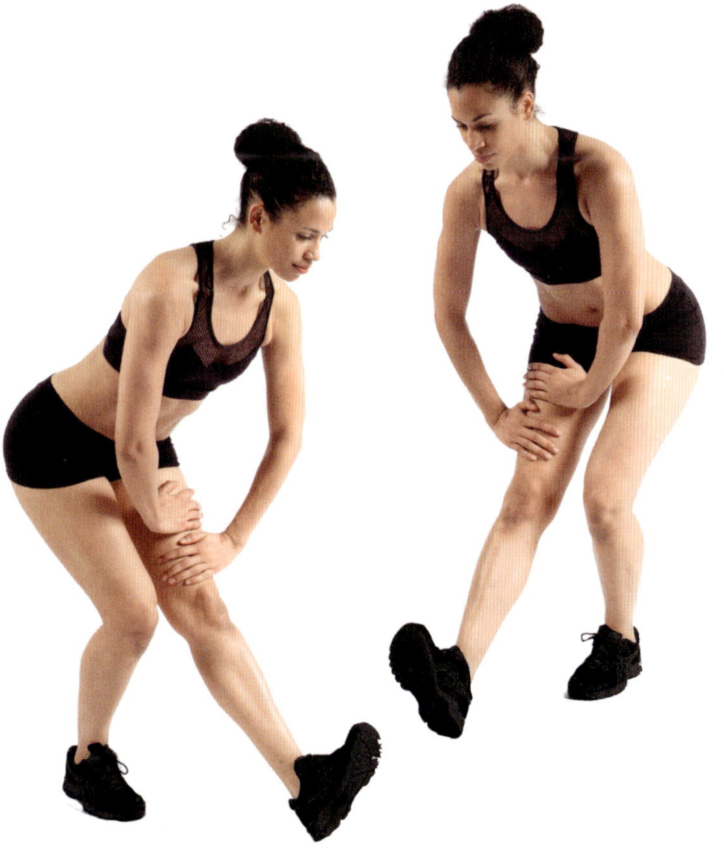

SEITLICH LIEGENDER HÜFTBEUGER

1-MIN-ZIEL

ANFÄNGER:INNEN
3 x 10 Sek pro Bein

FORTGESCHRITTENE
2 x 15 Sek pro Bein

PROFIS
2 x 30 Sek pro Bein

GUT FÜR

- Core
- Hüfte, Gesäß
- Oberschenkelaußenseite

TIPPS

- Der Körper sollte eine gerade Linie bilden.
- Das obere Bein nicht zu stark anheben.
- Den Rumpf nicht nach vorn oder hinten kippen.

Zweck dieser aus Pilates bekannten Übung ist die Kräftigung der seitlichen Hüftmuskulatur und Gesäßmuskulatur, in geringerem Umfang auch der schrägen und geraden Bauchmuskulatur sowie der Oberschenkelaußenseite.

1 Den Körper auf der linken Seite ausgestreckt ablegen. Knie und Füße sind übereinander. Der rechte Arm liegt auf der rechten Hüfte. Den Kopf mit dem linken Arm abstützen.

2 Das rechte Bein anheben, bis sich der Rumpf beugt. Die Position wie angegeben halten, dann das Bein absenken und die Übung wiederholen. Auf der anderen Seite wiederholen.

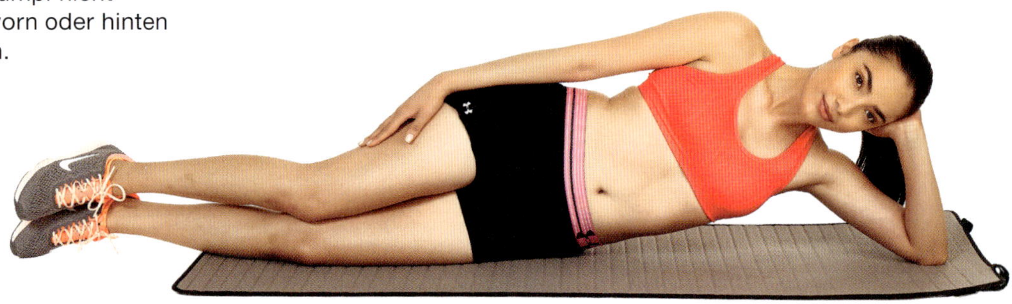

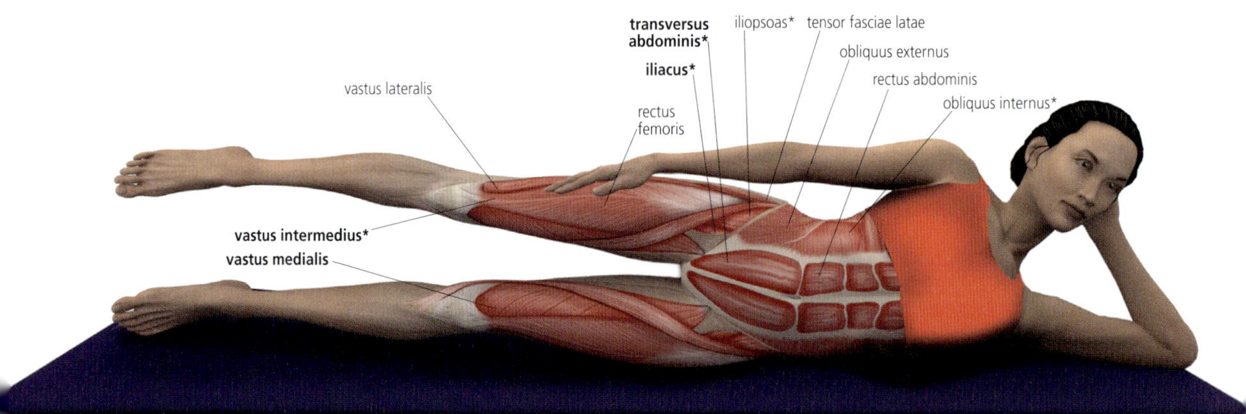

WADENDEHNUNG

1-MIN-ZIEL

ANFÄNGER:INNEN
5 x pro Bein

FORTGESCHRITTENE
7 x pro Bein

PROFIS
10 x pro Bein

GUT FÜR

- Waden
- Achillessehne

TIPPS

- Bei Bedarf zum Stabilisieren an einer Wand oder anderweitig abstützen.
- Alle Unterschenkelmuskeln aktivieren, indem das Gewicht während der Dehnung langsam auf dem Ballen von außen nach innen und zurück verlagert wird.

Diese Übung zielt auf die wichtigsten Unterschenkelmuskeln – den Zwillingswadenmuskel *(gastrocnemius)* und den Schollenmuskel *(soleus)* – und die Achillessehne. Die Dehnung der Muskeln und Sehnen der Unterschenkel sollte fester Bestandteil der Dehnung der unteren Extremitäten sein.

1 Die Füße schulterbreit vor einen Stepper, eine Stufe oder sonstige Erhöhung stellen.

2 Die Knie ein wenig beugen und das Becken leicht nach vorn kippen. Den Brustkorb weiten und die Schultern nach hinten, unten ziehen.

3 Den rechten Fußballen auf die Kante des Steppers legen.

4 Die rechte Ferse nach unten bewegen. Dabei die Dehnung im rechten Unterschenkel spüren.

5 Die Dehnung lösen und mit dem anderen Bein wiederholen.

6 Die Füße schulterbreit vor den Stepper stellen. Das Becken leicht nach vorn kippen. Den Brustkorb weiten und die Schultern nach hinten, unten ziehen.

7 Nun den rechten Fußballen auf den Stepper setzen.

8 Mit gestrecktem Bein den Körper nach vorn neigen und der Dehnung in der rechten Wade nachspüren, dann langsam lösen.

9 Mit dem anderen Bein wiederholen.

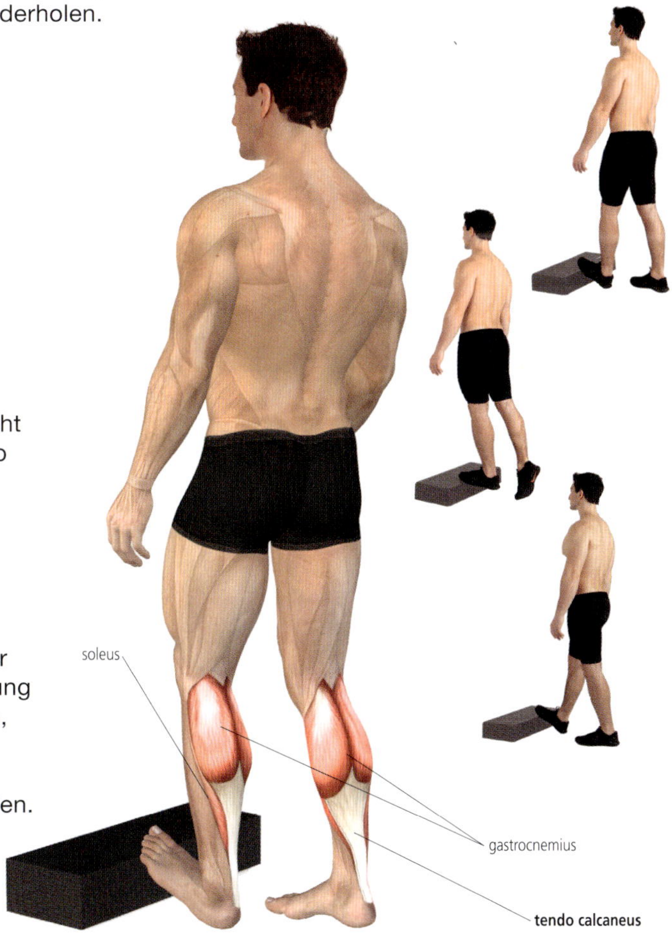

VORBEUGE IM SITZEN

1-MIN-ZIEL

ANFÄNGER:INNEN
3 x 10 Sek halten + Pause

FORTGESCHRITTENE
3 x 15 Sek halten + Pause

PROFIS
2 x 30 Sek halten

GUT FÜR

- Schultergürtel
- Oberschenkelrückseite
- Rücken

TIPPS

- Die Zehen zum Körper ziehen.
- Ggf. eine gefaltete Decke unter das Gesäß legen.
- Falls die Dehnung in der Kniekehle zu intensiv ist, die Knie leicht beugen.

Diese Dehnübung ist nicht nur gut für Rücken, Schultern und Oberschenkelrückseite, sie wirkt auch verdauungsfördernd und massiert innere Organe wie Leber, Nieren, Eierstöcke und Gebärmutter. Die Dehnung kann auch Kopfschmerzen lindern, Stress reduzieren und die Gedanken beruhigen.

1 Mit aufrechtem Rücken auf den Boden setzen, ggf. eine Decke unter die Sitzknochen legen, und die Beine ausstrecken.

2 Beim Einatmen die Arme zur Decke strecken und den Rücken lang machen.

3 Beim Ausatmen den Oberkörper aus dem unteren Rücken vorbeugen. Dabei die Arme an der Außenseite der Beine in Richtung Füße führen.

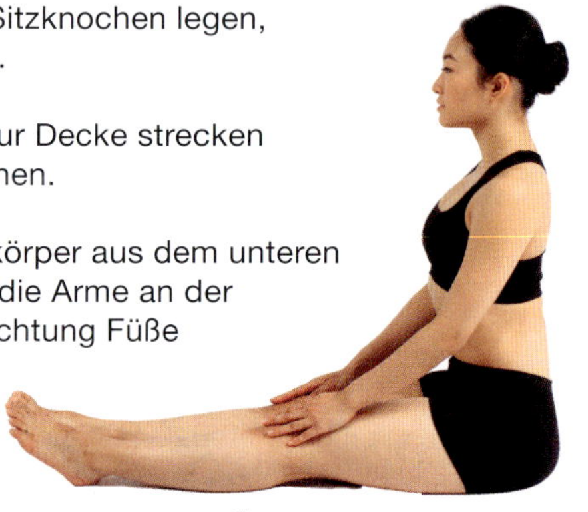

4 Das Becken nach vorn kippen, sodass der Bauch auf den Oberschenkeln zu liegen kommt, dabei ggf. die Knie beugen. Den Kopf nach unten sinken lassen. Die Position wie beschrieben halten, dann die Dehnung lösen und die Übung wiederholen.

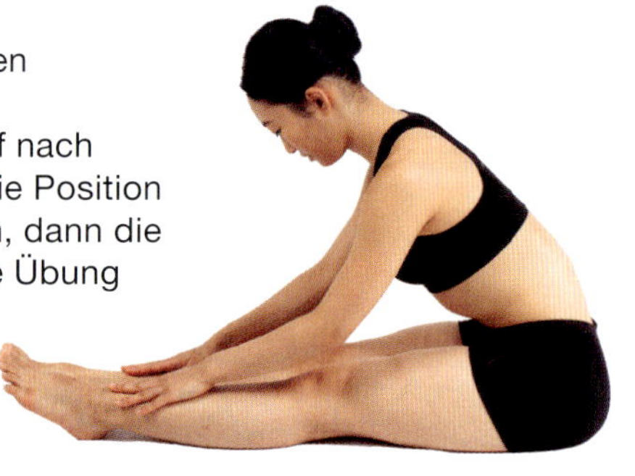

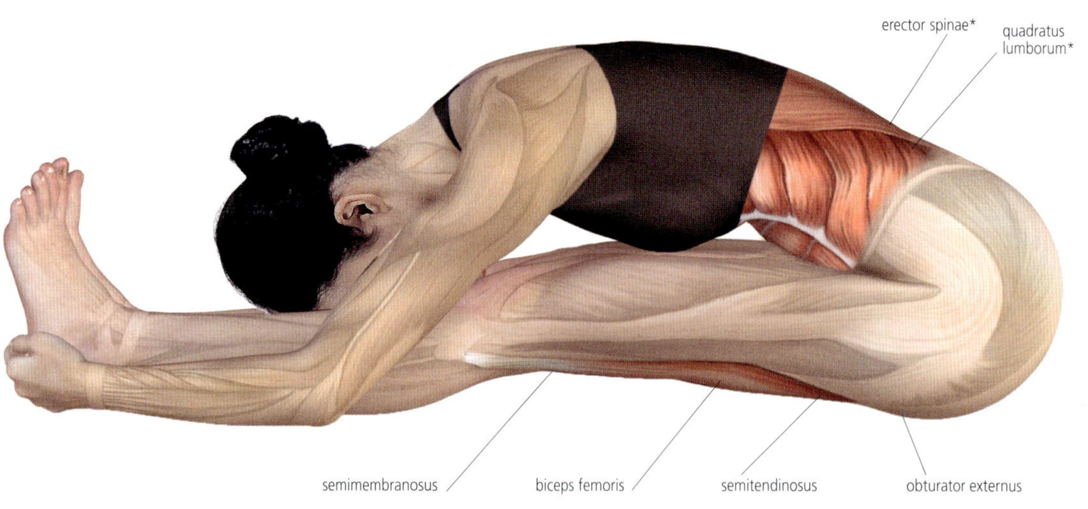

IT-BAND-STRETCH

1-MIN-ZIEL

ANFÄNGER:INNEN
4 x 10 Sek halten
+ Pause

FORTGESCHRITTENE
3 x 15 Sek halten

PROFIS
2 x 30 Sek halten

GUT FÜR

- Iliotibialband
- Wirbelsäule
- Gesäß
- Oberschenkel-
rückseite

TIPPS

- Die Knie gerade und locker halten.
- Den Kopf nach unten fallen lassen.
- Durchdrücken der Knie vermeiden.
- Nacken, Schultern oder Rumpf nicht drehen.

Diese nicht ganz einfache Übung ist in vielen Yoga-Stilen beliebt und sorgt für eine besonders intensive Dehnung des Iliotibialbandes, der großen Faszie an der Oberschenkelaußenseite. Sie öffnet außerdem die Hüftmuskulatur, streckt den Rücken, stärkt die Core-Muskulatur und verbessert nebenbei das Gleichgewicht.

1 Aufrecht hinstellen. Das rechte Bein vor dem linken kreuzen und danebensetzen.

2 Aus dem Becken heraus so tief wie möglich nach vorn beugen. Die Arme hängen dabei nach unten.

3 Die Position wie angegeben halten. Die Dehnung auflösen und Wirbel für Wirbel wieder aufrichten. Auf der anderen Seite wiederholen.

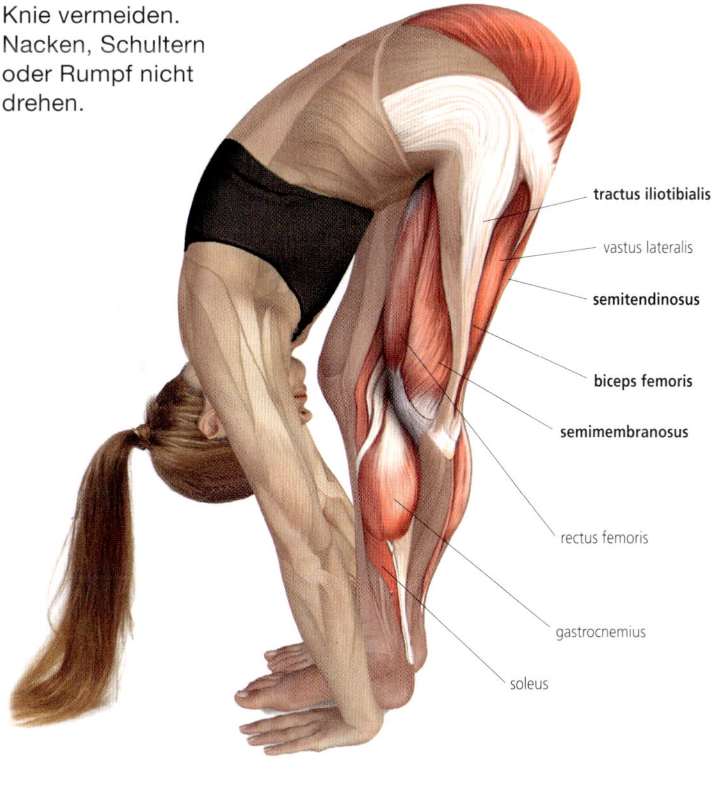

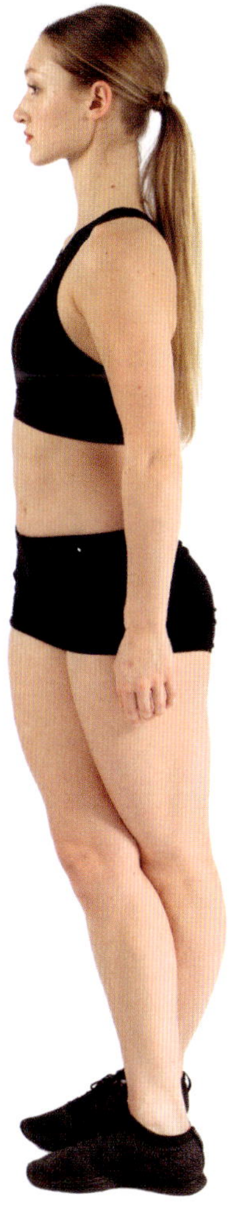

1-MIN-ZIEL

ANFÄNGER:INNEN
3 x 10 Sek pro Bein

FORTGESCHRITTENE
2 x 15 Sek pro Bein

PROFIS
2 x 30 Sek pro Bein

GUT FÜR

- Oberschenkelvorderseite
- Fußrücken
- Fußgelenk

TIPP

- Um das Kniegelenk nicht zu überlasten, den Fuß nur so nah ans Gesäß ziehen, wie die Dehnung angenehm ist.

OBERSCHENKEL-DEHNUNG (VORDERSEITE)

Diese Dehnung ist für den Quadrizeps (vierköpfigen Oberschenkelmuskel), die große Muskelgruppe der Oberschenkelvorderseite, die für die Streckung des Unterschenkels im Kniegelenk und die Beugung im Hüftgelenk verantwortlich ist. Führe diese Übung bei Knie- oder Rückenschmerzen behutsam aus. Bei Rückenschmerzen kannst du dich auf die Seite legen, das obere Bein anwinkeln und die Ferse zum Gesäß ziehen. Bei Gleichgewichtsproblemen stütze dich an der Wand oder einem Stuhl ab. Die Quadrizepsdehnung ist vor allem bei laufintensiven Sportarten wichtig.

1 Die Füße schulterbreit aufstellen. Die Knie ein wenig beugen und das Becken leicht nach vorn kippen. Die Schultern nach hinten, unten ziehen und den Brustkorb weiten.

2 Den rechten Unterschenkel nach hinten beugen und mit der rechten Hand am Fußgelenk greifen.

3 Den Unterschenkel zum Gesäß ziehen.

4 Die Dehnung lösen. Mit dem anderen Bein wiederholen.

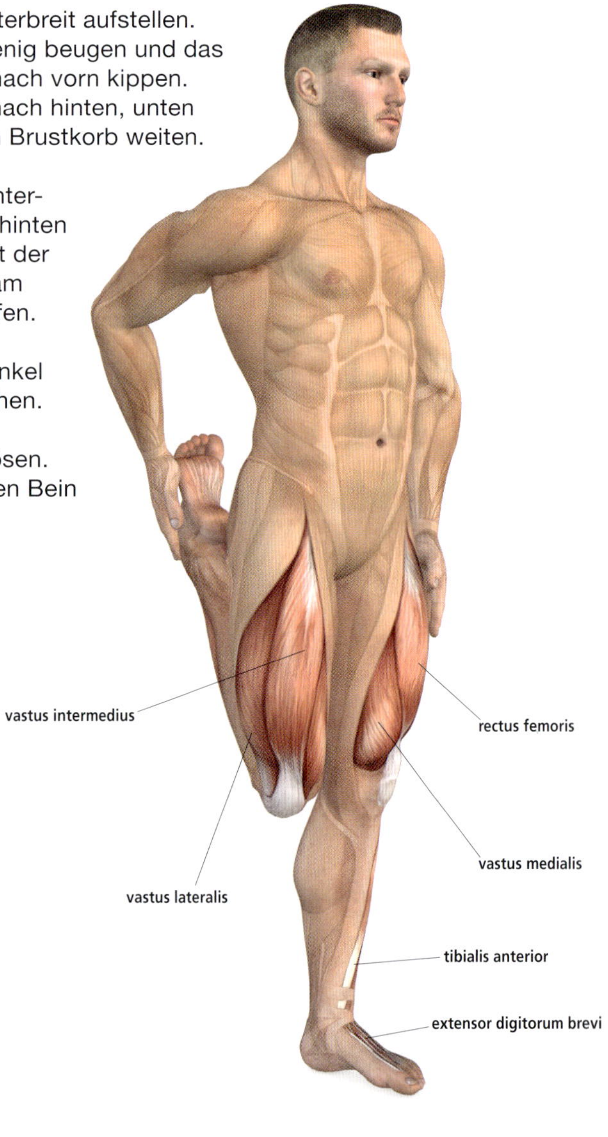

1-MIN-ZIEL

ANFÄNGER:INNEN
3 x 10 Sek pro Seite

FORTGESCHRITTENE
2 x 15 Sek pro Seite

PROFIS
2 x 30 Sek pro Seite

GUT FÜR

- Beine
- Core

TIPPS

- Den oberen Rücken gerade halten, die Schultern nach unten ziehen.
- Während der gesamten Übung die Oberarme parallel zum Boden halten und die Gesäßmuskulatur anspannen.
- Den Kopf gerade halten und die Füße fest am Boden verankern.

SEITLICHER AUSFALLSCHRITT

Der seitliche Ausfallschritt ist eine Mischung aus Lunge und Squat. Anders als bei einem Lunge nach vorn oder hinten, der in der Sagittalachse verläuft (die den Körper in eine rechte und linke Hälfte teilt), wird bei der Seitbewegung der Körperschwerpunkt in der Frontalachse (die den Körper in vorn und hinten teilt) verlagert. Dabei arbeiten die Beine unabhängig voneinander, sodass das Gewicht auf beide Beine verteilt ist. Für diese Übung gibt es viele Varianten, die du in dein Workout einbauen kannst.

1. Aufrecht hinstellen. Die Arme parallel zum Boden nach vorn ausstrecken. Die Daumen zeigen nach oben.

2. Mit dem linken Bein einen großen Schritt zur Seite machen, dabei hebt die linke Ferse leicht vom Boden ab. Aus der Hüfte heraus das rechte Bein beugen. Der Rücken bleibt gerade.

3. Das rechte Knie so tief beugen, bis der Oberschenkel fast parallel zum Boden und das linke Bein voll gestreckt sind. Die Position halten.

4. Aus der Kraft des rechten Oberschenkels in die Ausgangsposition zurückkehren und die Übung mit dem anderen Bein wiederholen.

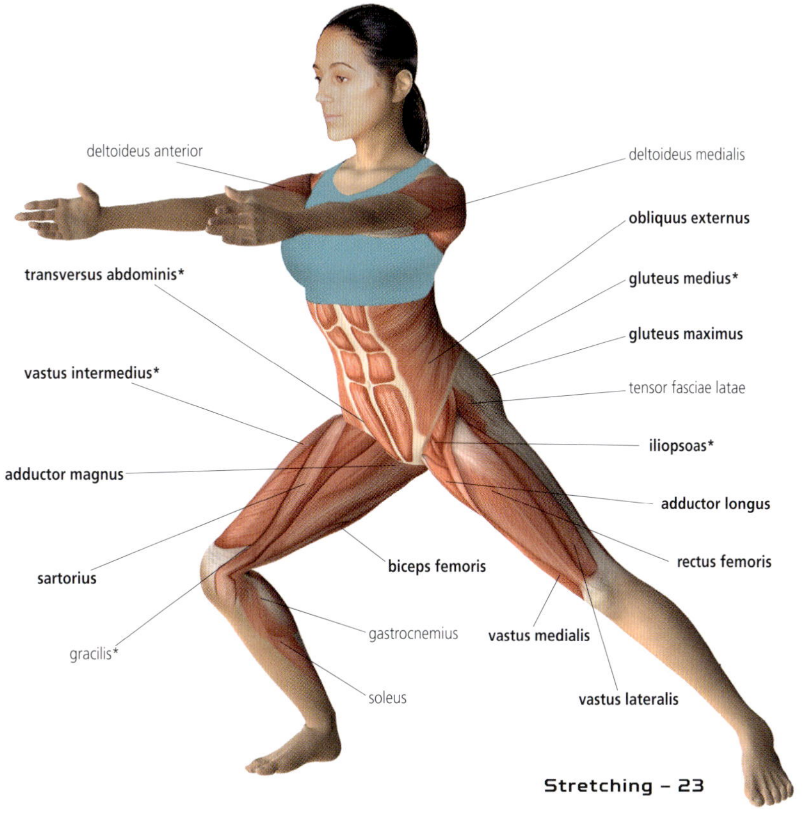

1-MIN-ZIEL

ANFÄNGER:INNEN
2 x 10 Sek pro Bein

FORTGESCHRITTENE
2 x 15 Sek pro Bein

PROFIS
1 x 30 Sek pro Bein

GUT FÜR

- Oberschenkel (-rück-, vorder- und -innenseite)
- Waden
- Schräge Bauchmuskeln

TIPPS

- Gegen eine Wand oder ein Sofa lehnen, um den Körper zu stabilisieren und das Becken aufrecht zu halten.
- Das gestreckte Bein nicht vom Boden abheben lassen.

HALBE SITZENDE GRÄTSCHE

Die halbe Grätsche tut dem unteren Rücken und den Beinen gut, öffnet die Hüftmuskulatur und streckt die schrägen Bauchmuskeln, die gesamte Oberschenkelmuskulatur und die der Waden.

1 Auf den Boden setzen und die Füße vor dem Becken aufstellen.

2 Das angewinkelte rechte Bein seitlich auf dem Boden ablegen. Die Ferse zum Schambein ziehen.

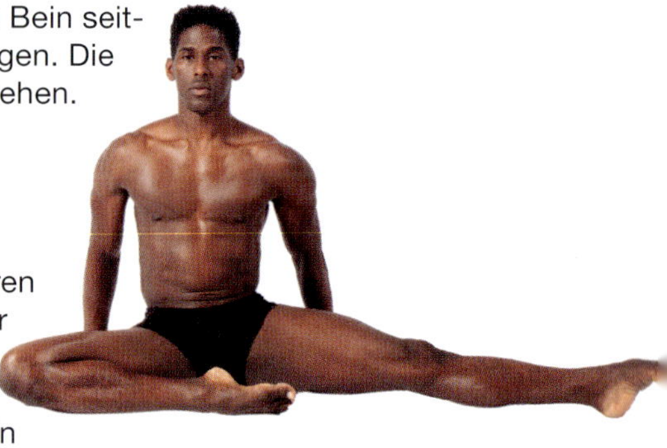

3 Das linke Bein in einer Grätsche ausstrecken.

4 Zur Entlastung des unteren Rückens den Oberkörper während der Dehnung mit den Handflächen hinter den Oberschenkeln auf dem Boden abstützen.

5 Die Position wie angegeben halten. Die Dehnung lösen und die Übung auf der anderen Seite wiederholen.

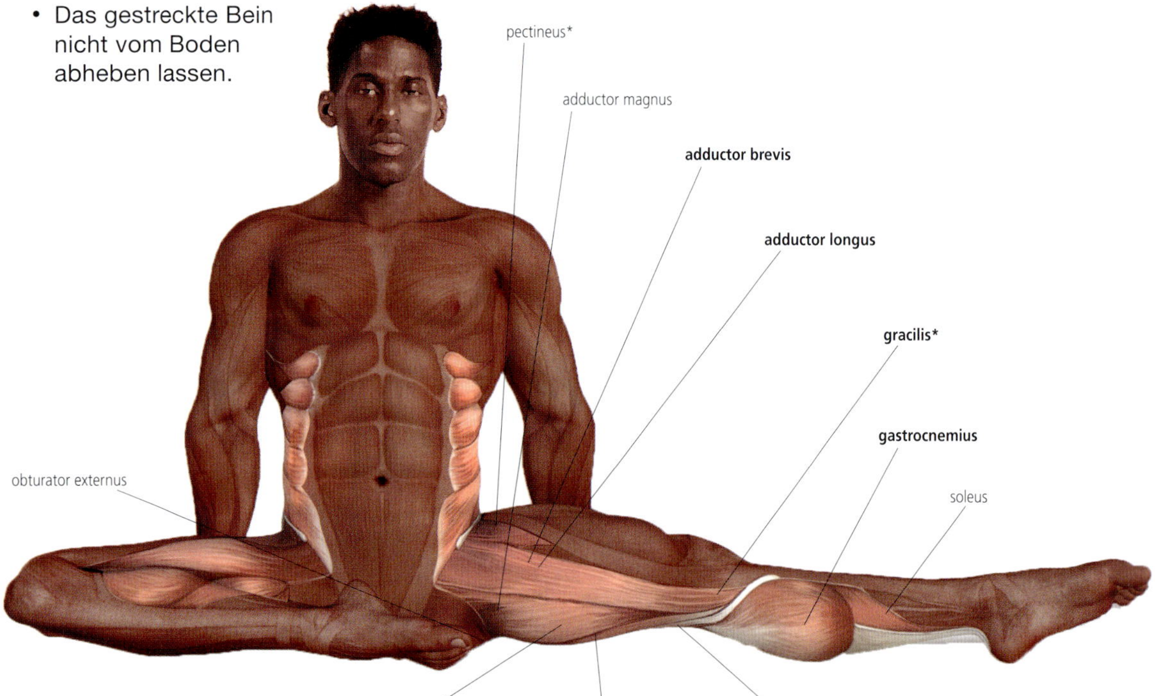

1-MIN-ZIEL

ANFÄNGER:INNEN
2 x 10 Sek pro Bein

FORTGESCHRITTENE
2 x 15 Sek pro Bein

PROFIS
1 x 30 Sek pro Bein

GUT FÜR

- Core

TIPPS

- Für eine kontrollierte Beinbewegung die Gesäßmuskulatur anspannen.
- Den Hals lang lassen und die Schultern nach unten ziehen.
- Die Bauchmuskulatur immer aktiviert halten.

WECHSELSEITIGES BEINSTRECKEN

Diese Übung verbessert durch die fließende Arm- und Beinbewegung die Core-Stabilität, da vor allem die tiefe Bauchmuskulatur gekräftigt wird. Es ist wichtig, dass du bei dieser Übung den Bauchnabel in Richtung Wirbelsäule ziehst und die Bewegung, kontrolliert ausführst, damit du nicht das Gleichgewicht verlierst.

1 Auf den Rücken legen. Den Bauchnabel in Richtung Wirbelsäule ziehen, sodass auch der Lendenbereich Bodenkontakt hat. Die Beine heben und im rechten Winkel beugen. Die Zehen zum Körper ziehen. Den Hals strecken und die Schultern nach unten ziehen. Die Arme mit den Handflächen nach unten seitlich am Körper ablegen.

2 Beim Einatmen die Schultern von der Matte heben, sodass der Blick zwischen die Knie gerichtet werden kann. Die Hände auf die Außenseiten der Knöchel oder Waden legen.

3 Beim Ausatmen ein Bein ausstrecken und auf etwa 45 Grad absenken. Dabei die Hand auf der Seite des ausgestreckten Beins zum Knie des angewinkelten Beins führen und die andere Hand am Knöchel oder an der Wade lassen.

4 Einatmen und Bein und Arme wechseln.
Die Übung wie angegeben wiederholen.

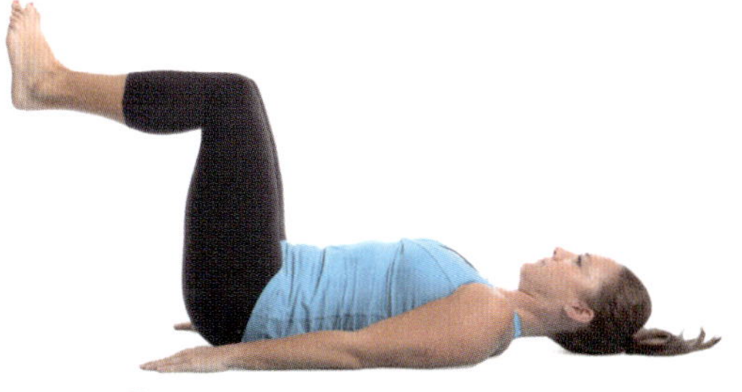

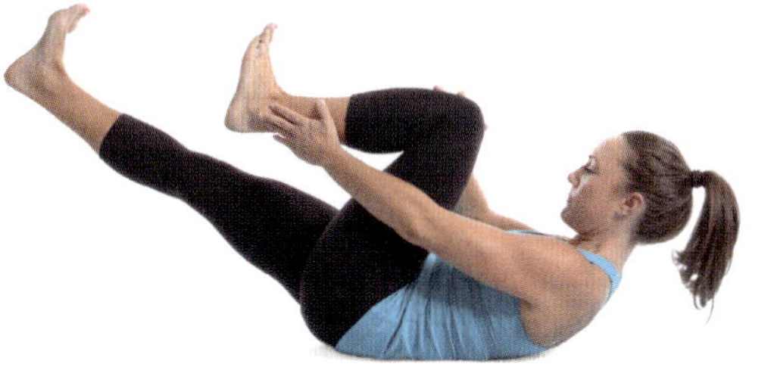

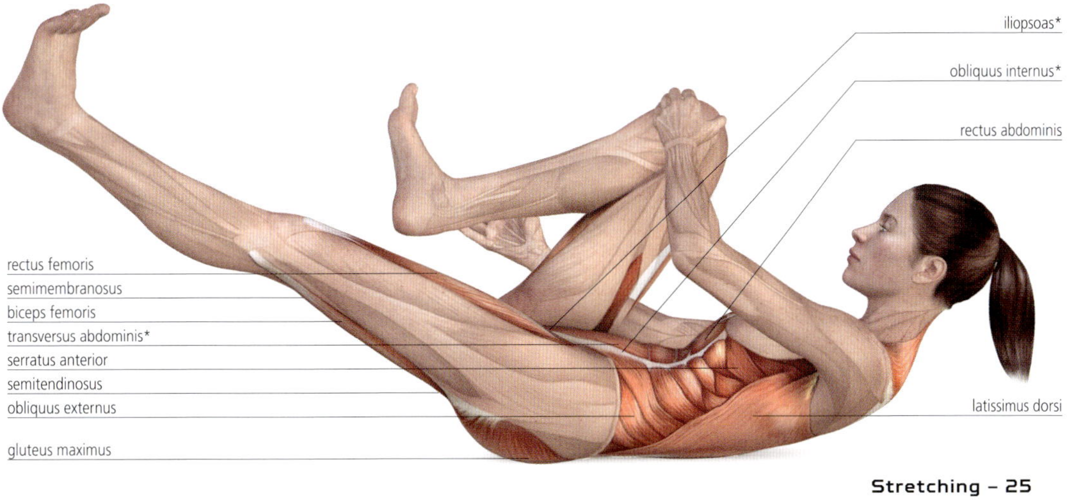

1-MIN-ZIEL

ANFÄNGER:INNEN
60 Sek

FORTGESCHRITTENE
90 Sek

PROFIS
> 2 Min

GUT FÜR

- Nacken
- Schultergürtel

TIPPS

- Die Bewegung kontrolliert und fließend ausführen.
- Nicht mit den Schultern rollen.

SCHULTERN HEBEN

Man könnte zwar meinen, dass wir oft genug mit den Schultern zucken, doch gerade das gezielte Heben und Senken der Schultern fehlt. Dabei ist dies ein effektives Mittel zur Lockerung und Kräftigung von Nacken, oberem Rücken und Schultern.

1 Auf einen Gymnastikball oder Stuhl setzen. Den Rücken gerade, Kopf und Nacken in Verlängerung der Wirbelsäule halten.

2 Die Arme leicht gebeugt seitlich halten. Die Handflächen zeigen nach oben.

3 Die Schultern nach unten vorn ziehen, dann so hoch wie möglich anheben.

4 In die Ausgangsposition zurückkehren. Die Übung wie angegeben wiederholen.

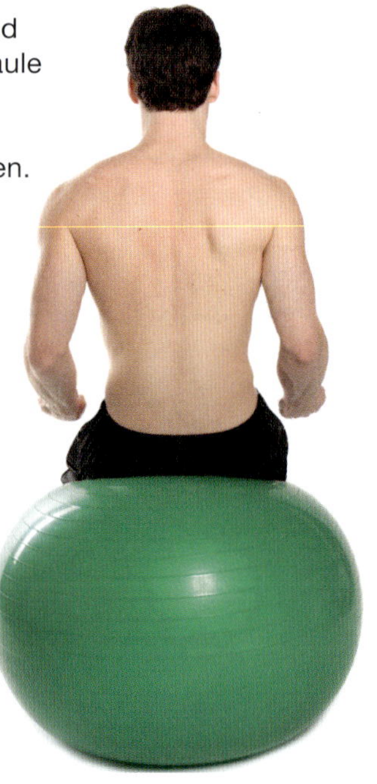

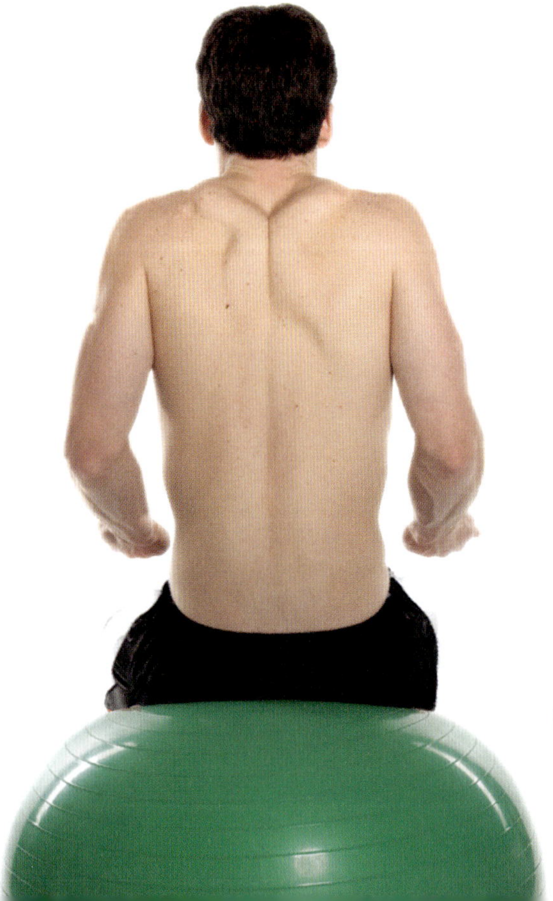

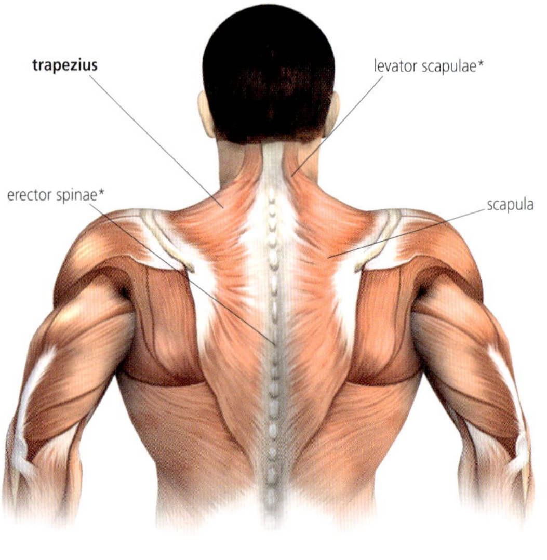

KOBRA

1-MIN-ZIEL

ANFÄNGER:INNEN
4 x 10 Sek halten
+ Pause

FORTGESCHRITTENE
4 x 15 Sek halten

PROFIS
2 x 30 Sek halten

GUT FÜR

- Rücken
- Schultern
- Gesäß

TIPPS

- Für mehr Spannung und Stabilität die Ellenbogen und Knie leicht nach außen drücken.
- Sollte es im unteren Rücken eng werden, die Arme weiter auseinandernehmen und weiter nach vorn legen.
- Die Wirbelsäule lang machen und den Rücken gerade halten. Der Kopf ist in Verlängerung der Wirbelsäule.
- Den Brustkorb weiten und die Schulterblätter zusammenziehen.

Diese vom Yoga inspirierte Dehnübung fördert nicht nur die Flexibilität der Wirbelsäule, sondern kräftigt auch die Muskulatur von Rücken, Schultern, Bauch, Gesäß und Brust.

1 Auf den Bauch legen. Die Arme beugen und die Unterarme vor dem Körper am Boden ablegen, sodass der Oberkörper sich wie bei einer Sphinx aufrichtet. Die Beine ausstrecken und Oberschenkel und Fußrücken fest in den Boden drücken.

2 Beim Einatmen die Arme strecken und die Handflächen in den Boden drücken. Damit der untere Rücken sich wohlfühlt, bei Bedarf die Hände und Arme mit größerem Abstand weiter nach vorn legen.

3 Die Position wie angegeben halten. Mit dem Ausatmen in die Ausgangsposition zurückkehren und die Übung wiederholen.

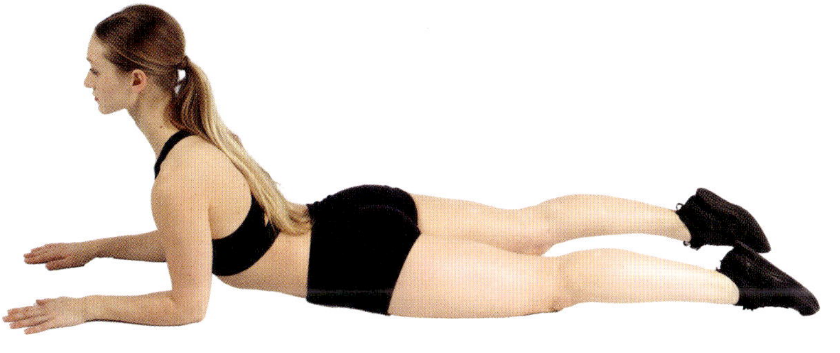

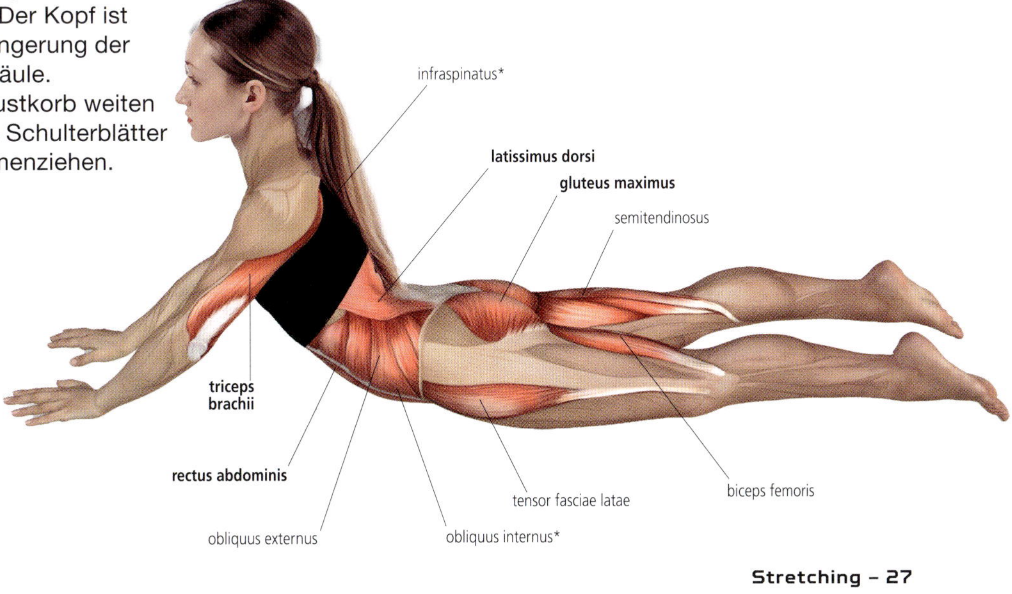

GESTRECKTES DREIECK

Bei dieser klassischen Yogaübung werden Rumpf und Wirbelsäule gedehnt und das Hüftgelenk mobilisiert. Außerdem wird die Körpermitte gestärkt. Die Übung hilft, sich auf die korrekte Ausrichtung der Schultern zu konzentrieren.

1 Mit leicht gegrätschten Beinen aufstellen.

2 Beim Einatmen beide Arme auf Schulterhöhe seitlich ausstrecken. Die Handflächen zeigen nach unten.

3 Langsam ausatmen, dabei den rechten Fuß nach vorn drehen und den linken Fuß im 90-Grad- Winkel aufsetzen. Die Fersen bleiben dabei in einer Linie.

4 Den rechten Arm noch länger nach vorn strecken, dann den Oberkörper nach rechts neigen.

1-MIN-ZIEL

ANFÄNGER:INNEN
5 x 5 Sek pro Seite

FORTGESCHRITTENE
4 x 10 Sek pro Seite

PROFIS
2 x 30 Sek pro Seite

GUT FÜR

- Schultergürtel
- Brust
- Oberschenkel
- Rücken

TIPPS

- Beim Beugen darauf achten, dass vorderes Bein, Becken und hinterer Fuß in einer Linie sind.
- Für mehr Stabilität die hintere Ferse an einer Wand abstützen.
- Auf ein stabiles Becken achten.

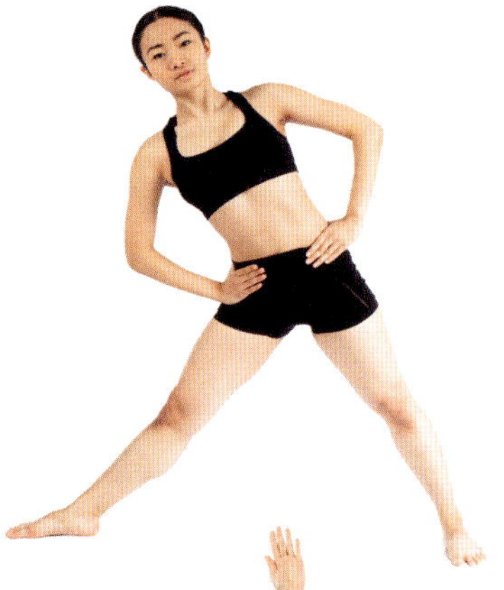

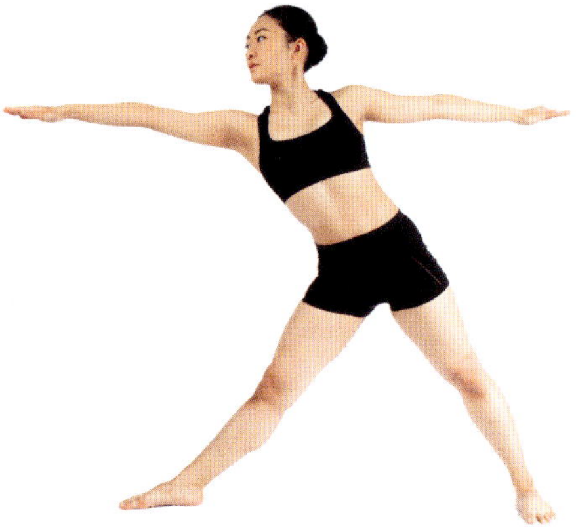

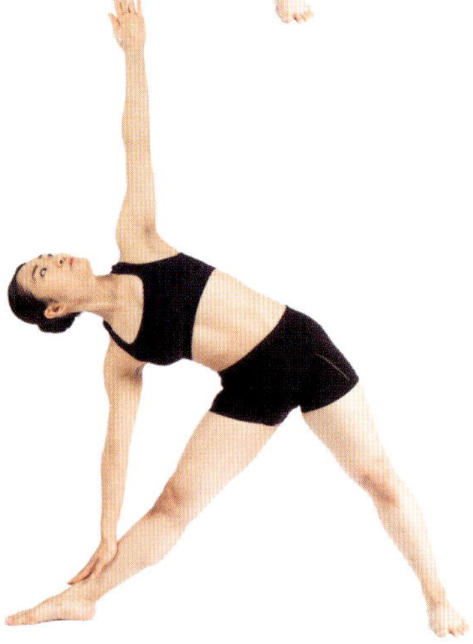

5 Dabei den gestreckten rechten Arm nach unten führen und die Hand auf dem Schienbein ablegen. Gleichzeitig den linken Arm zur Decke strecken, sodass er eine Linie mit dem rechten Arm bildet.

6 Um Wirbelsäule und Oberkörper sanft zu drehen, den Blick zur linken Hand richten. Darauf achten, dass der Hals nicht abknickt, dass das vordere Bein nicht überstreckt ist und auch der Oberkörper nicht abknickt.

7 Die Position wie angegeben halten. Beim Einatmen langsam in die Ausgangsposition zurückkehren, dabei die Fersen kräftig in den Boden drücken. Die Übung auf der anderen Seite wiederholen.

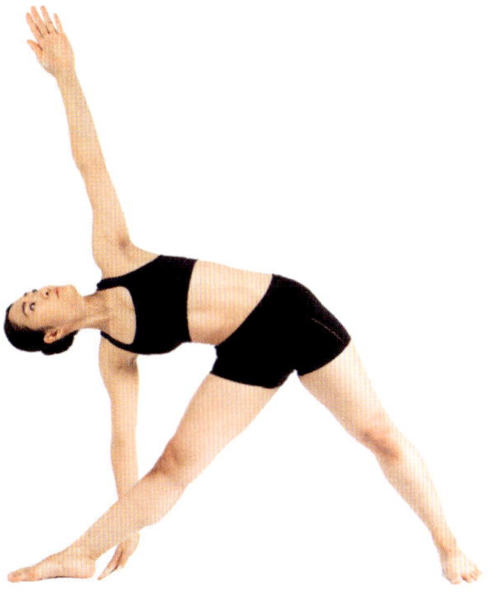

Variante Schwieriger: Die Beine weiter grätschen und die Hand neben dem gestreckten Bein zum Boden führen.

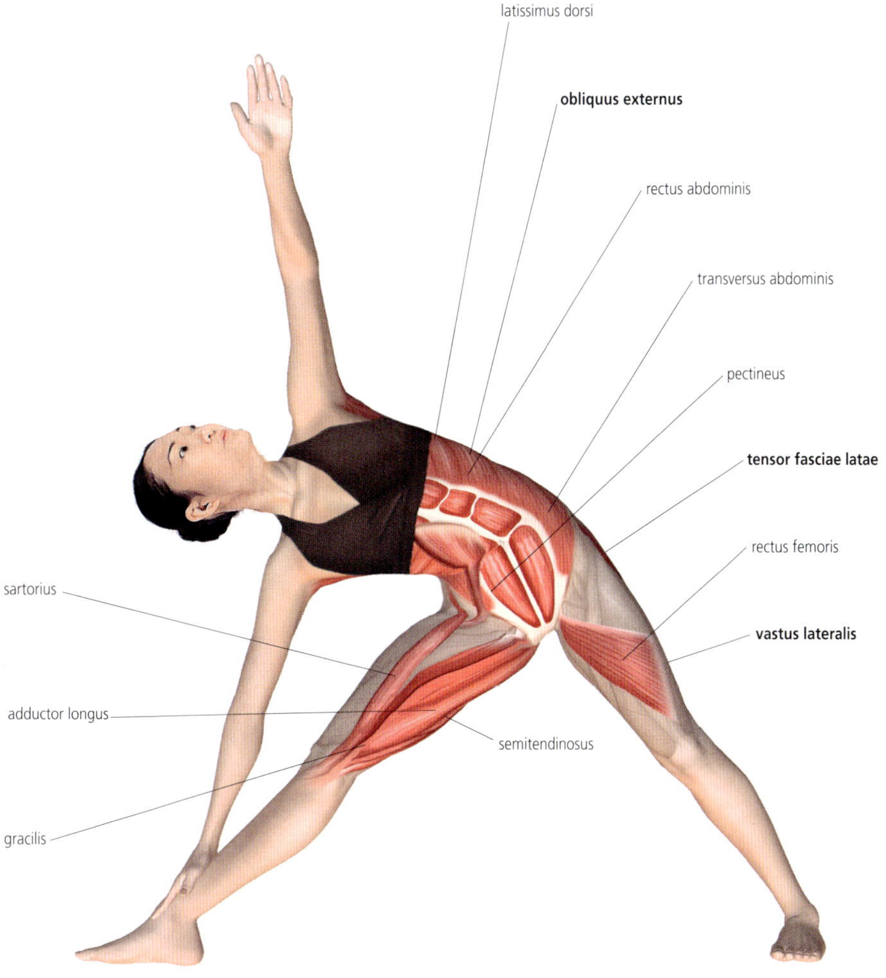

RUMPFROTATION IM STEHEN

1-MIN-ZIEL

ANFÄNGER:INNEN
3 x 10 Sek pro Seite

FORTGESCHRITTENE
2 x 15 Sek pro Seite

PROFIS
2 x 30 Sek pro Seite

GUT FÜR

- Bauch
- Schultergürtel
- Arme

TIPPS

- Nur die mittlere und obere Wirbelsäule rotieren, nicht die Lendenwirbelsäule.
- Die Schultern nicht hochziehen.

Diese Übung stärkt den Core und dehnt gleichzeitig die schräge Bauchmuskulatur. Ganz nebenbei werden auch noch Schultern und Arme trainiert. Die Bewegung sollte langsam und kontrolliert durchgeführt werden. Mit gestreckten Armen wird die Dehnung intensiviert.

1 Die Füße hüftbreit hinstellen, die Arme sind seitlich am Körper.

2 Die Arme auf Schulterhöhe nach vorn strecken. Den Oberkörper nach rechts drehen, dabei die Arme mitnehmen. Der Blick folgt den Händen.

3 Die Position wie angegeben halten. Die Dehnung lösen und in die Ausgangsposition zurückkehren. Auf der anderen Seite wiederholen.

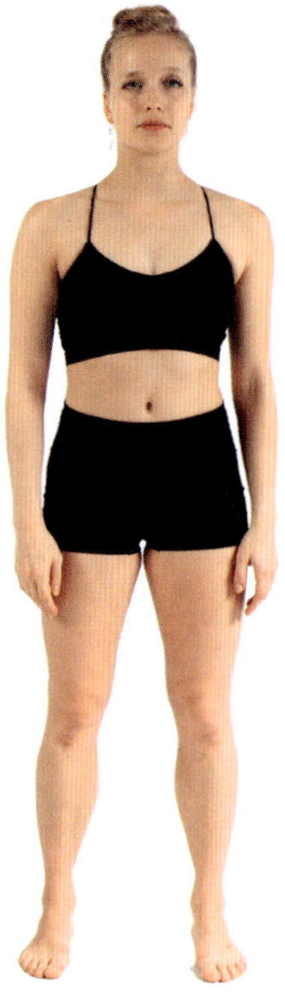

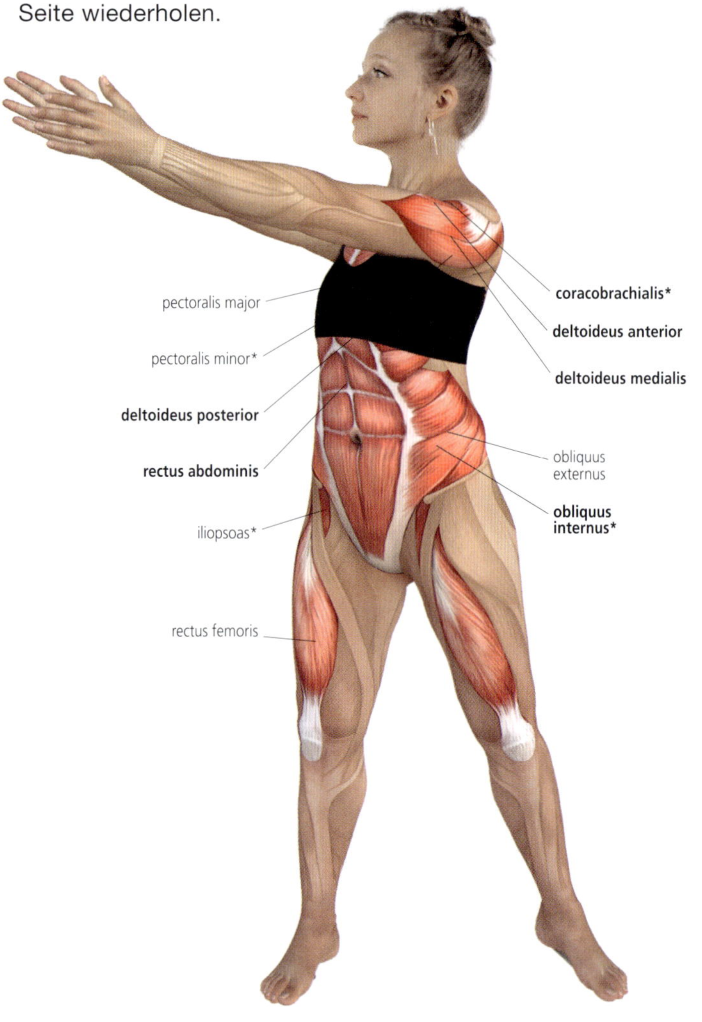

NACKENDEHNUNG

1-MIN-ZIEL

ANFÄNGER:INNEN
3 x 10 Sek pro Seite

FORTGESCHRITTENE
2 x 15 Sek pro Seite

PROFIS
2 x 30 Sek pro Seite

GUT FÜR

- Nacken
- Schultergürtel

TIPPS

- Nur sanften Druck ausüben.
- Jede Überdehnung vermeiden.

Diese Dehnübung hilft dir, die Halswirbelsäule zu mobilisieren, indem du der natürlichen seitlichen Nackenbewegung mit sanftem Druck nachhilfst. Führe die Übung langsam und kontrolliert aus, um die Schulter- und untere Nackenmuskulatur zu entspannen.

1 Aufrecht sitzen oder stehen. Nacken, Schultern und Oberkörper gerade halten. Die rechte Hand auf den Kopf legen.

2 Den linken Arm mit der Handfläche nach außen auf den Lendenwirbelbereich legen.

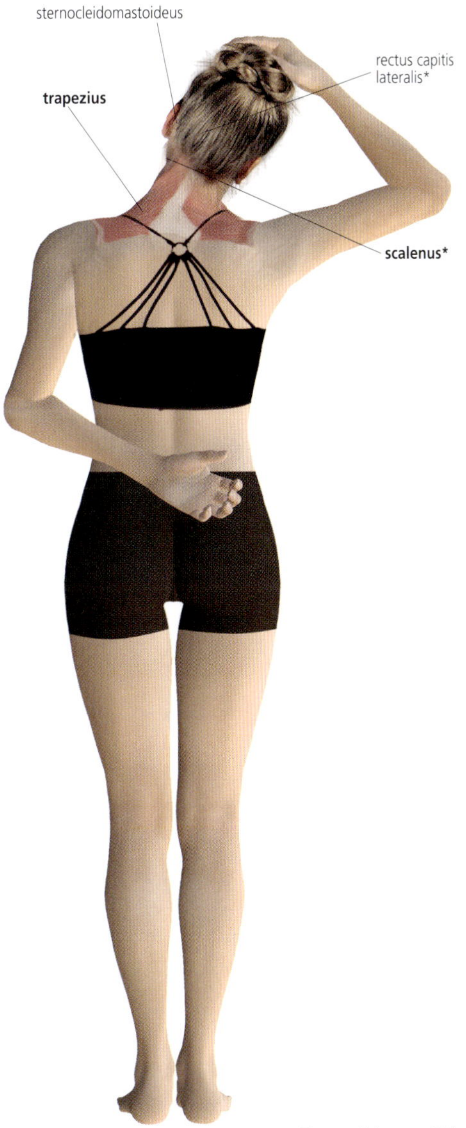

3 Den Kopf seitlich nach rechts neigen, bis eine Dehnung an der linken Seite zu spüren ist.

4 Den Kopf gegen die Handfläche drücken und das rechte Ohr in Richtung Schulter bringen.

5 Die Position wie angegeben halten. Die Dehnung lösen und die Übung auf der anderen Seite wiederholen.

OBERSCHENKEL-CURL MIT BALL

1-MIN-ZIEL

ANFÄNGER:INNEN
3 x 10 Sek halten
+ Pause

FORTGESCHRITTENE
3 x 15 Sek halten
+ Pause

PROFIS
2 x 30 Sek halten

GUT FÜR

- Bauch

TIPPS

- In der Ausgangsposition sollten die Beine im 45-Grad-Winkel auf dem Ball liegen.
- Die Bewegung langsam ausführen, um die Kontrolle über den Ball zu behalten.
- Für mehr Stabilität die Arme seitlich ablegen und fest auf den Boden drücken.
- Bauch- und Gesäßmuskulatur aktiviert halten.
- Nicht ins Hohlkreuz fallen.

Diese etwas anspruchsvollere Übung trainiert die Oberschenkelrückseite und das Gesäß und dehnt gleichzeitig die Bauchmuskulatur. Wähle eine Ballgröße, mit der du gut zurechtkommst – je größer der Ball, desto stärker die Muskelkontraktion.

1 Auf den Rücken legen. Die Arme leicht gespreizt seitlich ablegen. Die Beine ausgestreckt mit den Unterschenkeln auf dem Gymnastikball ablegen.

2 Mit den Fersen auf den Ball drücken und den Ball zum Körper hinrollen. Die Knie beugen und das Becken hochdrücken, sodass Oberschenkel und Rumpf eine Linie bilden. Die Position wie angegeben halten.

3 Den Ball kontrolliert wieder vom Körper wegrollen und in die Ausgangsposition zurückkommen. Die Übung wie angegeben wiederholen.

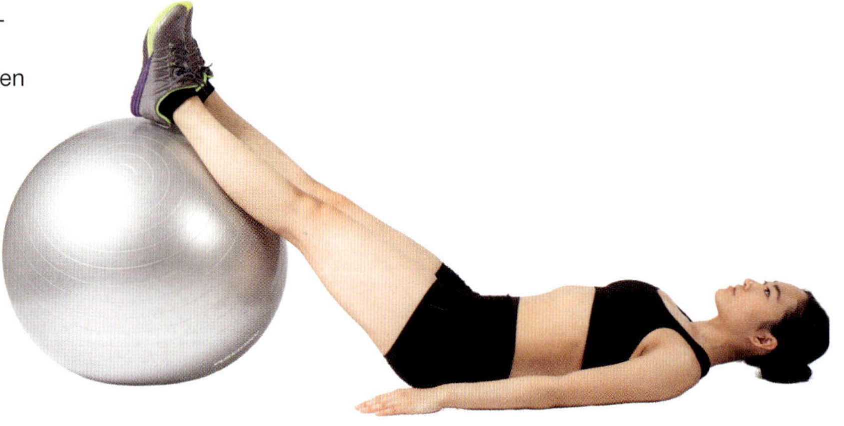

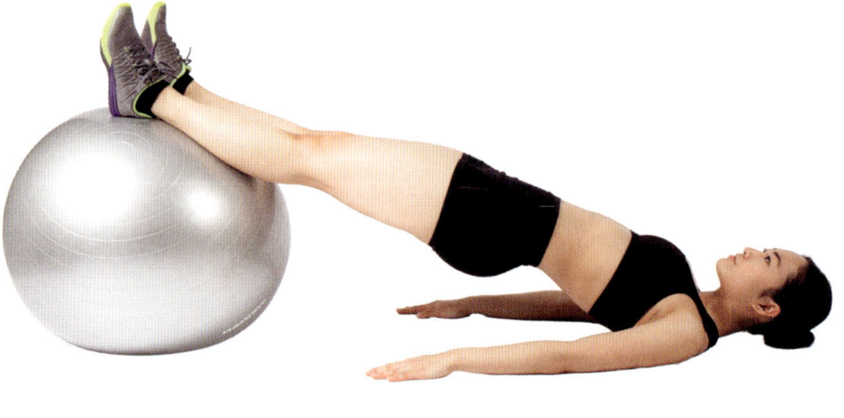

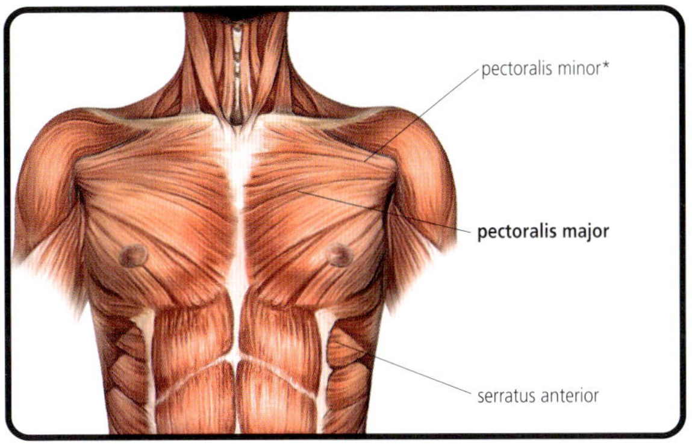
pectoralis minor*
pectoralis major
serratus anterior

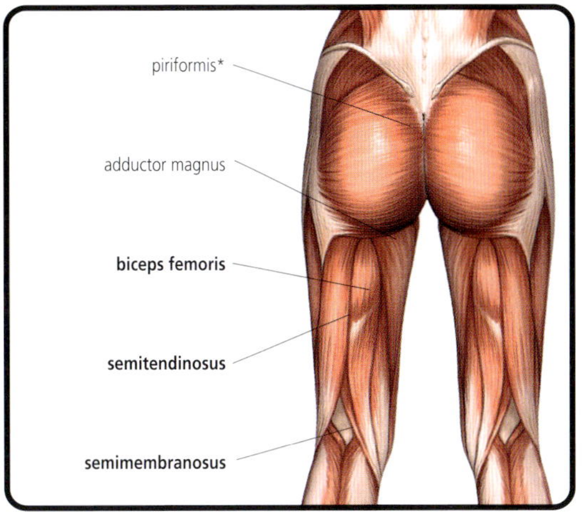
piriformis*
adductor magnus
biceps femoris
semitendinosus
semimembranosus

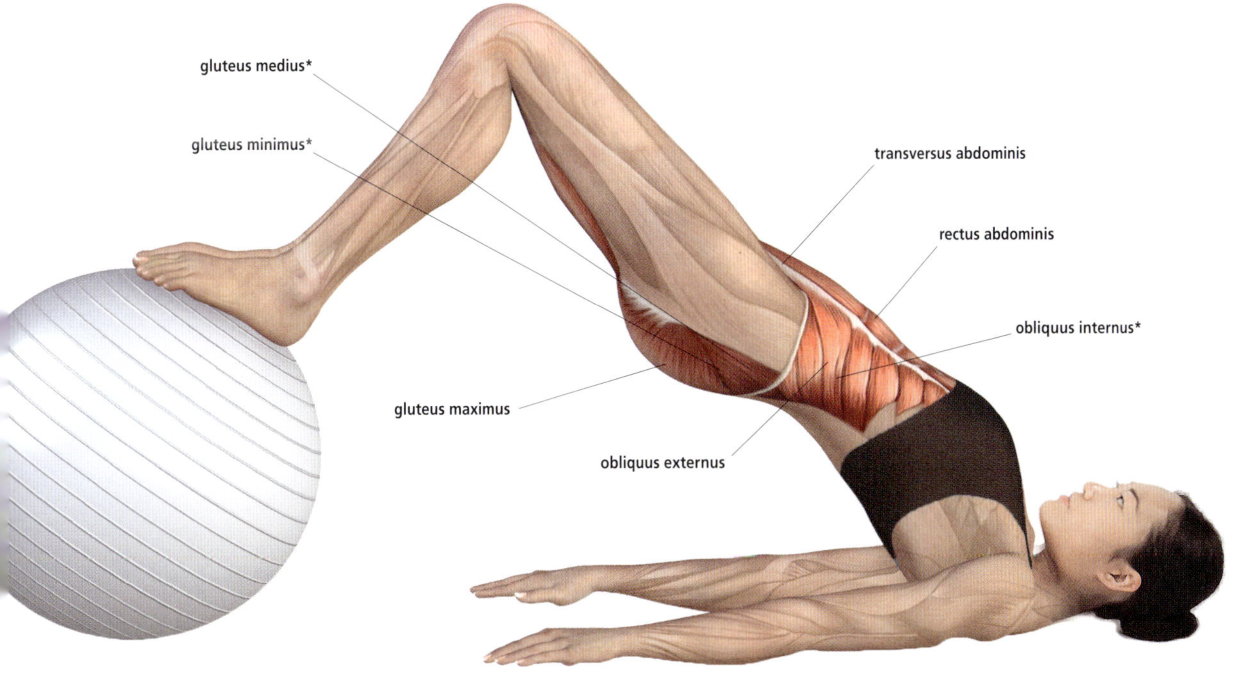
gluteus medius*
gluteus minimus*
transversus abdominis
rectus abdominis
obliquus internus*
gluteus maximus
obliquus externus

1-MIN-ZIEL

ANFÄNGER:INNEN
3 x 10 Sek pro Seite

FORTGESCHRITTENE
2 x 15 Sek pro Seite

PROFIS
2 x 30 Sek pro Seite

GUT FÜR

- Brust
- Oberen Rücken
- Schräge Bauchmuskeln

TIPPS

- Das Becken stabil halten; die Gesäßhälften dürfen sich bei der Rotation nicht vom Boden heben.
- Die Beine fest auf den Boden drücken, um den Körper zu verankern.
- Der Nacken ist in Verlängerung der Wirbelsäule.
- Die Schultern nicht hochziehen.

SÄGE

Bei dieser klassischen Pilates-Übung werden Brust und oberer Rücken durch gegenläufige Bewegungen gedehnt. Die Säge verbessert die Flexibilität der Wirbelsäule und kräftigt die schrägen Bauchmuskeln. Wichtig bei dieser Übung ist, das Becken stabil zu halten.

1 Aufrecht mit leicht gegrätschten Beinen auf den Boden setzen. Die Füße anziehen.

2 Die Arme seitlich in Schulterhöhe ausstrecken, die Handflächen zeigen zum Boden. Den Oberkörper aus der Taille heraus nach links drehen, dabei die Arme mitnehmen.

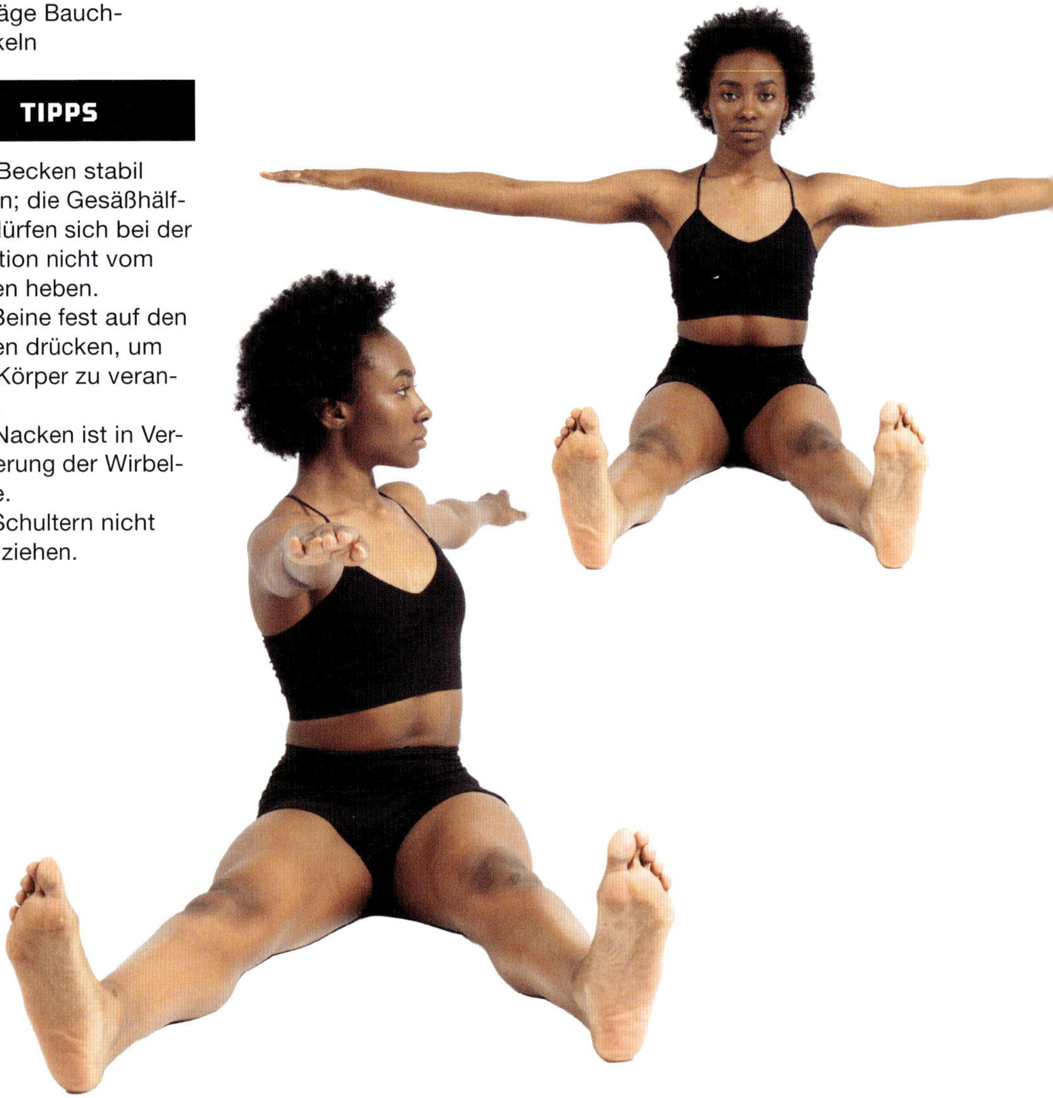

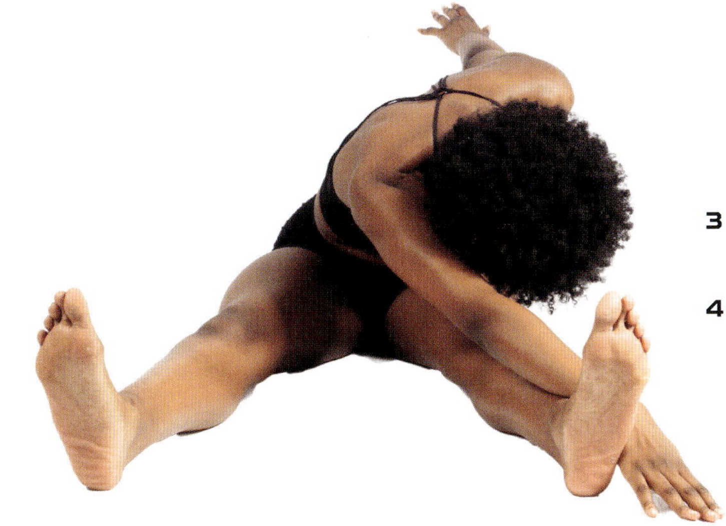

3 Den rechten Arm schräg über das linke Bein führen.

4 In die Ausgangsposition zurückkehren und auf der anderen Seite wiederholen. Die Übung wie angegeben wiederholen.

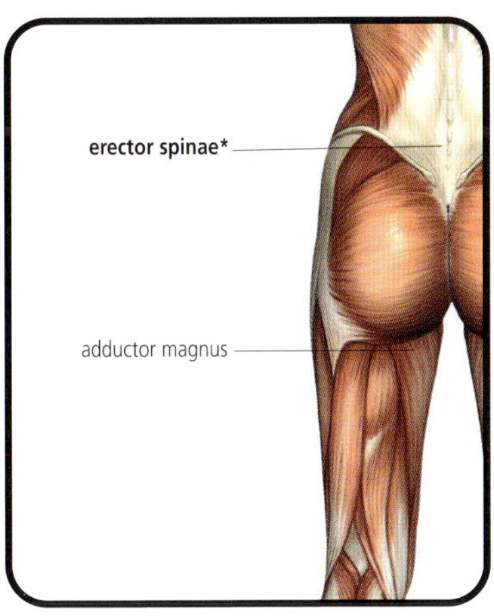

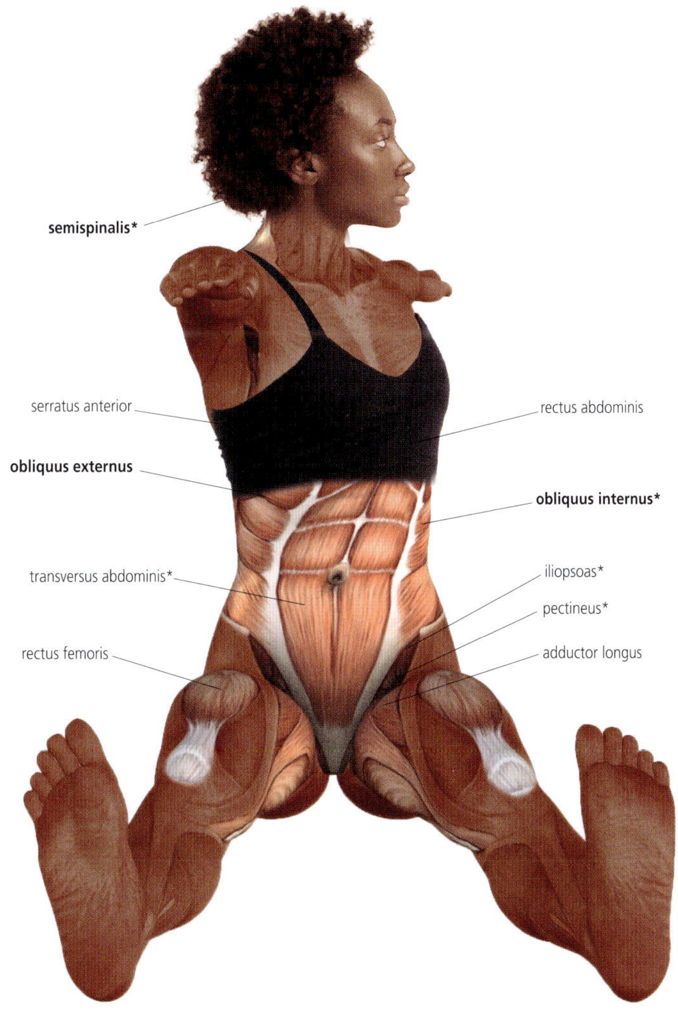

1-MIN-ZIEL

ANFÄNGER:INNEN

4 x 10 Sek halten
+ Pause

FORTGESCHRITTENE

3 x 15 Sek halten

PROFIS

3 x 30 Sek halten

GUT FÜR

- Bauch
- Rücken
- Oberschenkel

TIPPS

- Den Lendenwirbelbereich während der gesamten Übung am Boden halten.
- Die Beine nur so weit heben, dass der untere Rücken am Boden bleibt.
- Der Nacken bleibt locker. Das Kinn leicht in Richtung Brust ziehen.
- Den Rücken nicht runden.

DOUBLE-LEG STRETCH

Die doppelte Beinstreckung ist eine weitere klassische Pilates-Bauchübung, die Kraft und Koordination trainiert und den Körper streckt. Wenn du die Übung so beherrschst wie den Single-Leg-Stretch, kannst du spielerisch zwischen den beiden Übungen wechseln. Je weiter du Arme und Beine absenkst, desto schwieriger die Oberkörperstabilisierung und anstrengender die Übung.

1 Auf den Rücken legen. Den Bauchnabel zur Wirbelsäule ziehen, damit der untere Rücken auf dem Boden liegt. Die Beine anheben und im rechten Winkel beugen. Der Hals ist gestreckt, die Kehle frei. Die Schulterblätter nach unten ziehen und die Arme seitlich neben dem Körper ablegen.

2 Beim Einatmen den Oberkörper vom Boden heben und die Hände seitlich an die Waden führen.

3 Die Bauchmuskulatur aktiviert halten. Beim Ausatmen die Arme heben und dicht an den Ohren ausstrecken. Gleichzeitig die Beine in einem 45-Grad-Winkel zum Boden ausstrecken. Dabei die Füße pointen.

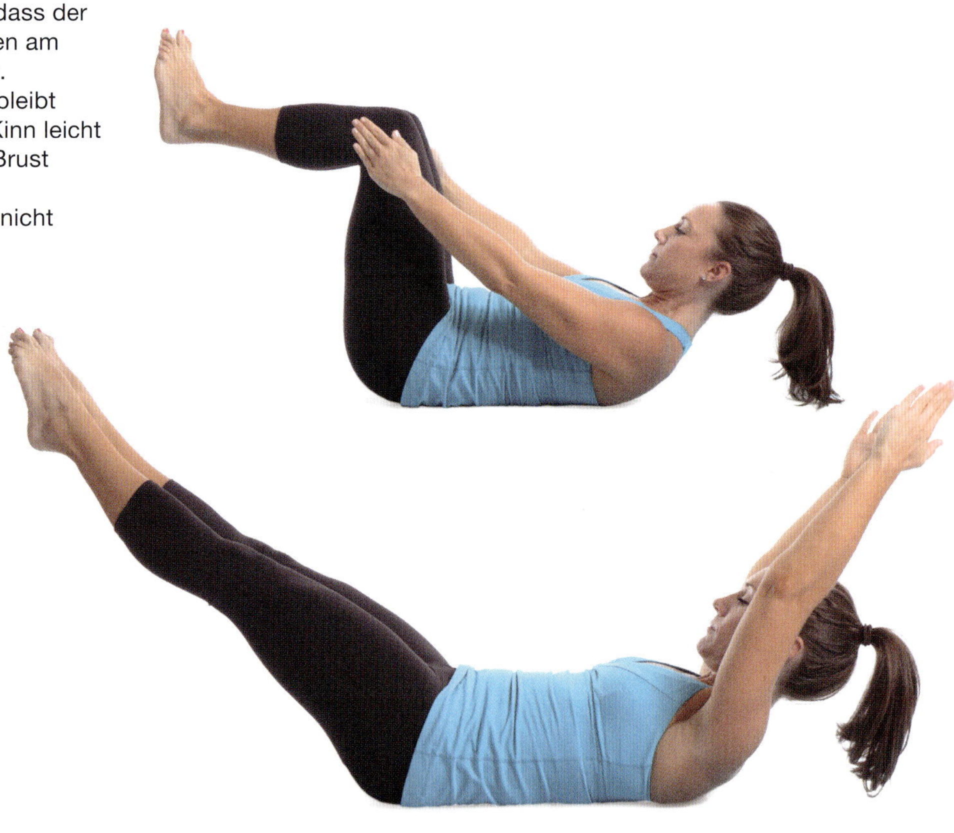

4 Beim Einatmen die Knie wieder beugen und die Zehen anziehen. Gleichzeitig die Arme zurück zu den Waden führen.

5 Schritt 3 und 4 wie angegeben wiederholen. Beim Ausatmen den Oberkörper wieder absenken, dabei den Nacken lang lassen und die Schultern nach unten ziehen.

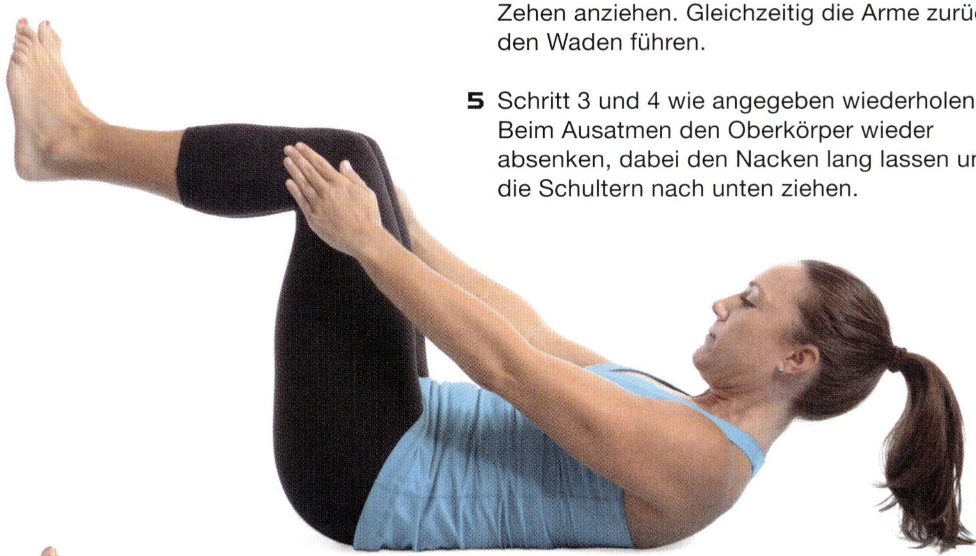

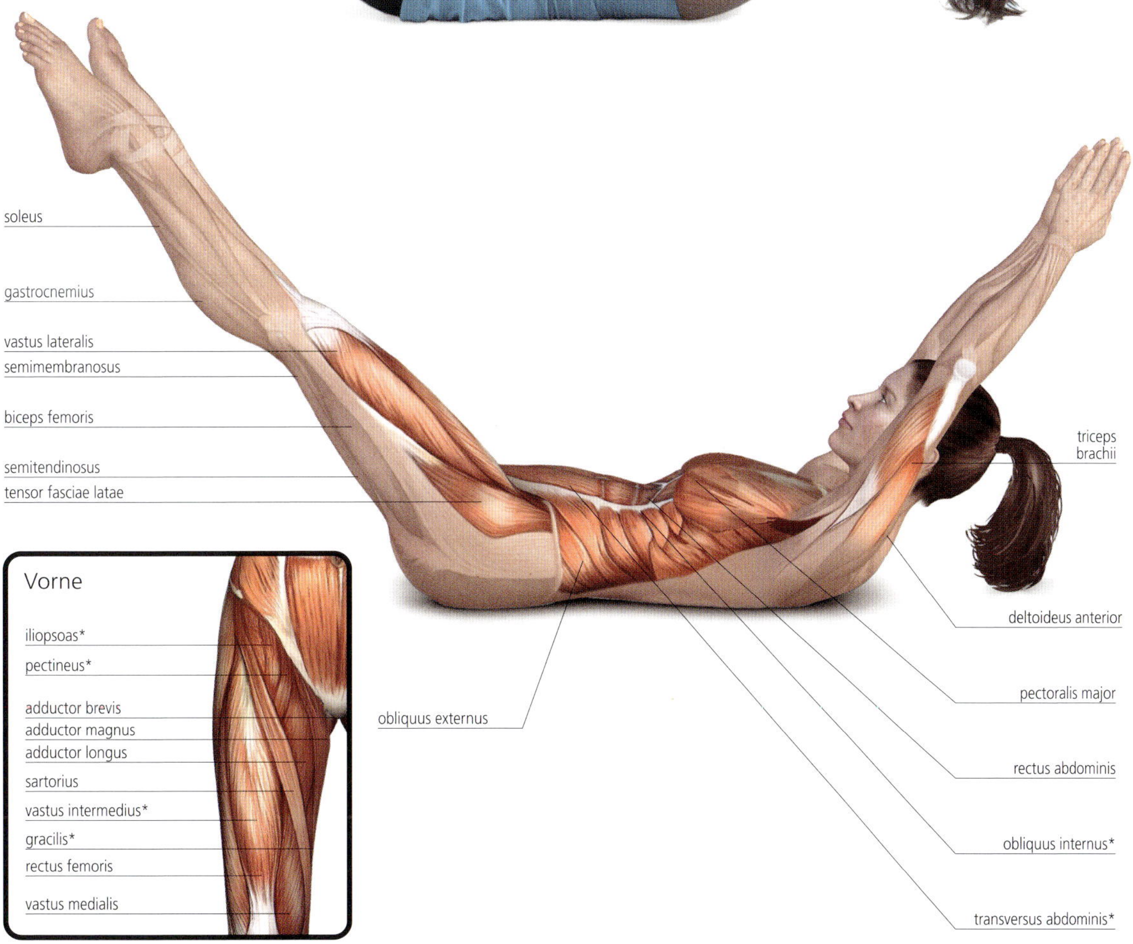

1-MIN-ZIEL

ANFÄNGER:INNEN
3 x 10 Sek pro Seite

FORTGESCHRITTENE
2 x 15 Sek pro Seite

PROFIS
2 x 30 Sek pro Seite

GUT FÜR

- Trizeps
- Schultergürtel

TIPPS

- Die Schultern nach hinten, unten ziehen.
- Den Rumpf stabil halten und das Becken leicht nach vorn kippen.
- Den Kopf gerade halten.

TRIZEPSDEHNUNG

Die Dehnung des Trizeps kann man jederzeit und überall durchführen. Dadurch wird die Beweglichkeit von Schulter und Oberkörper verbessert und Muskelkater vorgebeugt.

1 Die Füße parallel schulterbreit aufstellen. Die Knie ein wenig beugen und das Becken leicht nach vorn kippen.

2 Den rechten Arm nach oben strecken und hinter dem Kopf beugen, sodass die Hand zwischen den Schulterblättern liegt.

3 Mit der linken Hand den rechten Ellbogen umfassen und sanft nach links ziehen, um die Dehnung zu intensivieren.

4 Die Position wie beschrieben halten. Die Dehnung lösen und die Übung auf der anderen Seite wiederholen.

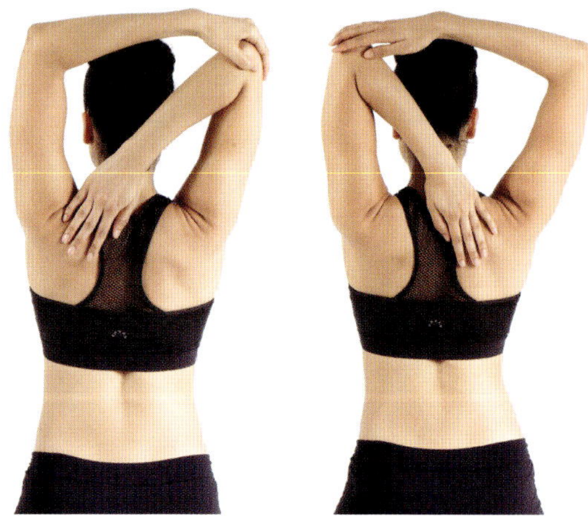

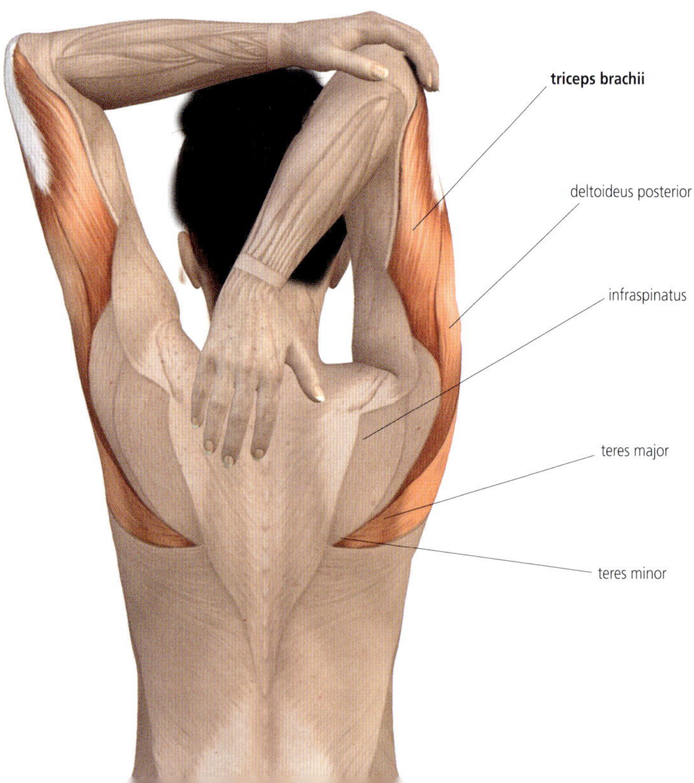

ANFÄNGER:INNEN
4 x 10 Sek halten + Pause

FORTGESCHRITTENE
3 x 15 Sek halten

PROFIS
3 x 30 Sek halten

GUT FÜR

- Schultergürtel
- Brust

TIPPS

- Die Schultern nach hinten, unten ziehen.
- Den Oberkörper groß aufgerichtet lassen.

BIZEPS- UND BRUSTMUSKEL-DEHNUNG

Diese Dehnung weitet den vorderen Oberkörper, wobei Brust- und Oberarmmuskulatur zusammenarbeiten, und wirkt zudem Verspannungen entgegen, die durch eine schlechte Haltung, wie etwa krummes Sitzen, entstehen.

1 Die Füße parallel schulterbreit aufstellen. Die Knie ein wenig beugen und das Becken leicht nach vorn kippen.

2 Die Hände hinter dem Rücken zusammenführen und die Finger verschränken – für eine stärkere Dehnung mit gekreuzten Händen –, sodass die Daumen nach unten zeigen.

3 Die Position wie angegeben halten. Die Dehnung lösen und die Übung wiederholen.

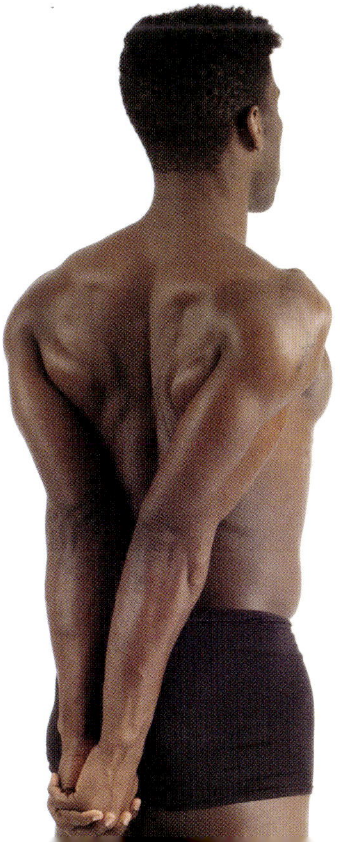

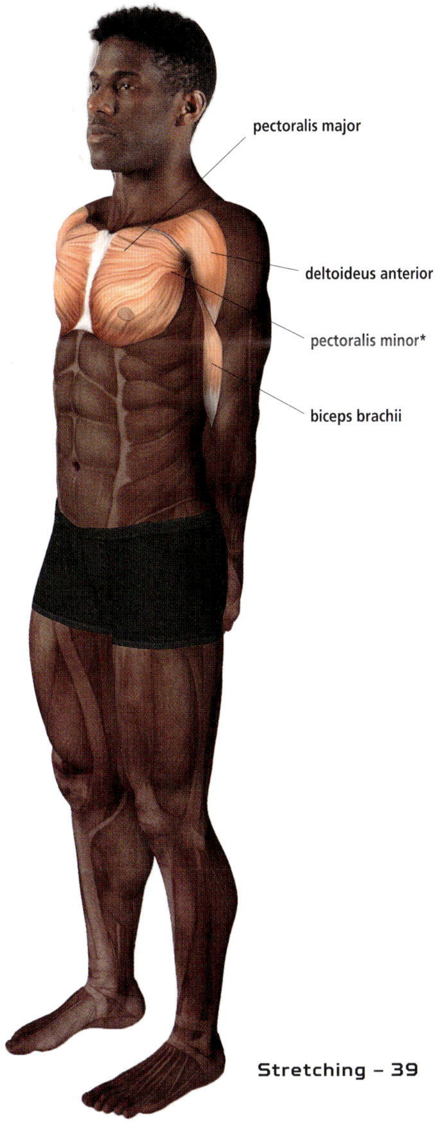

1-MIN-ZIEL

ANFÄNGER:INNEN
3 x 10 Sek pro Seite

FORTGESCHRITTENE
2 x 15 Sek pro Seite

PROFIS
2 x 30 Sek pro Seite

GUT FÜR

- Brust
- Schultergürtel

TIPPS

- Die Schultern nach hinten, unten ziehen.
- Die Hand so an die Wand legen, dass der Ellbogen knapp unter der Schulter und das Handgelenk knapp unter dem Ellbogen liegt, um die Rotatorenmanschette vor Verletzungen zu schützen.
- Beim Ausfallschritt den Oberkörper nicht zur Wand drehen; der Blick geht geradeaus.

BRUSTDEHNUNG AN DER WAND

Um die Körperhälften gezielt zu dehnen, bist du mit dieser Übung garantiert auf der sicheren Seite.

1 Mit der linken Schulter zu einer Wand gerichtet aufstellen.

2 Den linken Arm schräg nach hinten ausstrecken, sodass die Handfläche an der Wand aufliegt.

3 Mit dem linken Bein einen Ausfallschritt nach vorn machen.

4 Den Blick bei der Dehnung nach vorn gerichtet halten. Um den Oberkörper nicht in Richtung Wand zu drehen, die rechte Hand unter die linke Brust legen, sodass die Finger auf den Rippen liegen.

5 Die Position wie angegeben halten, dann die Dehnung lösen und die Übung auf der anderen Seite wiederholen.

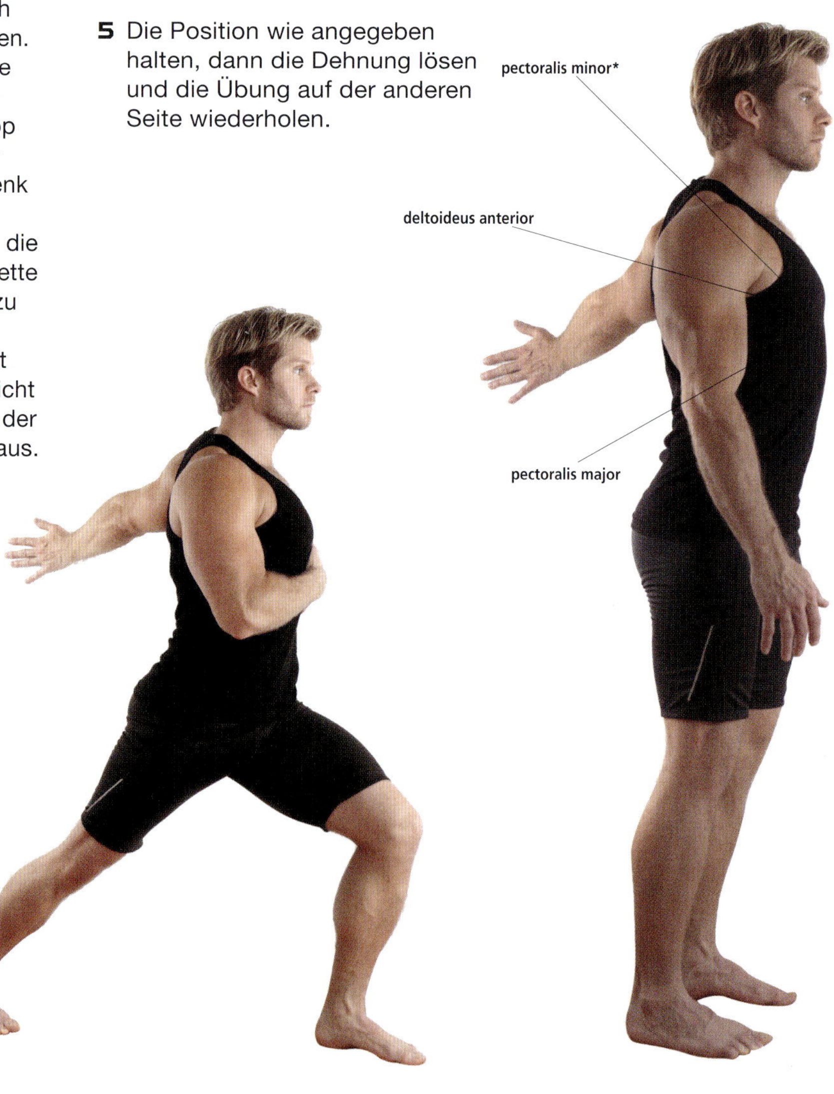

1-MIN-ZIEL

ANFÄNGER:INNEN
2 x 10 Sek pro Bein

FORTGESCHRITTENE
2 x 15 Sek pro Bein

PROFIS
1 x 30 Sek pro Bein

GUT FÜR

- Piriformis-Muskel
- Gesäß
- Unteren Rücken

TIPPS

- Die Dehnung nur langsam intensivieren.
- Für eine intensivere Dehnung das Becken entspannt halten.
- Das gebeugte Bein nicht zu fest zum Körper ziehen.

PIRIFORMIS-DEHNUNG

Diese Übung zielt auf die Muskulatur von Gesäß und Hüfte und dauert etwa zwei Minuten. Der Piriformis-Muskel dreht den Oberschenkel nach außen, spreizt ihn zur Seite sowie nach hinten und stabilisiert das Hüftgelenk. Besonders beansprucht wird er bei Sportarten mit plötzlichen Richtungswechseln.

1 Mit angewinkelten Beinen auf den Rücken legen.

2 Das rechte Bein anwinkeln und das Fußgelenk auf den linken Oberschenkel legen.

3 Mit den Händen die Oberschenkelunterseite oder das Schienbein des linken Beins fassen und das Bein leicht zur rechten Schulter ziehen. Die Position 30 Sekunden halten, dann die Dehnung lösen. Die Übung auf der anderen Seite wiederholen.

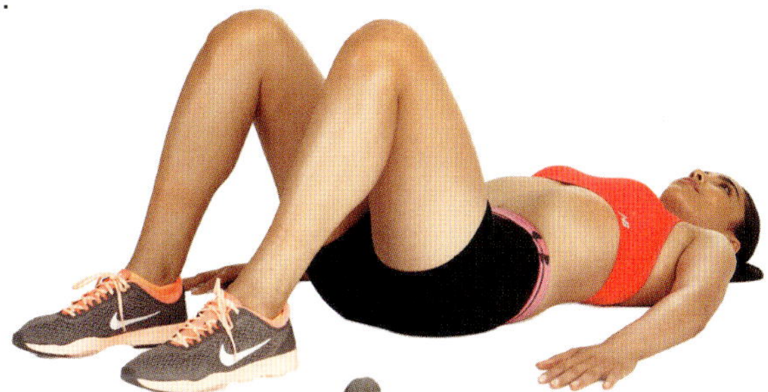

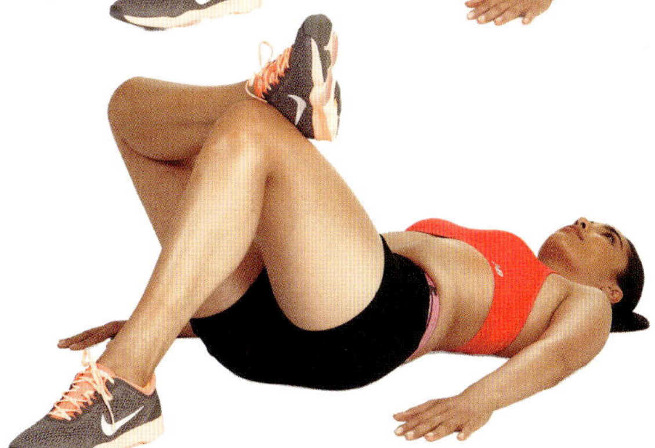

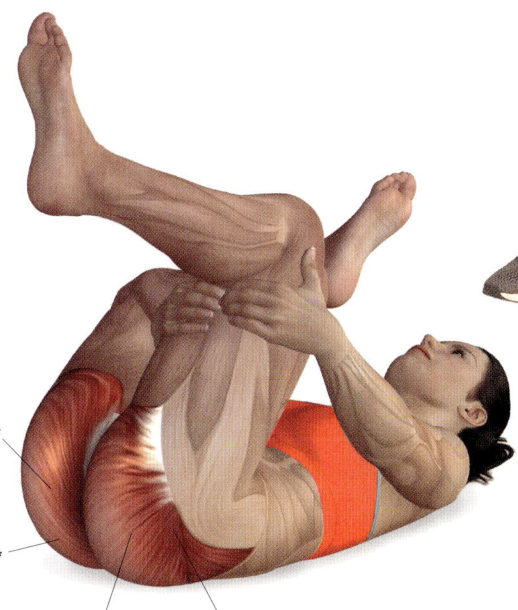

KAPITEL 2

BEINE

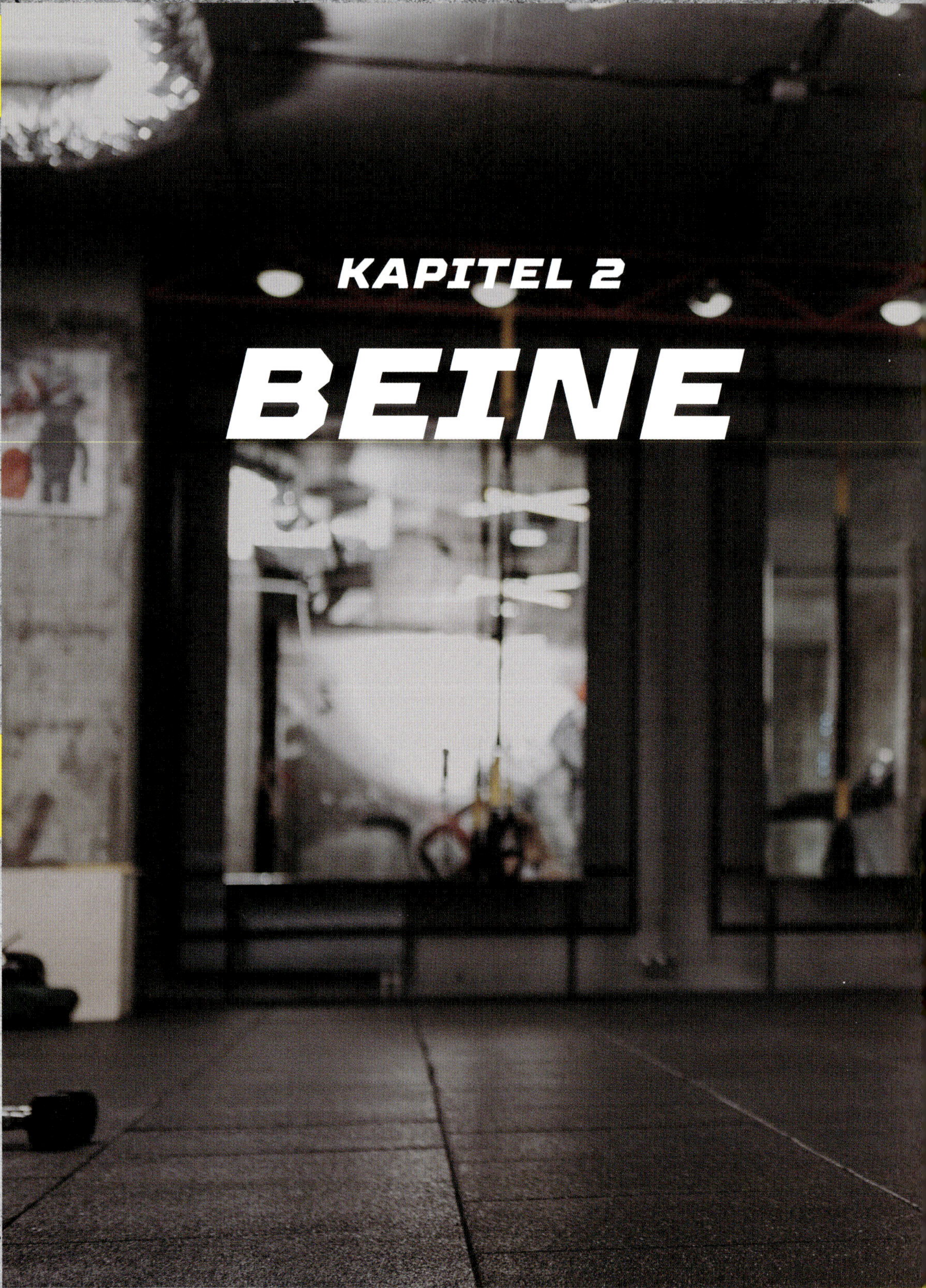

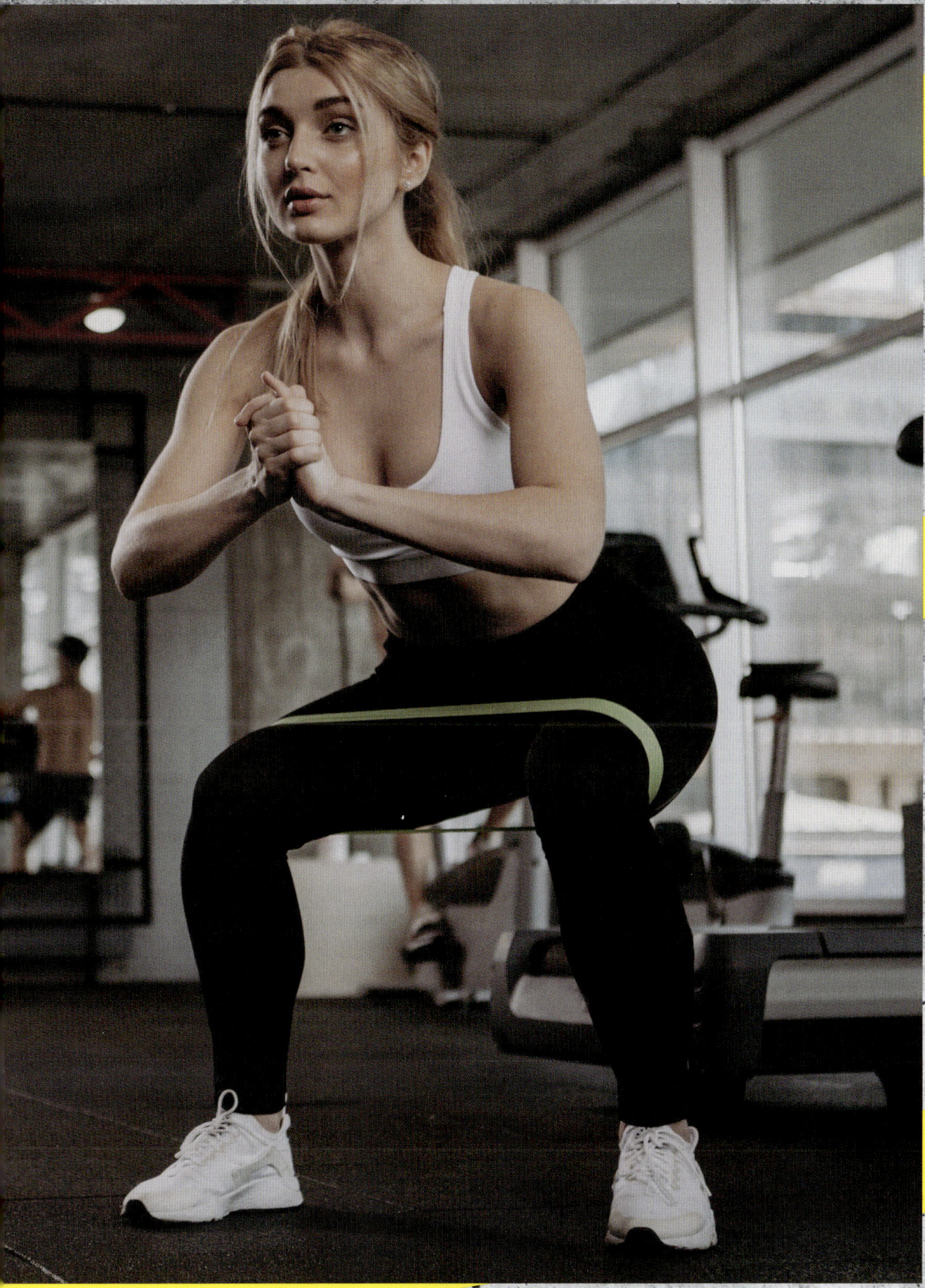

SQUAT

1-MIN-ZIEL

ANFÄNGER:INNEN
4 x 10 Sek halten
+ Pause

FORTGESCHRITTENE
4 x 15 Sek halten

PROFIS
3 x 30 Sek halten

GUT FÜR

- Hüfte
- Unterschenkel
- Oberschenkel

TIPPS

- Beim Aufrichten die Fersen fest in den Boden drücken, sodass ein körpereigener Widerstand in der Beinmuskulatur entsteht.

Bei Squats, den althergebrachten Kniebeugen, sind Gleichgewichtssinn, Koordination und Körperkraft gefragt. Die Übung zielt vor allem auf die langen Beinmuskeln, kräftigt daneben aber auch die Fußmuskulatur.

1 Die Füße parallel schulterbreit aufstellen und die Knie ein wenig beugen. Das Becken leicht nach vorn kippen, den Brustkorb weiten und die Schultern nach hinten, unten ziehen.

2 Die Arme in Schulterhöhe nach vorn ausstrecken. Die Füße sind fest im Boden verankert. Die Zehen leicht anheben.

3 Die Bauchmuskulatur aktivieren und in die Hocke gehen. Die Fersen dabei in den Boden drücken und den Rücken so aufrecht wie möglich lassen. Dem Drang widerstehen, sich zu weit nach vorn zu beugen.

4 Ausatmen und in die Ausgangsposition zurückkehren. Die Übung wie angegeben wiederholen.

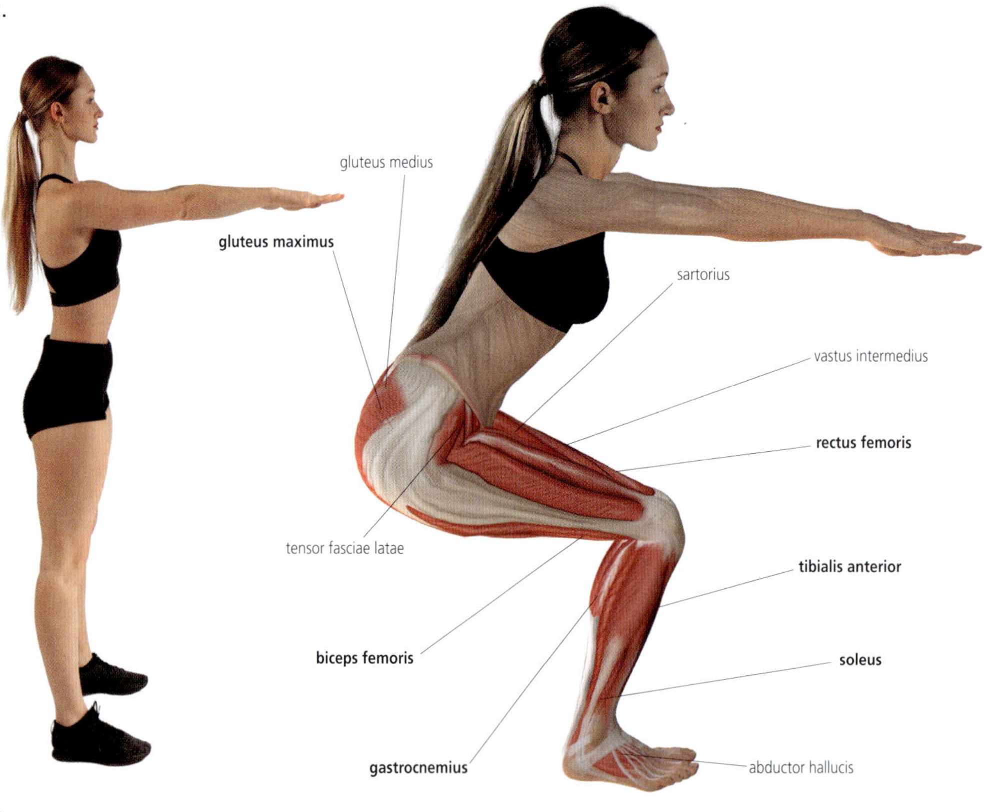

SUMO-SQUAT

Auch der Sumo-Squat ist eine tolle Übung für Oberschenkel, Gesäß und Waden. Die Ausführung ist ähnlich wie bei dem einfachen Squat, allerdings stehen die Füße weiter auseinander und die Füße sind nach außen gedreht. Die Übung, die ihren Namen von der Haltung japanischer Sumo-Ringer hat, beansprucht vor allem auch die Oberschenkelinnenseite. Es gibt viele Varianten, auch mit Gewichten.

1 Die Füße schulterbreit aufstellen. Die Füße zeigen nach außen. Die Knie ganz leicht beugen und das Becken etwas nach vorn kippen. Den Brustkorb weiten und die Schultern nach hinten, unten ziehen.

2 Die Hände auf die Oberschenkel legen.

3 In die Hocke gehen, bis Ober- und Unterschenkel einen rechten Winkel bilden, wobei das Körpergewicht auf die Fersen verlagert wird.

4 Aus den Fersen heraus wieder nach oben drücken, dabei Gesäß und Oberschenkelinnenseiten aktivieren.

1-MIN-ZIEL

ANFÄNGER:INNEN

4 x 10 Sek halten + Pause

FORTGESCHRITTENE

4 x 15 Sek halten

PROFIS

3 x 30 Sek halten

GUT FÜR

- Oberschenkelinnenseite

TIPPS

- Die Vorstellung, ein Buch auf dem Kopf zu balancieren, sorgt dafür, dass der Oberkörper beim Absenken aufrecht bleibt.
- Den Rumpf nicht nach vorn neigen.

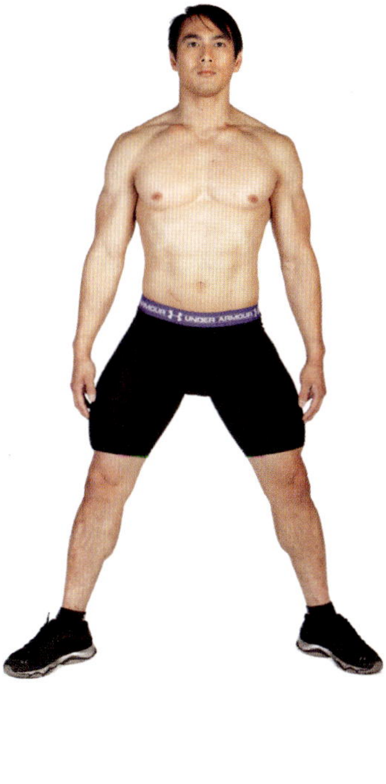

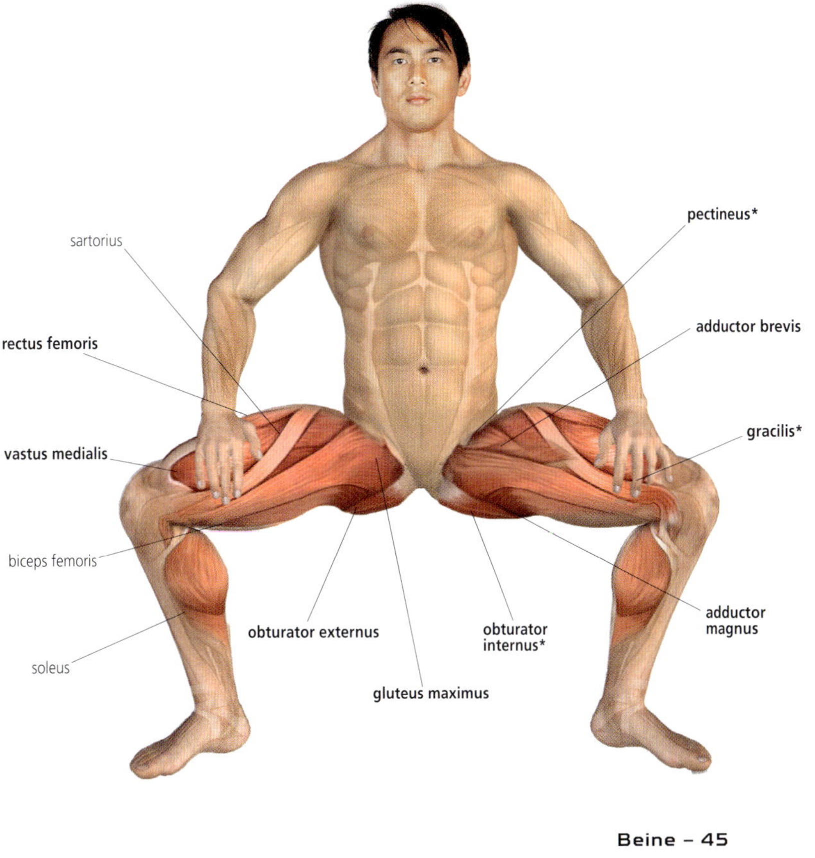

SPLIT-SQUAT MIT ARMSTRECKEN

1-MIN-ZIEL

ANFÄNGER:INNEN

4 x 10 Sek halten
+ Pause

FORTGESCHRITTENE

4 x 15 Sek halten

PROFIS

3 x 30 Sek halten

GUT FÜR

- Waden
- Gesäß
- Oberschenkel
- Arme
- Oberen Rücken

TIPPS

- Der Oberkörper bleibt bei der gesamten Bewegung gerade und aufrecht.
- Die Schultern nach hinten, unten ziehen.
- Die Bauchmuskulatur während der gesamten Bewegung aktivieren.

Hier wird die Beinmuskulatur durch die Kniebeuge und der Oberkörper durch die Armstreckung gekräftigt. Die Übung stärkt die Muskulatur in Oberschenkeln und Gesäß, im oberen Rücken und im Schultergürtel.

1 Den rechten Fuß auf dem Fußballen nach hinten auf einer Erhöhung (Stufe, Block) abstellen.

2 Die Hände zu lockeren Fäusten schließen, so als ob du eine Stange umgreifen würdest, und die Arme vor den Schultern so anwinkeln, dass die Fäuste vor den Schultern liegen.

3 Beide Knie beugen, dabei die Arme über den Kopf strecken.

4 In die Ausgangsposition zurückkehren. Nun den linken Fuß auf der Erhöhung abstellen und die Übung im Wechsel wie angegeben wiederholen.

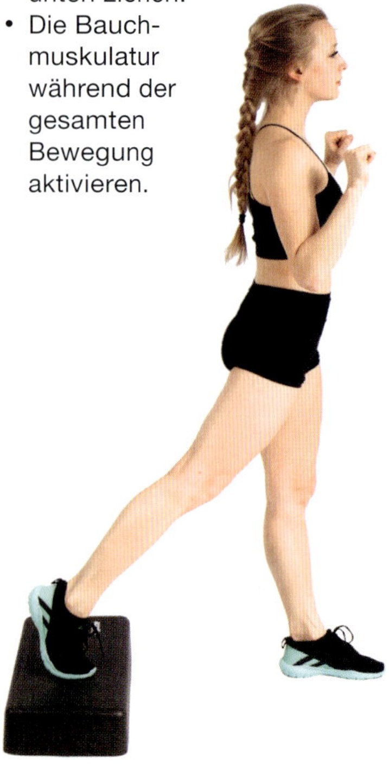

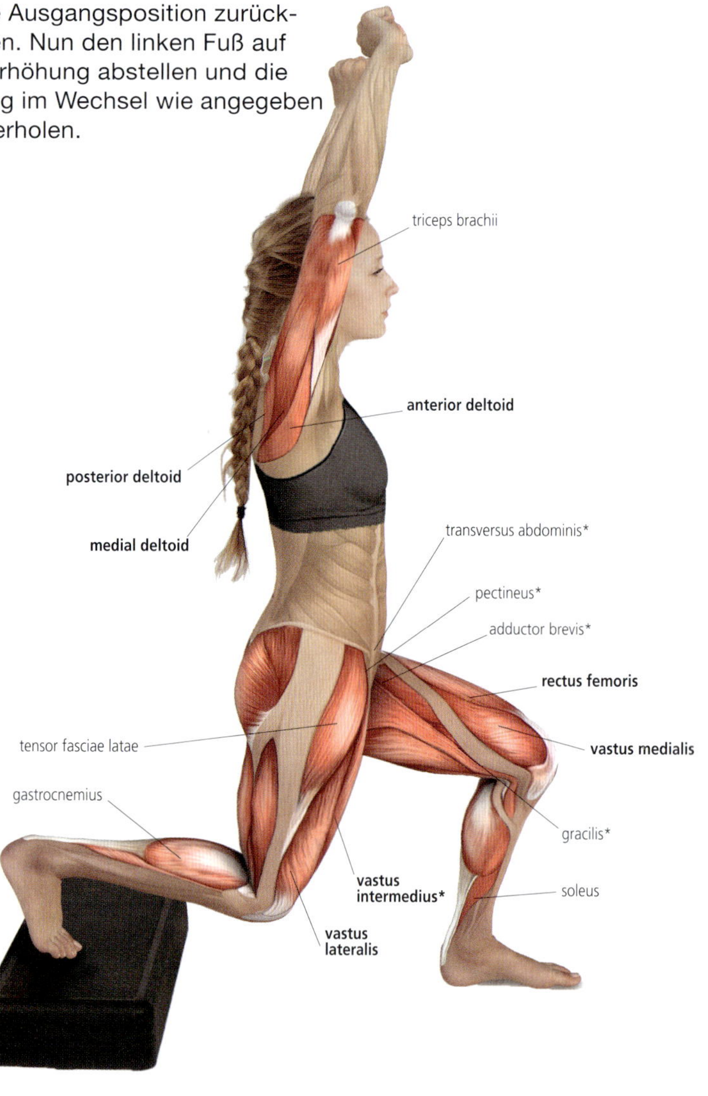

1-MIN-ZIEL

ANFÄNGER:INNEN
3 x 10 Sek pro Bein

FORTGESCHRITTENE
2 x 15 Sek pro Bein

PROFIS
2 x 30 Sek pro Bein

GUT FÜR

- Oberschenkel
- Unterschenkel
- Gesäß

TIPPS

- Den Bauchnabel zur Wirbelsäule ziehen.
- Das Becken bei der Streckbewegung möglichst stabil halten.
- Zur Intensivierung der Dehnung den Oberschenkel des gestreckten Beins leicht nach außen drehen.
- Die Hände auf einer Erhöhung ablegen, wenn der Boden nur mit gerundetem Rücken berührt werden kann. Dadurch bleibt die Wirbelsäule gestreckt und gerade.
- Um eine Überbelastung zu vermeiden, bleibt das gebeugte Knie über dem Fußgelenk.

LUNGE

Der Ausfallschritt ist ein fester Bestandteil vieler Yoga-Übungen. Er bildet einen fließenden Übergang in oder aus einer Vorbeuge oder Stützübung, wie dem herabschauenden Hund, und stärkt wie alle Lunge-Varianten den unteren Körper, insbesondere die Oberschenkel.

1 In den Herabschauenden Hund kommen (siehe Seite 138). Das linke Bein nach vorn angewinkelt zur Brust ziehen und den Fuß zwischen den Händen absetzen. Das Knie bleibt dabei immer über dem Fußgelenk.

2 Den Oberkörper mit den Fingerspitzen auf dem Boden abstützen. Die linke Ferse in den Boden stemmen und die rechte Hüfte nach vorn schieben, damit das Becken parallel zur Mattenkante ausgerichtet ist.

3 Das rechte Bein nach hinten durchstrecken, dabei die Ferse vom Boden heben. Den Körper vom Scheitel bis zur rechten Ferse lang strecken. Den Blick leicht heben, sodass der Nacken in einer Linie mit der Wirbelsäule ist.

4 Die Position wie angegeben halten. Mit dem anderen Bein wiederholen.

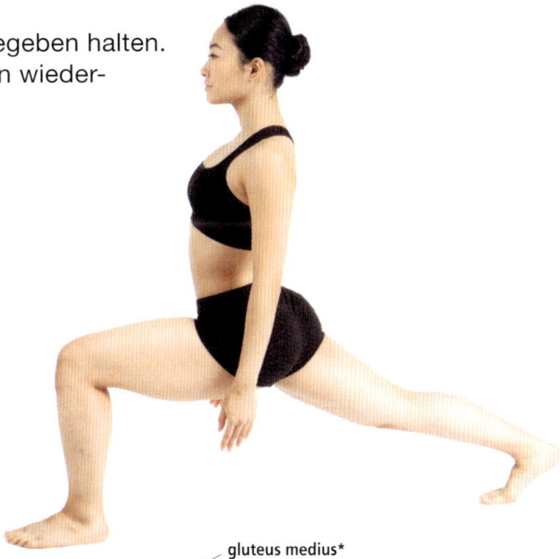

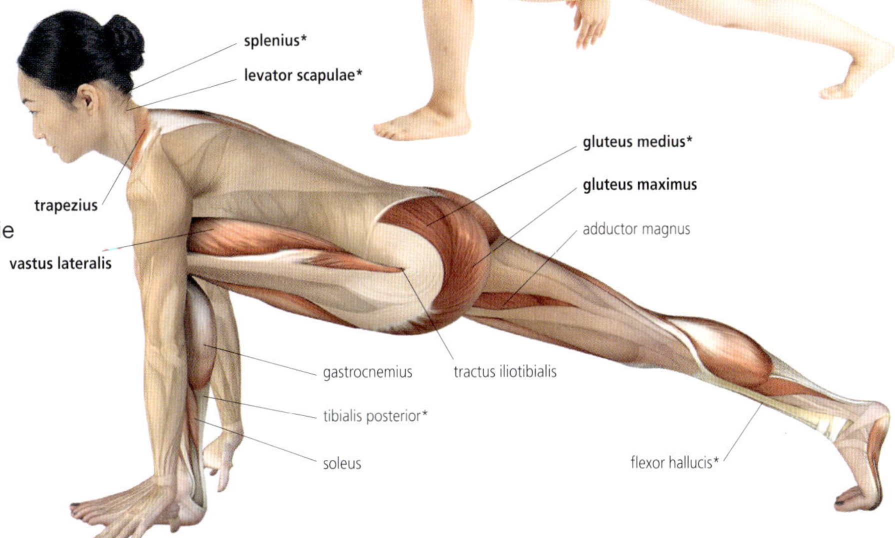

DEEP LUNGE

1-MIN-ZIEL

ANFÄNGER:INNEN
3 x 10 Sek pro Bein

FORTGESCHRITTENE
2 x 15 Sek pro Bein

PROFIS
2 x 30 Sek pro Bein

GUT FÜR

- Oberschenkel
- Gesäß
- Unterschenkel

TIPPS

- Den Bauchnabel zur Wirbelsäule ziehen.
- Das Becken bei der Streckbewegung möglichst stabil halten.
- Zur Intensivierung der Dehnung den Oberschenkel des gestreckten Beins leicht nach außen drehen.
- Die Hände auf einer Erhöhung ablegen, wenn der Boden nur mit gerundetem Rücken berührt werden kann. Dadurch bleibt die Wirbelsäule gestreckt und gerade.
- Um eine Überbelastung zu vermeiden, bleibt das gebeugte Knie über dem Fußgelenk.

Diese Ausfallschrittvariante ist auch als »Low Forward Lunge« bekannt. Es ist eine effektive Bein- und Armkräftigung, die vor allem auf Gesäß und Quadrizeps geht, aber auch Oberschenkelrückseite und Waden beansprucht. Die tiefe Position dehnt außerdem die Leistenregion.

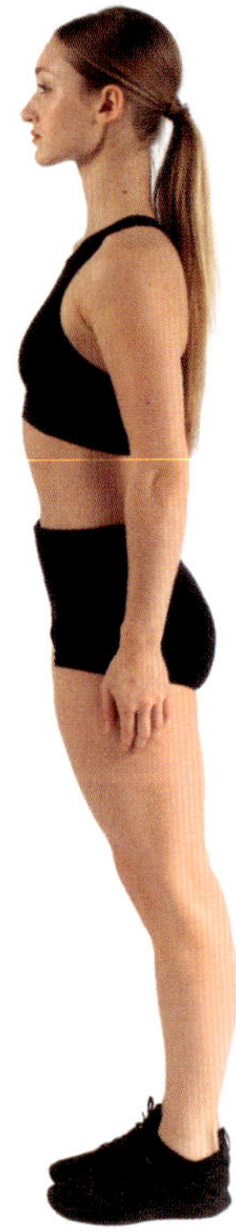

1 In den Herabschauenden Hund kommen (siehe Seite 138). Das rechte Bein nach vorn angewinkelt zur Brust ziehen und den Fuß zwischen den Händen absetzen. Das Knie bleibt dabei immer über dem Fußgelenk.

2 Den Oberkörper mit den Fingerspitzen auf dem Boden abstützen. Die rechte Ferse in den Boden stemmen und die linke Hüfte nach vorn schieben, damit das Becken parallel zur Mattenkante ausgerichtet ist.

3 Das linke Bein nach hinten durchstrecken, dabei die Ferse vom Boden heben. Den Körper vom Scheitel bis zur rechten Ferse lang machen. Den Blick leicht heben, sodass der Nacken in einer Linie mit der Wirbelsäule ist.

4 Die Position wie angegeben halten. Mit dem anderen Bein wiederholen.

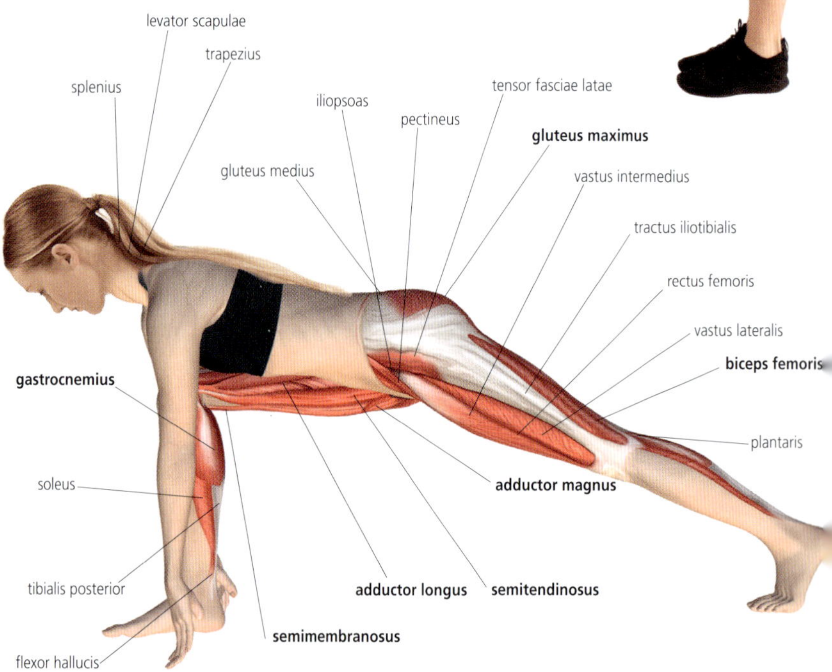

1-MIN-ZIEL

ANFÄNGER:INNEN
6 x pro Bein

FORTGESCHRITTENE
10 x pro Bein

PROFIS
20 x pro Bein

GUT FÜR

- Oberschenkel
- Gesäß
- Knie

TIPPS

- Das hintere Knie so weit wie möglich absenken, idealerweise fast bis zum Boden.
- Das vordere Knie bleibt immer über dem Fußgelenk.
- Den Oberkörper aufrecht halten.

WALKING LUNGE

Diese dynamische Übung ist wie jeder Ausfallschritt eine Dehnübung, die deine Knie stabilisiert und die Oberschenkelmuskel, vorn wie hinten, kräftigt. Außerdem wird dabei die Gesäßmuskulatur gefestigt und angehoben. Durch die Vorwärtsbewegung kommt auch der Kreislauf in Schwung.

1 Die Füße hüftbreit aufstellen.

2 Mit dem linken Bein einen großen Schritt nach vorn machen.

3 Das rechte Knie fast bis zum Boden senken.

4 Das linke Bein kraftvoll abdrücken und in die Ausgangsposition zurückkehren. Nun das rechte Bein nach vorn setzen. Auf diese Weise vorwärtsschreiten.

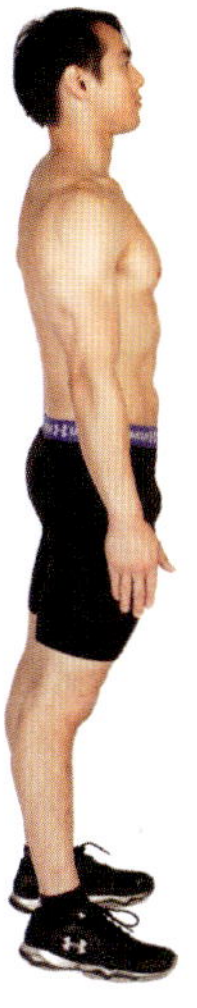

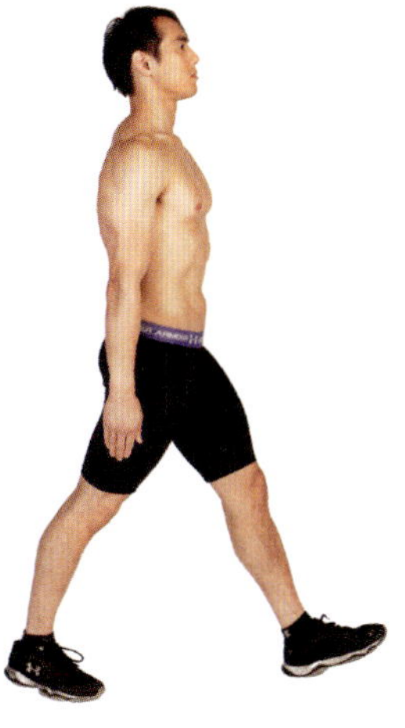

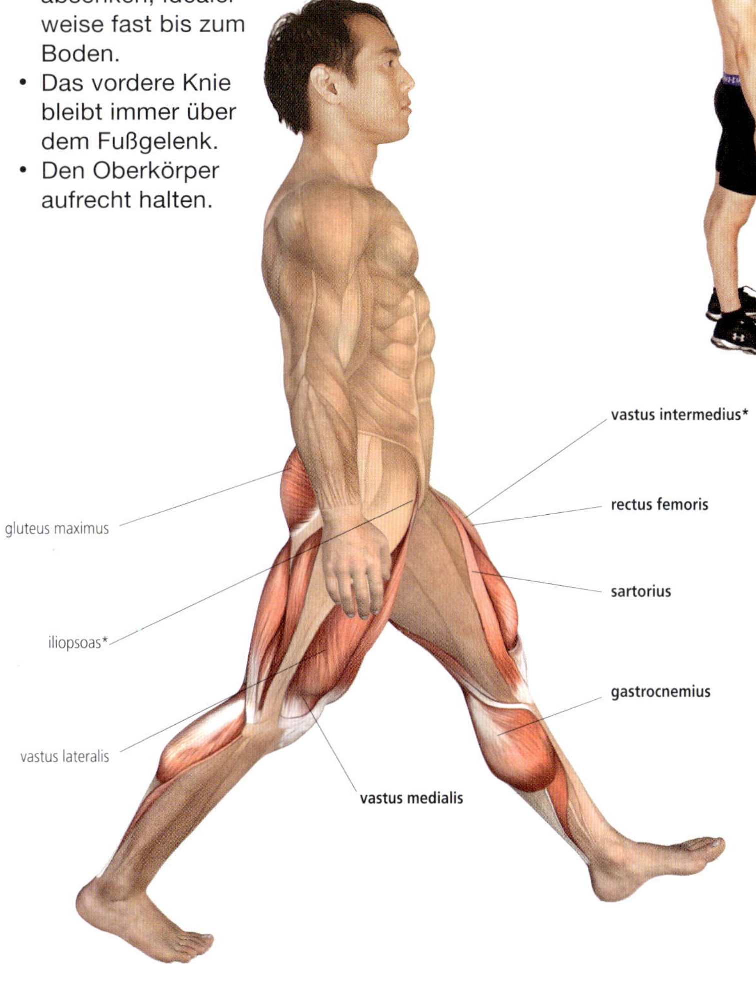

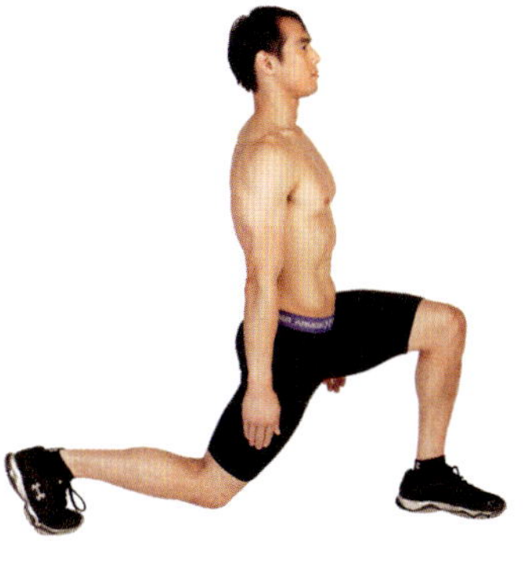

REVERSE LUNGE

1-MIN-ZIEL

ANFÄNGER:INNEN
3 x 10 Sek pro Bein

FORTGESCHRITTENE
2 x 15 Sek pro Bein

PROFIS
2 x 30 Sek pro Bein

GUT FÜR

- Oberschenkel
- Core
- Unterschenkel

TIPPS

- Zum Aktivieren der Gesäßmuskulatur bei der Aufrichtung die Ferse des vorderen Fußes fest in den Boden drücken.
- Das vordere Knie bleibt immer über dem Fußgelenk.

Auch der Rückwärtsausfallschritt ist eine tolle Übung für die unteren Extremitäten. Die Bewegung nach hinten mag ungewohnter als ein Ausfallschritt nach vorn sein, aber letztlich ist sie einfacher. Weil der Rückwärtsschwung den Körper in der optimalen Aufrichtung hält, ist diese Variante auch geeignet, wenn du Gleichgewichtsprobleme hast. Der Reverse Lunge ist ein super Warm-up für Sportarten und andere Aktivitäten, bei denen Schnelligkeit und Kraft gefragt sind, wie Sprints.

1 Die Füße schulterbreit aufstellen und die Hände an die Hüften legen.

2 Mit dem rechten Bein einen großen Schritt nach hinten machen.

3 Beide Knie beugen, bis der vordere Oberschenkel ungefähr parallel zum Boden ist. Die hintere Ferse vom Boden heben.

4 Die Position wie angegeben halten. Das Gewicht auf die vordere Ferse verlagern, um sich wieder nach oben abzustoßen und in die Ausgangsposition zurückzukehren. Die Übung mit beiden Beinen im Wechsel wiederholen.

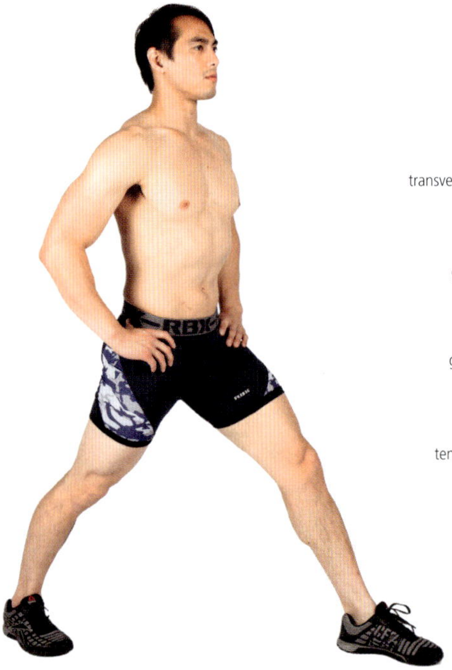

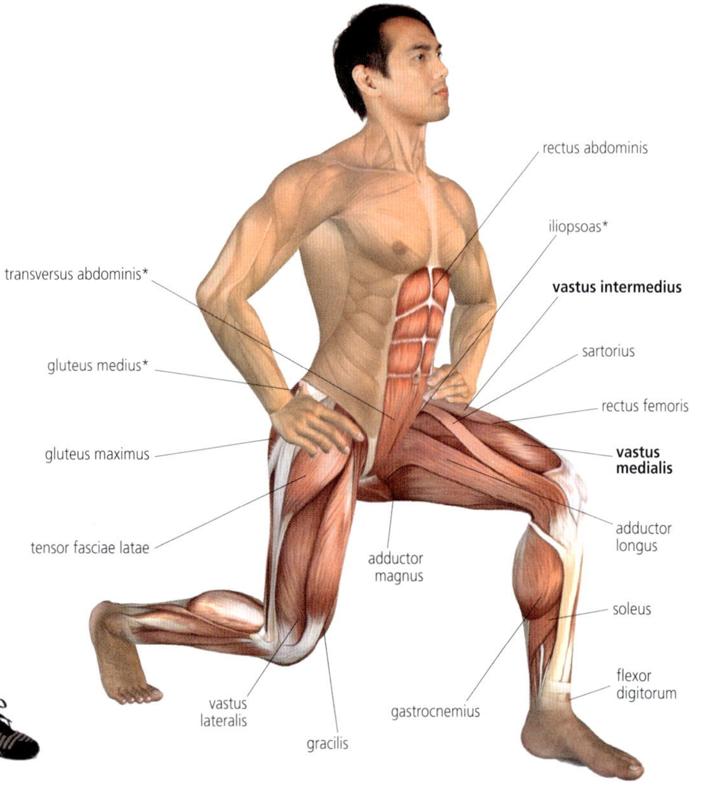

DELFIN

1-MIN-ZIEL

ANFÄNGER:INNEN

3 x 10 Sek halten
+ Pause

FORTGESCHRITTENE

3 x 15 Sek halten
+ Pause

PROFIS

2 x 30 Sek halten

GUT FÜR

- Bauch
- Gesäß
- Rücken
- Oberschenkelrückseite

TIPPS

- In der Haltephase auf einen geraden Rücken achten. Wenn die Beine nicht durchgedrückt werden können, ohne dass der Rücken gerundet wird, die Knie lieber leicht gebeugt lassen.
- Die Fersen sollten auf der Matte bleiben.

Der Delfin ist eine bekannte Übung zur Kräftigung, Energetisierung und Dehnung von Schultergürtel, Armen, Bauch, Wirbelsäule sowie Ober- und Unterschenkel. Ganz nebenbei wird auch das Gleichgewicht trainiert.

1 In den Kniestand kommen.

2 Den Oberkörper nach vorn beugen und die Unterarme parallel nebeneinander auf dem Boden ablegen. Die Ellbogen sind unter den Schultern, der Blick geht auf die Matte.

3 Das Gesäß nach oben drücken und die Beine durchstrecken. Das Steißbein in Richtung Schambein ziehen.

4 Die Unterarme auf die Matte drücken, sodass die Schultern gedehnt werden. Die Position wie angegeben halten und wiederholen.

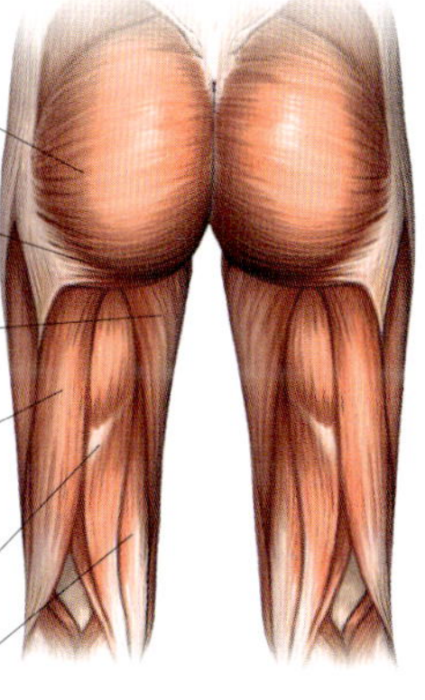

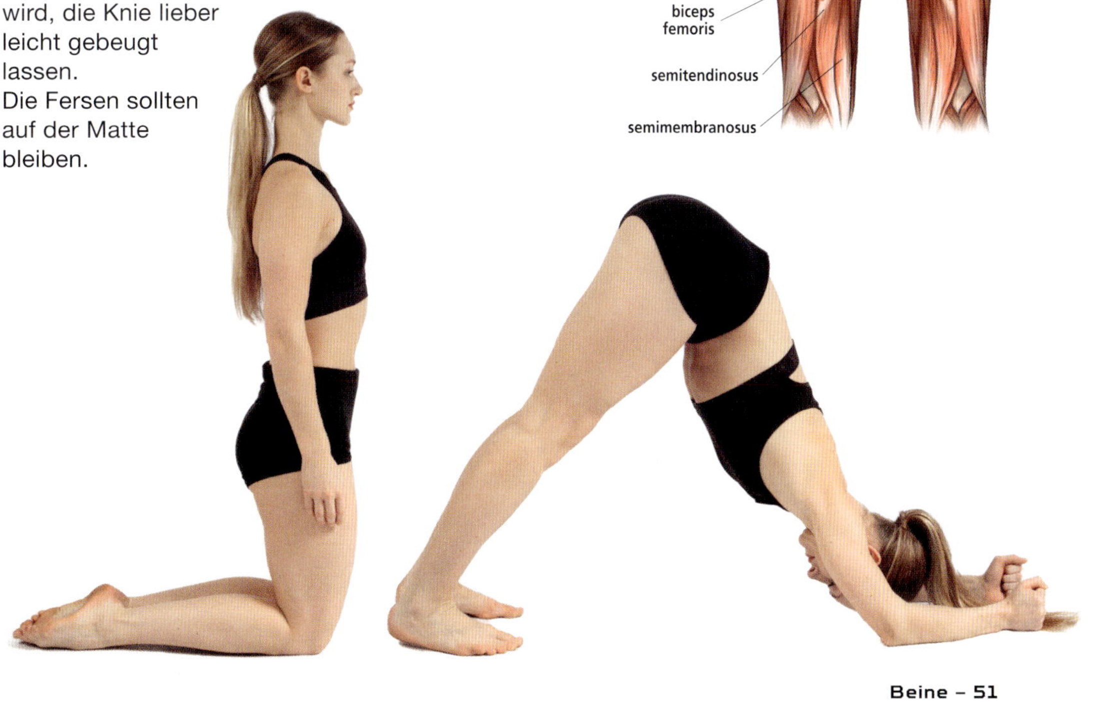

1-MIN-ZIEL

ANFÄNGER:INNEN
3 x 10 Sek pro Bein

FORTGESCHRITTENE
2 x 15 Sek pro Bein

PROFIS
2 x 30 Sek pro Bein

GUT FÜR

- Gesäß
- Oberschenkel
- Rücken
- Schultergürtel

TIPPS

- Die Schultern nach hinten, unten ziehen.
- Den Nacken locker lassen.
- Den Oberkörper während der Bewegung aufrecht halten.
- Das Becken stabil halten.
- Achte darauf, die Schultern nicht einzurollen.
- Der Rücken sollte während der gesamten Übung gerade bleiben.

REVERSE LUNGE MIT SEITLICHER ARMSTRECKUNG

Ein Ausfallschritt nach hinten ist für viele einfacher als nach vorn, weil die Knie dabei weniger belastet werden und die Stabilisierung auf dem vorderen Bein einfacher ist. Diese Übung ist super für den Po sowie die gesamte Oberschenkelmuskulatur.

1 Die Füße hüftbreit aufstellen.

2 Mit dem rechten Bein einen Schritt nach hinten setzen und das Knie leicht beugen. Die Ferse anheben.

3 Die Knie beugen, bis der vordere Oberschenkel etwa parallel zum Boden ist. Die Arme seitlich in Schulterhöhe ausstrecken.

4 Die Position wie angegeben halten. Über die Kraft des vorderen Beins den Körper in die Ausgangsposition drücken und das rechte Bein nach vorn führen.

5 Die Übung mit beiden Beinen im Wechsel wiederholen.

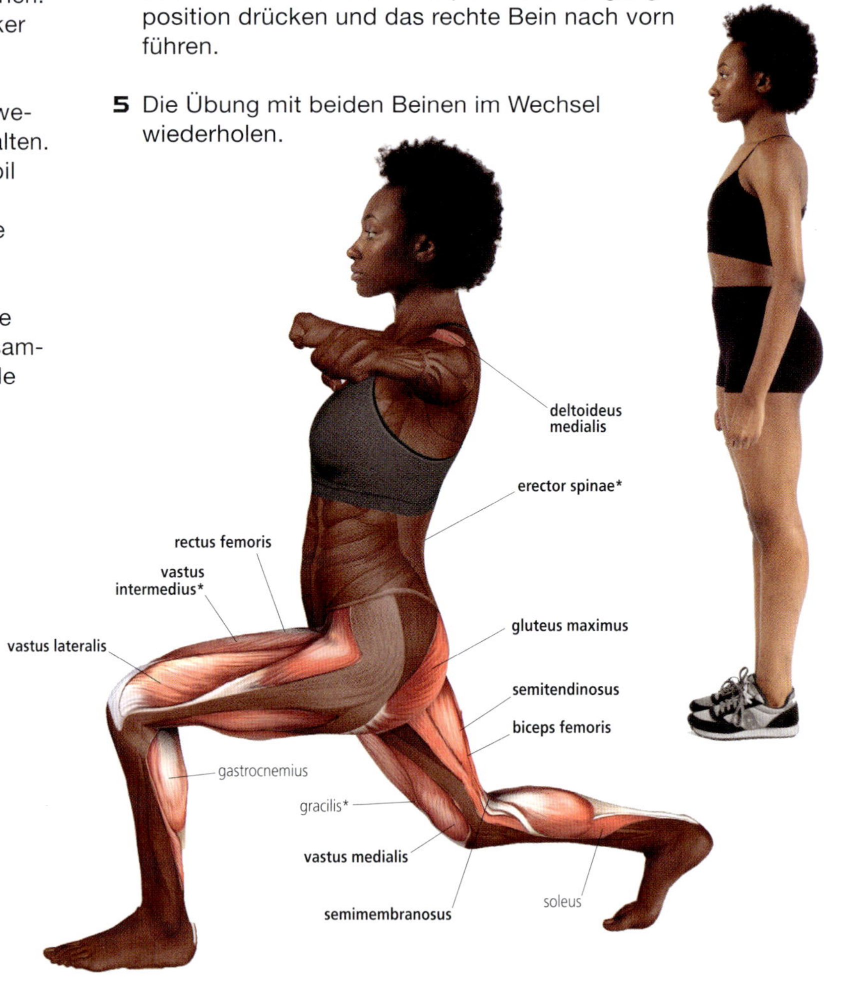

SKATER-LUNGE

1-MIN-ZIEL

ANFÄNGER:INNEN
6 x 5 Sek pro Bein

FORTGESCHRITTENE
10 x 5 Sek pro Bein

PROFIS
20 x 5 Sek pro Bein

GUT FÜR

- Oberschenkel
- IT-Bänder
- Hüfte

TIPPS

- Um die Übung kontrolliert und in einem gleichmäßigen Tempo durchzuführen, den Körper aus den Fersen heraus abdrücken.
- Das Knie bleibt immer über dem Fußgelenk.

Der dynamische seitliche Ausfallschritt mobilisiert die Innen- und Außenseite der Oberschenkel, einschließlich der Hüftadduktoren und -abduktoren sowie der Iliotibialbänder, die alle für die Stabilität von Knie- und Hüftgelenk sorgen. Diese Übung ist vor allem für Läufer:innen ideal; sie gleicht die Auswirkungen der monotonen Beugung und Streckung und die daraus resultierende ungleiche Kraft von inneren/äußeren und vorderen/rückwärtigen Oberschenkelmuskeln aus.

1 Die Füße etwas mehr als schulterbreit parallel aufstellen. Die Zehen sind nach vorn ausgerichtet.

2 Das Gewicht auf ein Bein verlagern und mit dem anderen Bein einen Schritt zur Seite machen. Dabei das Knie des Standbeins beugen und den Oberkörper mit den Händen auf dem Oberschenkel abstützen. Die Position wie angegeben halten. Dann das Standbein wechseln.

3 Die Übung wie angegeben wiederholen.

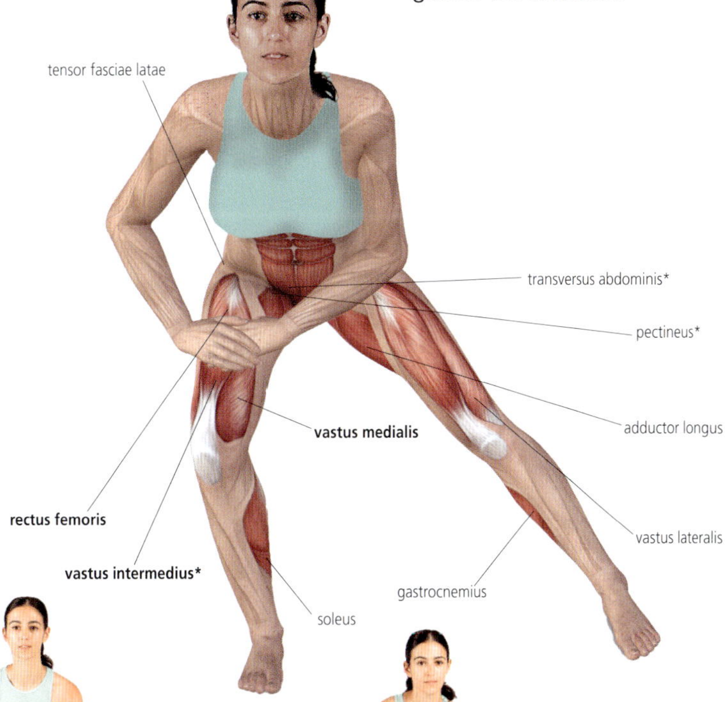

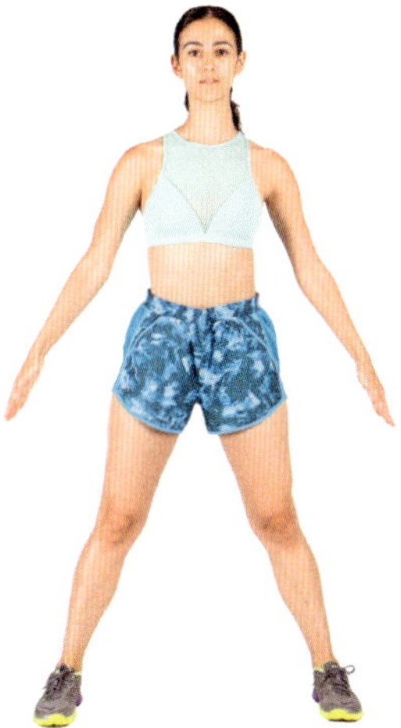

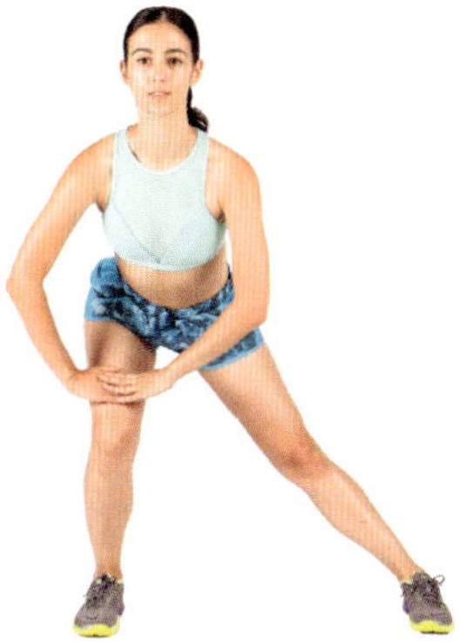

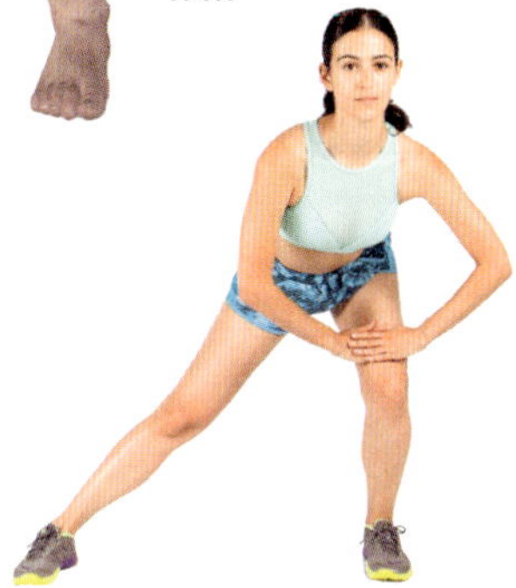

VORBEUGE IM STEHEN

1-MIN-ZIEL

ANFÄNGER:INNEN
8 x 5 Sek + Pause

FORTGESCHRITTENE
8 x 10 Sek

PROFIS
15 x 10 Sek

GUT FÜR

- Gesäß
- Wirbelsäule
- Beinrückseiten

TIPPS

- Die Bewegung langsam und kontrolliert ausführen. Nur so weit beugen, wie die Dehnung nicht zu schmerzhaft wird.
- Beim Beugen auf einen geraden Rücken achten; den Bauchnabel zur Wirbelsäule ziehen.
- Die Wirbelsäule so lang wie möglich machen.
- Nicht nach vorn kippen, wenn die Arme in Richtung Boden geführt werden.

Im Alltag muss man sich häufig bücken, sei es, um etwas aufzuheben oder im untersten Regalfach zu suchen. Diese Vorbeuge und ihre Varianten sorgen dafür, dass du diese Alltagsbewegung locker und beschwerdefrei durchführen kannst. Sie sind auch ein gutes Aufwärmtraining für Sportarten, bei denen es auf Gelenkigkeit ankommt. Beugeübungen stärken Muskeln und Gelenke und helfen beweglich zu werden oder zu bleiben, da verspannte Bereiche gedehnt und geöffnet werden. Die Vorbeuge trainiert insbesondere die Beinrückseite und die Wirbelsäule.

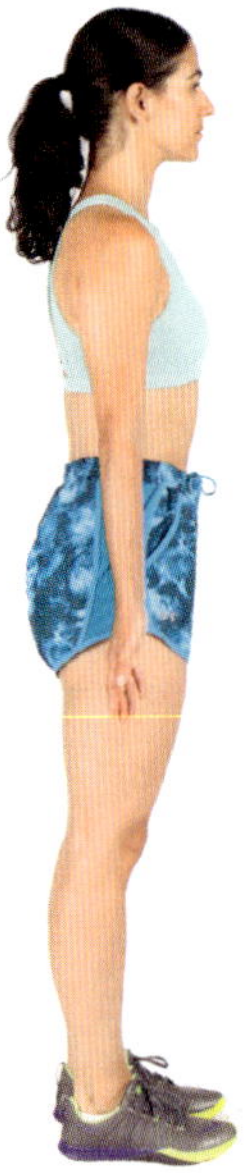

1 Die Füße knapp hüftbreit aufstellen.

2 Die Arme über die Seiten zur Decke strecken.

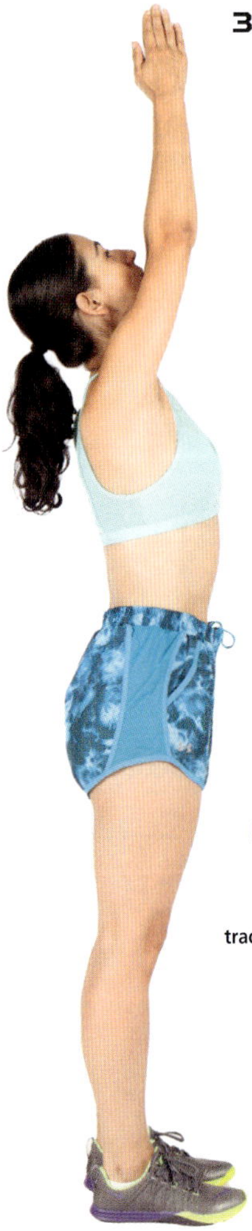

3 Beim Ausatmen den Oberkörper aus der Hüfte heraus möglichst weit nach unten beugen. Damit der Rücken lang bleibt, bei Bedarf die Knie beugen. Die Arme mit nach unten nehmen, wobei die Handflächen Richtung Boden zeigen.

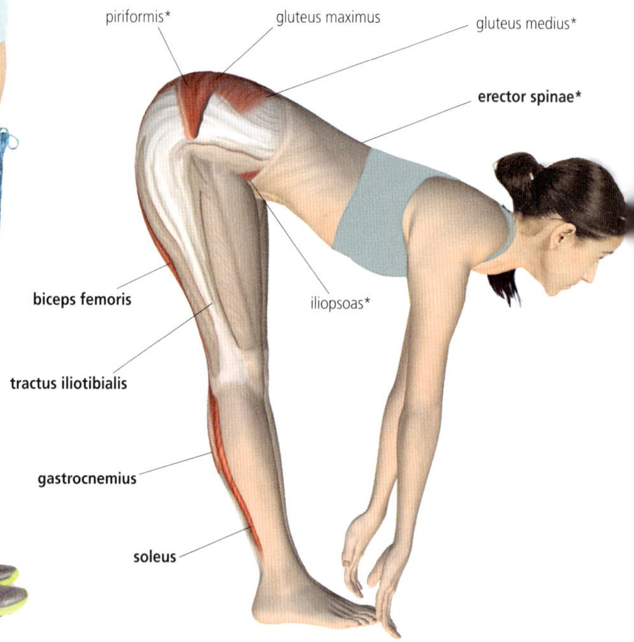

BUTT KICK

1-MIN-ZIEL

ANFÄNGER:INNEN
60 Sek

FORTGESCHRITTENE
90 Sek

PROFIS
2 Min

GUT FÜR

- Gesäß
- Oberschenkel
- Unterschenkel

TIPPS

- Nach und nach das Tempo erhöhen.
- Mit dem ganzen Fuß vom Boden abstoßen, und nicht nur den Vorderfuß auf dem Boden aufsetzen.

Durch regelmäßiges Anfersen werden die oft problematischen hinteren Oberschenkelmuskeln gekräftigt, was bei vielen Sportarten hilfreich ist. Außerdem wird durch Butt Kicks dein Herz-Kreislauf-System leicht trainiert.

1 Aufrecht hinstellen und auf der Stelle joggen.

2 Dabei den Unterschenkel hochziehen, sodass die Fersen Richtung Gesäß gehen.

3 Die Übung wie angegeben durchführen, dabei immer schneller werden.

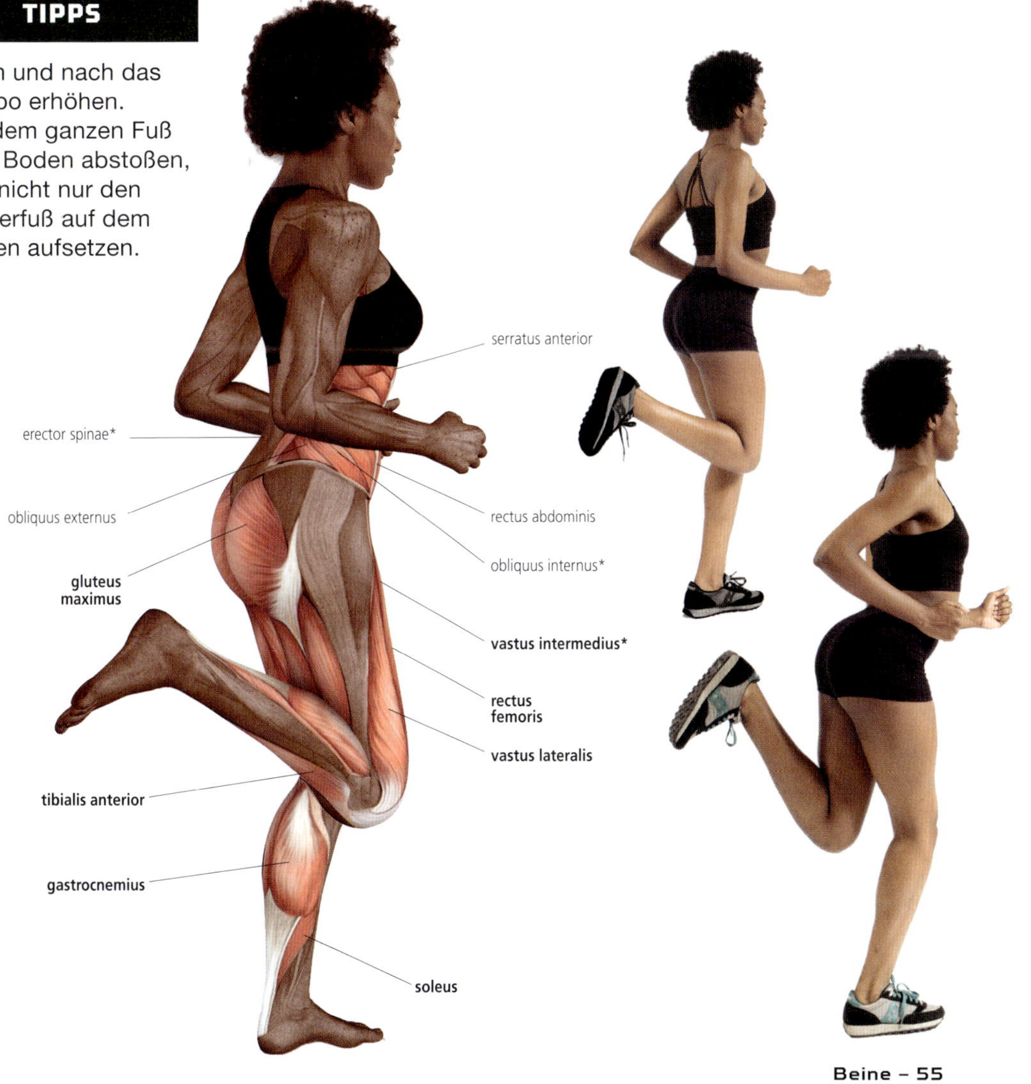

HIGH KNEES

1-MIN-ZIEL

ANFÄNGER:INNEN
60 Sek

FORTGESCHRITTENE
90 Sek

PROFIS
2 Min

GUT FÜR

- Gesäß
- Oberschenkel
- Unterschenkel
- Core

TIPPS

- Den Rücken lang machen und gerade halten.
- Den Bauchnabel zur Wirbelsäule ziehen, um die Körpermitte zu stabilisieren und den Oberkörper aufrecht zu halten.
- Die Schultern nicht nach vorn ziehen, aber auch nicht zu weit nach hinten.

Wenn das Knie über Hüfthöhe nach oben gezogen wird, wird die Körpermitte aktiviert und der untere Rücken über die Kniesehne gedehnt. Durch den abwechselnden Kniezug verbesserst du auch Gleichgewichtssinn, Beweglichkeit und Core-Kraft.

1 Aufrecht hinstellen.

2 Die Bauchmuskulatur aktivieren und das rechte Bein aus der Kraft der Oberschenkel so hoch wie möglich anwinkeln. Dabei das Standbein leicht beugen.

3 In einer fließenden Bewegung das Bein wieder abstellen und das linke Bein anwinkeln. Die Übung im Wechsel wie angegeben wiederholen.

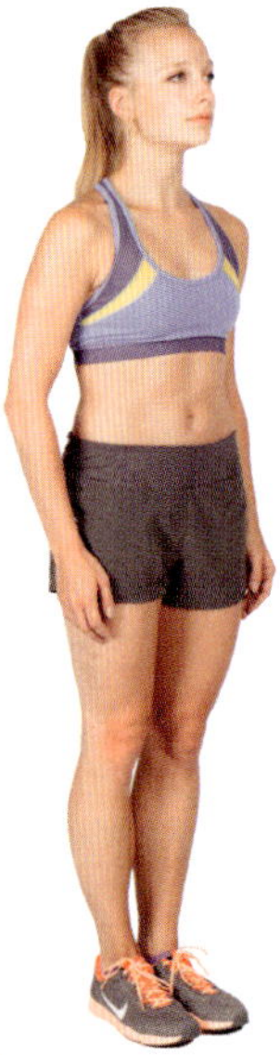

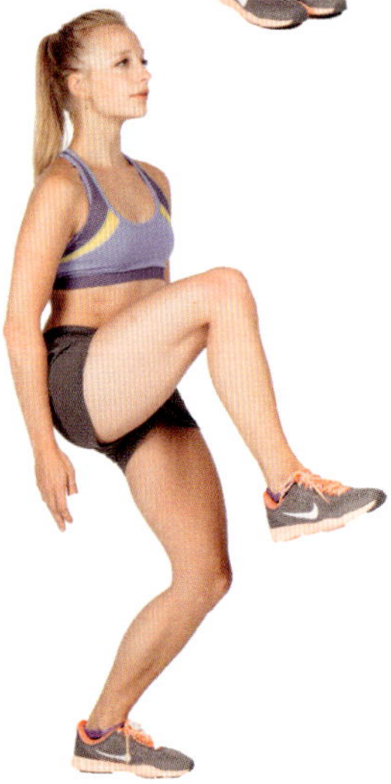

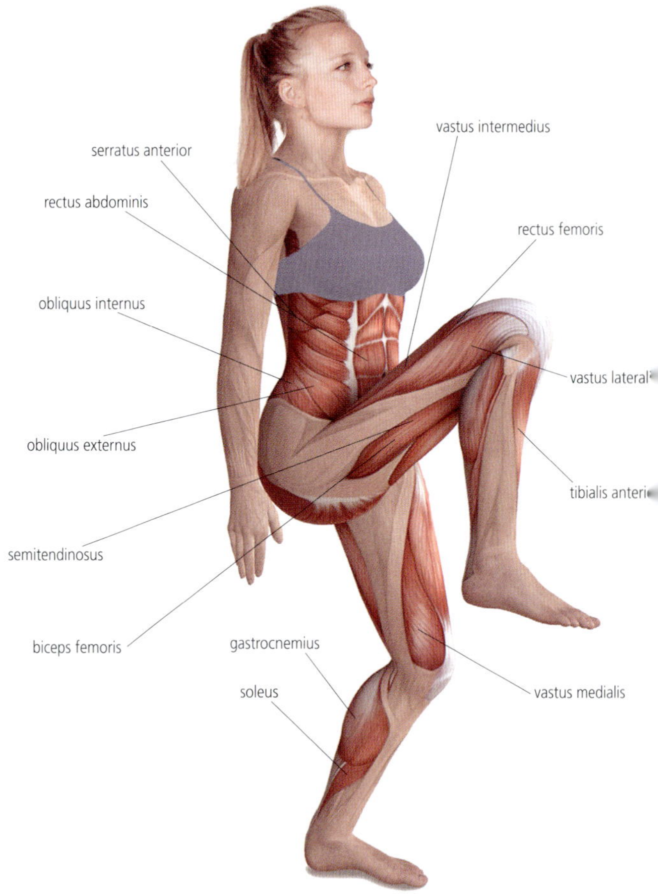

1-MIN-ZIEL

ANFÄNGER:INNEN
20 x pro Seite

FORTGESCHRITTENE
30 x pro Seite

PROFIS
50 x pro Seite

GUT FÜR

- Gesäß
- Oberschenkel
- Unterschenkel

TIPPS

- Den Kopf aufrecht halten, den Blick geradeaus richten.
- Beim Übersteigen das Bein erst anheben, dann aus der Hüfte heraus nach außen drehen.
- Der Oberkörper bleibt stabil.

SEITLICHER STEP-OVER

Der seitliche Übersteiger ist eine tolle Übung, um Reaktionsfähigkeit und Beweglichkeit in seitlicher Richtung zu verbessern. Konzentriere dich dabei auf den Bewegungsablauf und fang erst mal langsam an, um das Tempo allmählich zu steigern, ohne die korrekte Ausführung zu vernachlässigen. Höhe und Breite des Hindernisses kannst du variieren; versuche es erst einmal mit einer Schuhschachtel und erhöhe dann auf eine Sitzbank oder ähnliches.

1 Stell dich neben das Hindernis.

2 Das Knie des Beins neben dem Hindernis anheben, seitlich spreizen und mit dem Fuß auf der anderen Seite des Hindernisses absetzen. Der Oberkörper bleibt gerade, die Rotation erfolgt aus der Hüfte heraus.

3 Das andere Bein anheben. Über das Hindernis steigen und den Fuß neben dem anderen absetzen.

4 Das Hindernis in der Gegenrichtung übersteigen und wieder in die Ausgangsposition zurückkehren. Die Übung wie beschrieben wiederholen.

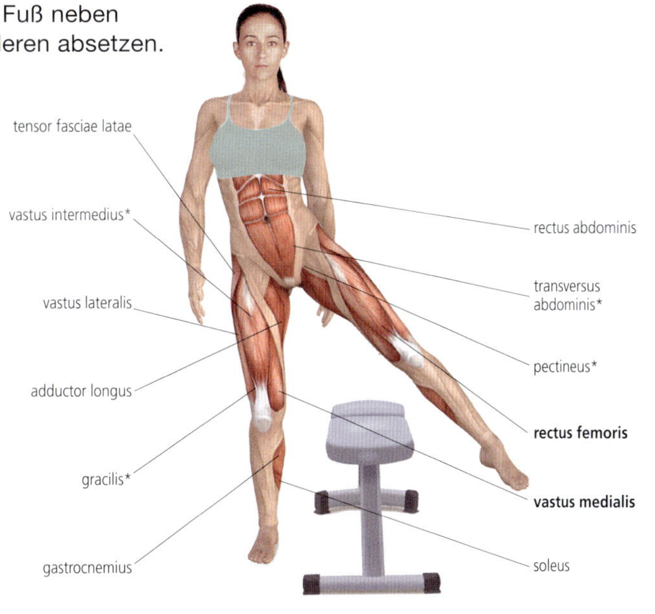

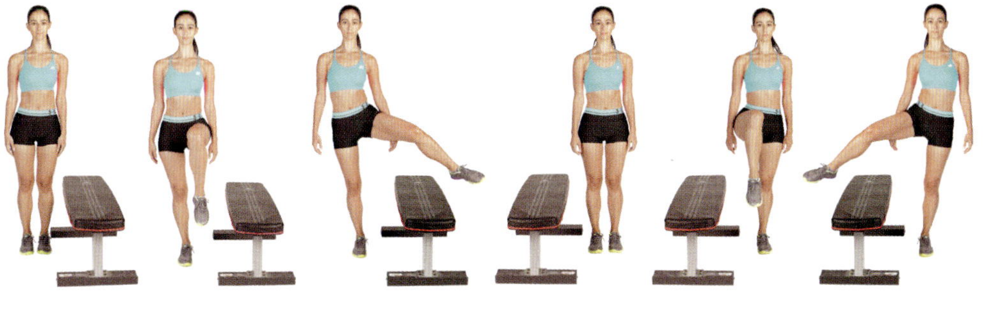

1-MIN-ZIEL

ANFÄNGER:INNEN
60 Sek springen

FORTGESCHRITTENE
90 Sek springen

PROFIS
2 Min springen

GUT FÜR

- Schultergürtel
- Oberschenkelvorderseite
- Unterschenkel

TIPPS

- Wichtig ist die richtige Länge des Springseils. Dafür auf die Mitte des Seils stellen; die Griffe sollten bis zu den Achseln reichen.
- Vor dem ersten Sprung das Seil mit leicht gebeugten Armen etwa auf Hüfthöhe halten. Den Oberkörper aufrichten. Die Oberarme eng am Körper führen; das Seil wird aus den Schultern heraus bewegt.
- Möglichst kleine Sprünge machen und nur mit den Vorderfüßen auf dem Boden aufkommen.

SEILSPRINGEN

Seilspringen kennt man ja noch aus Schulzeiten. Wie viele andere Aktivitäten der Kindheit ist es eine Übung, die ordentlich Kalorien verbrennt, und man kennt es von Sportler:innen, wie Boxer:innen oder Elitesoldat:innen, die mit Seilspringen ihre Fitness verbessern. Es ist eine effektive Übung, die man zwischen anderen Trainingseinheiten durchführen kann, um die Herzfrequenz schnell nach oben zu treiben.

1 Aufrecht hinstellen. Das Seil hinter dem Körper halten.

2 Das Seil über den Körper nach vorn schwingen und darüberspringen. Die Arme während der Bewegung so gerade wie möglich halten und mit beiden Vorderfüßen zusammen auf dem Boden aufkommen.

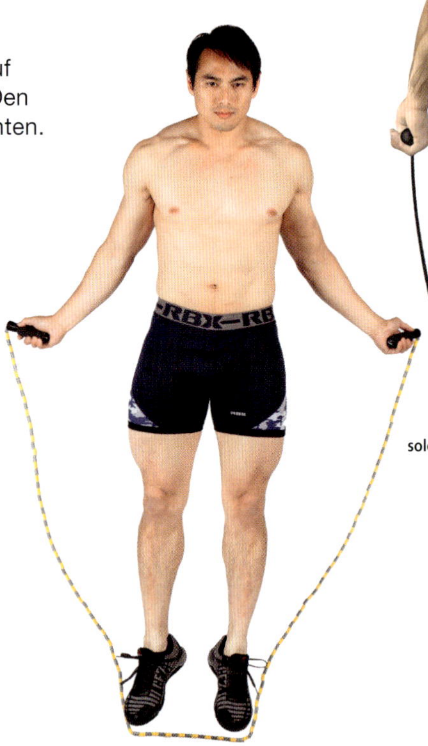

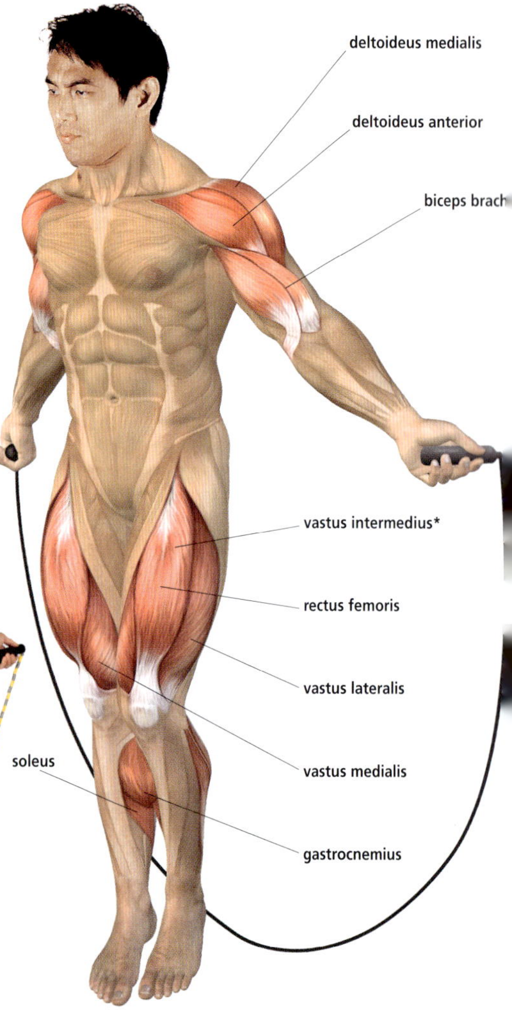

FROSCH

1-MIN-ZIEL

ANFÄNGER:INNEN
4 x 10 Sek halten
+ Pause

FORTGESCHRITTENE
3 x 15 Sek halten
+ Pause

PROFIS
2 x 30 Sek halten

GUT FÜR

- Adduktoren
- Hüftbeuger

TIPPS

- Die Dehnung soll deutlich zu spüren, aber nicht schmerzhaft sein.
- Die Knie nicht mit zu viel Gewicht belasten.
- Den unteren Rücken gerade halten.

Der Frosch sorgt für eine Dehnung der Oberschenkelinnenseite und die Öffnung des Hüftgelenks. Die Intensität der Dehnung in den verschiedenen Muskelgruppen lässt sich über das eigene Körpergewicht kontrollieren.

1 In den Vierfüßlerstand kommen.

2 Die Arme beugen. Das Körpergewicht nach vorn verlagern und auf den Unterarmen abstützen.

3 Die Knie spreizen, wobei die Füße leicht zusammengeführt werden. Einen Teil des Körpergewichts von den Knien auf die Füße verlagern.

4 Das Becken nach unten drücken und die Fußsohlen zusammenführen, um die Dehnung zu intensivieren.

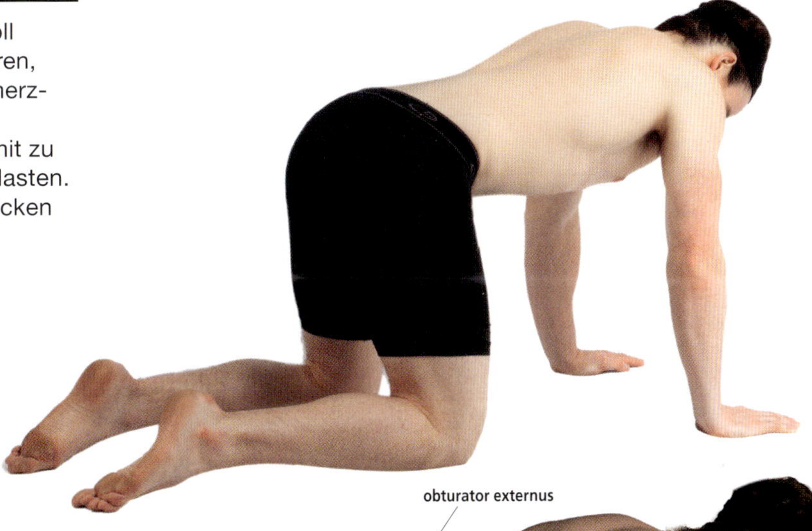

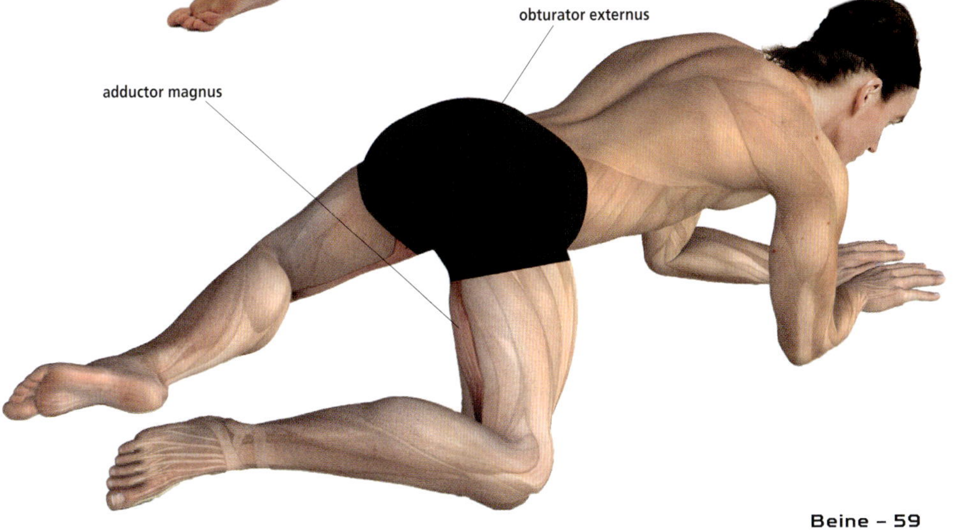

STEP-UP

1-MIN-ZIEL

ANFÄNGER:INNEN
15 x pro Seite

FORTGESCHRITTENE
20 x pro Seite

PROFIS
30 x pro Seite

GUT FÜR

- Gesäß
- Oberschenkel

TIPPS

- Das Standbein stabilisieren und den Körper aus dem Fuß nach oben drücken.
- Nicht zu stark aus den Zehenspitzen abdrücken, damit das Knie des Standbeins nicht überstreckt.
- Damit du stabil stehst, führe die Bewegung kontrolliert und in angemessenem Tempo aus.

Als Teil eines Kraft-Ausdauer-Workouts stärkt und definiert der Step-up die Muskeln der unteren Körperhälfte, insbesondere von Ober- und Unterschenkeln sowie Po. Step-ups sind aber auch eine tolle Cardio-Übung, die ganz nebenbei das Gleichgewicht und die Stabilität von Becken und Beinen verbessert. Beginne mit einer Stufe oder einem Kasten, der so hoch ist, dass dein daraufgestelltes Knie im rechten Winkel gebeugt ist. Mit zunehmender Kraft und Kondition kannst du auch auf einen höheren Gegenstand steigen.

1 Aufrecht vor die Erhöhung stellen.

2 Das rechte Bein mit flachem Fuß auf der Erhöhung absetzen.

3 Den Körper leicht nach vorn beugen und mit der Ferse des rechten Fußes nach oben abdrücken, sodass auch der linke Fuß auf der Erhöhung abgesetzt werden kann.

4 Den rechten Fuß von der Bank nehmen und auf dem Boden absetzen. Dann das linke Bein auf den Boden setzen.
Die Übung wie angegeben mit beiden Beinen im Wechsel ausführen.

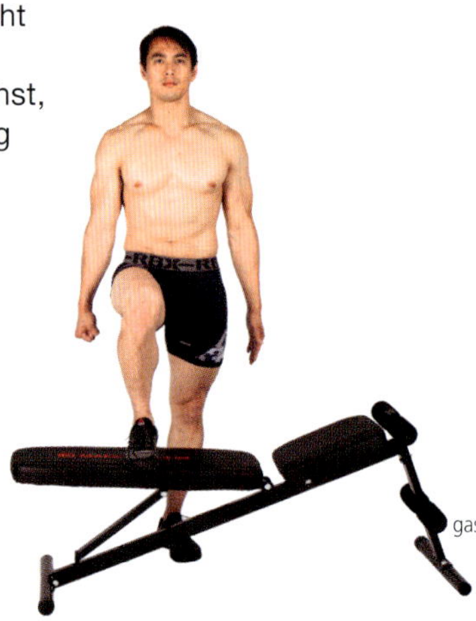

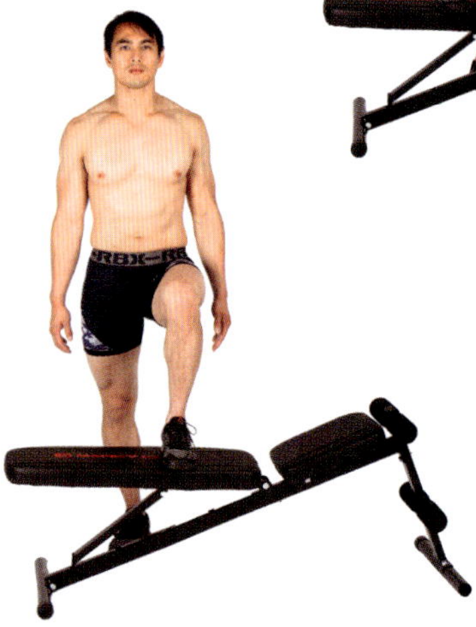

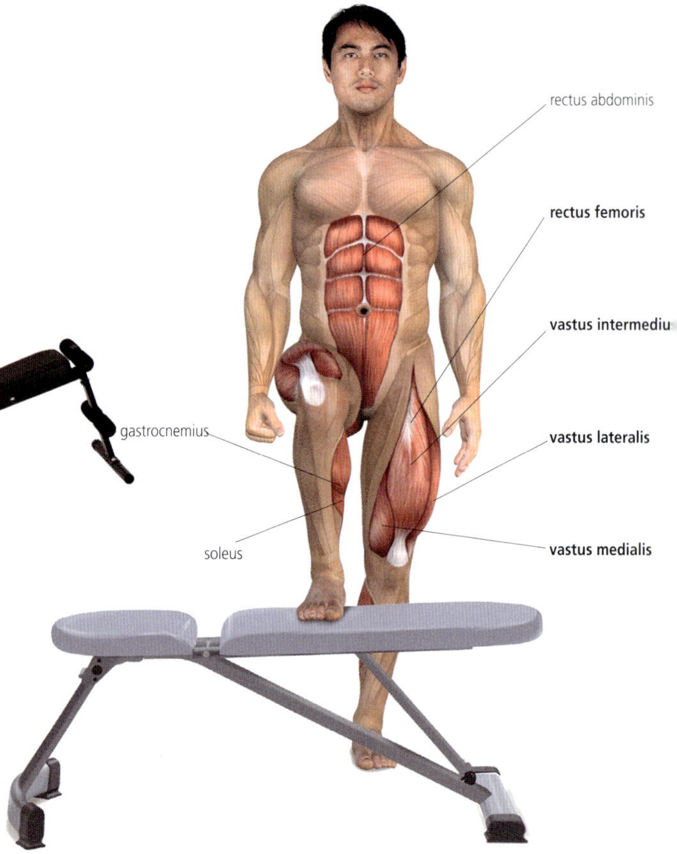

SCHULTERBRÜCKE

1-MIN-ZIEL

ANFÄNGER:INNEN
4 x 10 Sek halten + Pause

FORTGESCHRITTENE
3 x 15 Sek halten + Pause

PROFIS
2 x 30 Sek halten

GUT FÜR

- Bauch
- Hüftbeuger
- Brust
- Oberschenkel
- Gesäß
- Rücken
- Nacken

TIPPS

- Die unteren Bauchmuskeln bei der gesamten Übung aktiv halten.
- Die Oberschenkelinnenseite aktiv halten, damit die Beine parallel bleiben.
- Das Becken stabil halten.
- Das Kinn nicht nach unten drücken.
- Den Brustkorb nicht nach oben drücken.
- Einen Rundrücken vermeiden.

Weil sie den Körper so effektiv öffnet und kräftigt, ist die Brücke in allen Varianten fester Bestandteil vieler Trainingsprogramme und eine super Übung für den Oberkörper, bei der aber auch die Beine gefordert sind.

1 Auf den Rücken legen. Becken und Wirbelsäule sind neutral (nicht flach auf den Boden gedrückt). Die Beine hüftbreit anwinkeln. Die Füße stehen fest auf dem Boden, nicht zu weit vom Gesäß entfernt. Die Arme mit den Handflächen nach unten seitlich am Körper ablegen. Die Schultern in die Matte drücken, um den Oberkörper zu stabilisieren.

2 Das Becken so weit wie möglich nach oben bewegen, sodass Rumpf und Oberschenkel eine Linie bilden. Die Position wie angegeben halten.

3 Vom Nacken ausgehend Wirbel für Wirbel auf die Matte abrollen.

4 Die Übung wie angegeben wiederholen.

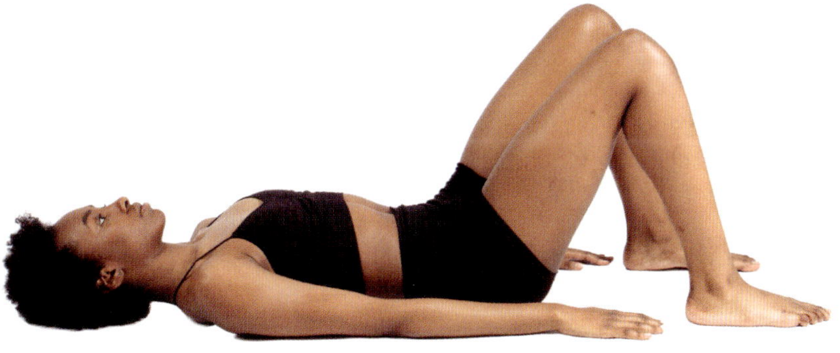

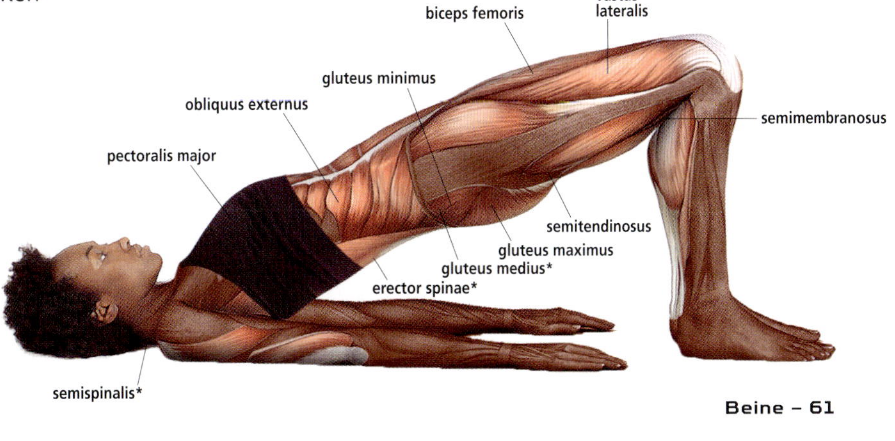

1-MIN-ZIEL

ANFÄNGER:INNEN
4 x 10 Sek halten
+ Pause

FORTGESCHRITTENE
3 x 15 Sek halten
+ Pause

PROFIS
2 x 30 Sek halten

GUT FÜR

- Wirbelsäule
- Bauch
- Oberschenkel
- Gesäß

TIPPS

- Die Gesäßmuskulatur sollte durchgehend aktiviert sein.
- Das Becken nicht kippen oder verschieben; es sollte waagerecht und stabil bleiben.
- Den Fuß des gestreckten Beins pointen.
- Den Rücken gerade halten und nicht ins Hohlkreuz fallen.

EINBEINIGE SCHULTERBRÜCKE

Diese Variante der klassischen Schulterbrücke dehnt Brust, Wirbelsäule und Oberschenkel und stärkt gleichzeitig Core und Gesäß. Außerdem können dadurch Verspannungen in Rücken und Schultern gelöst und Stress abgebaut werden.

1 Auf den Rücken legen. Becken und Wirbelsäule sind neutral (nicht flach auf den Boden gedrückt). Die Beine hüftbreit anwinkeln. Die Füße stehen fest auf dem Boden, nicht zu weit vom Gesäß entfernt. Die Arme in Schulterhöhe zur Seite ausstrecken.

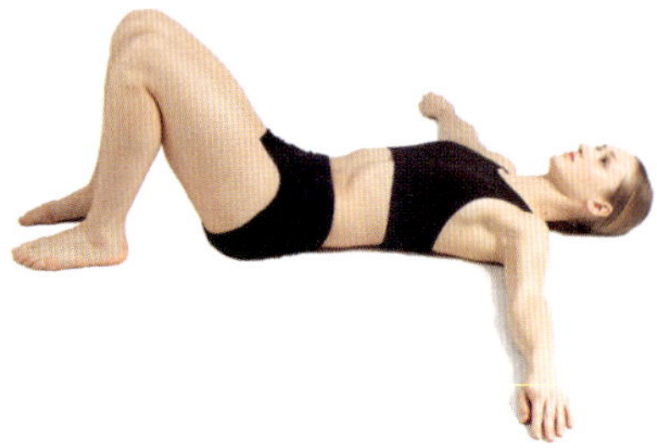

2 Beim Ausatmen das Becken so weit wie möglich nach oben bewegen, sodass Rumpf und Oberschenkel eine Linie bilden. Die Füße dabei fest in den Boden drücken. Das Körpergewicht auf die Arme bis in die Finger verlagern.

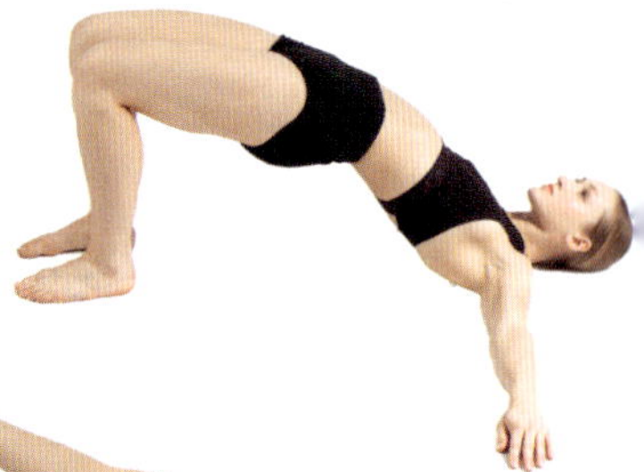

3 Den Nacken lang machen. Das Becken noch weiter heben, sodass nur noch der Schulterbereich auf dem Boden aufliegt.

4 Das rechte Bein vom Boden heben und ausstrecken.

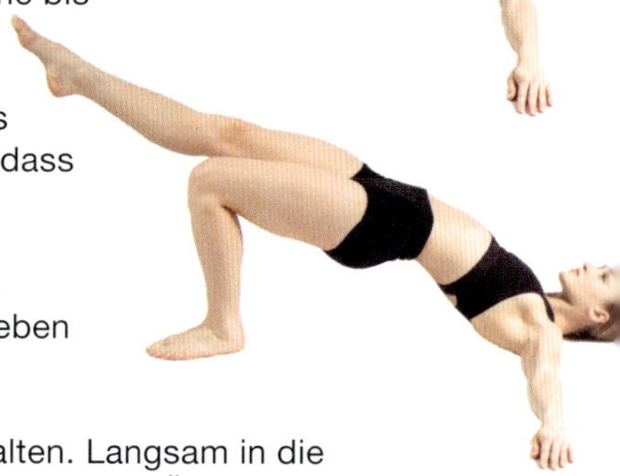

5 Die Position wie angegeben halten. Langsam in die Ausgangsposition zurückkehren und die Übung mit beiden Beinen im Wechsel wiederholen.

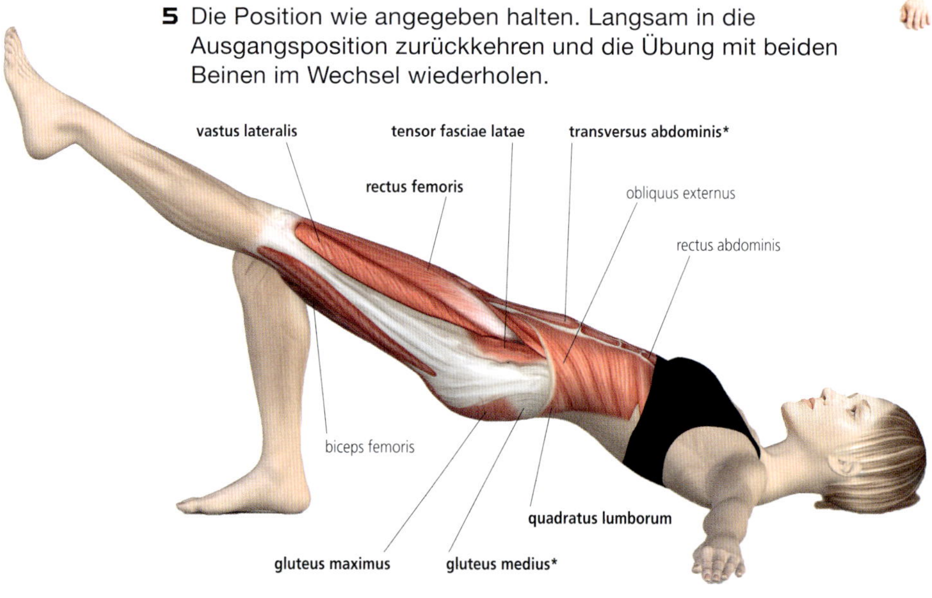

1-MIN-ZIEL

ANFÄNGER:INNEN

4 x 10 Sek halten + Pause

FORTGESCHRITTENE

3 x 15 Sek halten + Pause

PROFIS

2 x 30 Sek halten

GUT FÜR

- Oberschenkel
- Gesäß
- Core

TIPPS

- Der Körper sollte von den Knien bis zum Scheitel eine Linie bilden.
- Die Bewegung nicht nur aus der Kraft der Oberschenkel ausführen, damit der Quadrizeps nicht dicht macht.

KNIESTAND MIT WIPPEN

Bei dieser Übung werden vor allem Vorder-, Innen- und Rückseite der Oberschenkel und die Gesäßmuskulatur beansprucht. Im Kniestand kann das Körpergewicht in einer wippenden Bewegung weit hinter die vertikale Achse und wieder nach vorn geführt werden – eine Herausforderung für die Core- und Beinmuskeln!

1 In den Kniestand kommen und bei Bedarf eine Decke unter die Knie legen. Die Beine sind hüftbreit geöffnet.

2 Die Arme seitlich am Körper herabhängen lassen.

3 Den Rücken lang machen. Den Bauchnabel zur Wirbelsäule ziehen.

4 Gesäß- und hintere Oberschenkelmuskulatur aktivieren und den Körper aus den Knien nach hinten neigen. Die Position wie angegeben halten.

5 Aus der Kraft der Bauch- und Beinmuskulatur in die Ausgangsposition zurückkehren. Die Übung wie angegeben wiederholen.

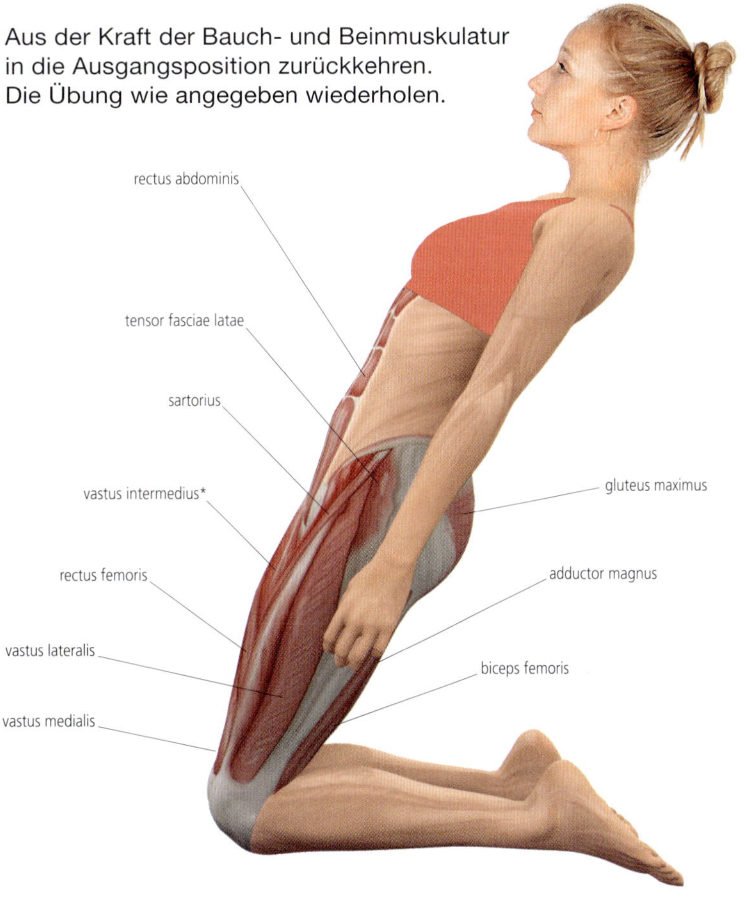

SIDE LIFT IM KNIESTAND

1-MIN-ZIEL

ANFÄNGER:INNEN
8 x 5 Sek halten + Pause

FORTGESCHRITTENE
6 x 10 Sek halten + Pause

PROFIS
4 x 30 Sek halten

GUT FÜR

- Oberschenkel
- Bauch

TIPPS

- Um das Gleichgewicht nicht zu verlieren, sollte der Rumpf gerade und in einer Linie mit dem gestreckten Bein sein.
- Den Nacken lang lassen.

Bei diesem vom Pilates inspirierten seitlichen Beinheben werden vor allem Oberschenkelaußenseite und Bauchmuskulatur trainiert. Achte darauf, dass der gestreckte Fuß den Boden nicht berührt, bevor die Bewegung abgeschlossen ist.

1 In den Kniestand kommen und bei Bedarf eine Decke unterlegen. Das rechte Bein seitlich ausstrecken und am Boden absetzen. Die linke Hüfte ist über dem Knie.

2 Die Hände an den Hinterkopf legen.

3 Den Oberkörper nach links neigen und das rechte Bein aus der Hüfte heraus anheben.

4 Die Position wie angegeben halten. Die Dehnung auflösen und die Übung auf der anderen Seite wiederholen.

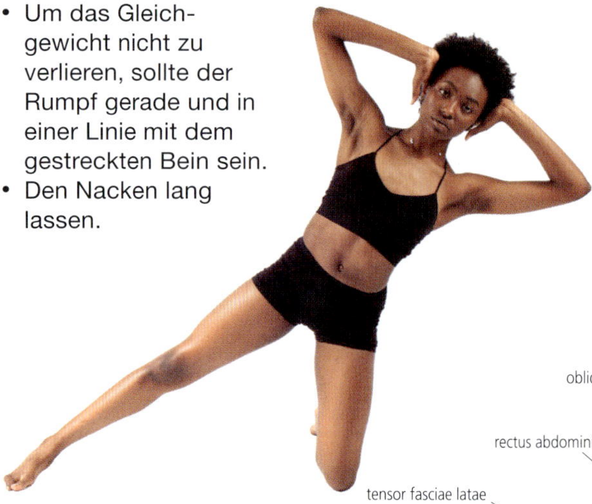

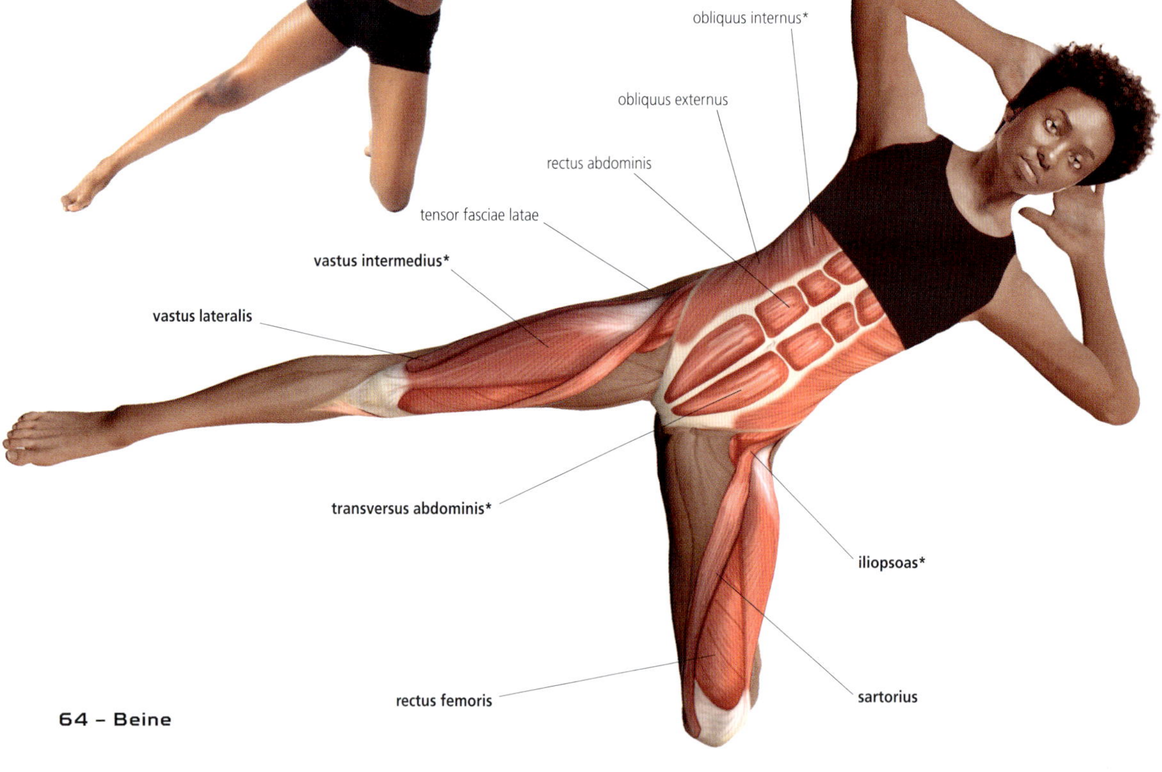

SIDE KICK

1-MIN-ZIEL

ANFÄNGER:INNEN
4 x 10 Sek halten
+ Pause

FORTGESCHRITTENE
3 x 15 Sek halten
+ Pause

PROFIS
2 x 30 Sek halten

GUT FÜR

- Oberschenkelinnen-seite
- Core

TIPPS

- Becken und Oberkörper bleiben stabil und gerade. Die Bewegung erfolgt aus dem Hüftgelenk.
- Nicht mit den Armen rudern. Sie sollten bei der Bewegung ruhig seitlich ausgestreckt sein.

Diese Übung, bei der das Bein mit aufrechtem, geradem Rumpf zur Seite angehoben wird, eignet sich hervorragend zur Körperstabilisierung und Verbesserung des Gleichgewichts sowie zur Kräftigung der (seitlichen) Core-Muskulatur.

1 Aufrecht hinstellen. Die Bauchmuskulatur aktivieren und den Rücken lang machen.

2 Das rechte Bein gestreckt zur Seite anheben.

3 Für eine bessere Balance gleichzeitig die Arme auf Schulterhöhe zur Seite ausstrecken.

4 Die Position wie angegeben halten, dann in die Ausgangsposition zurückkehren und die Übung auf der anderen Seite wiederholen.

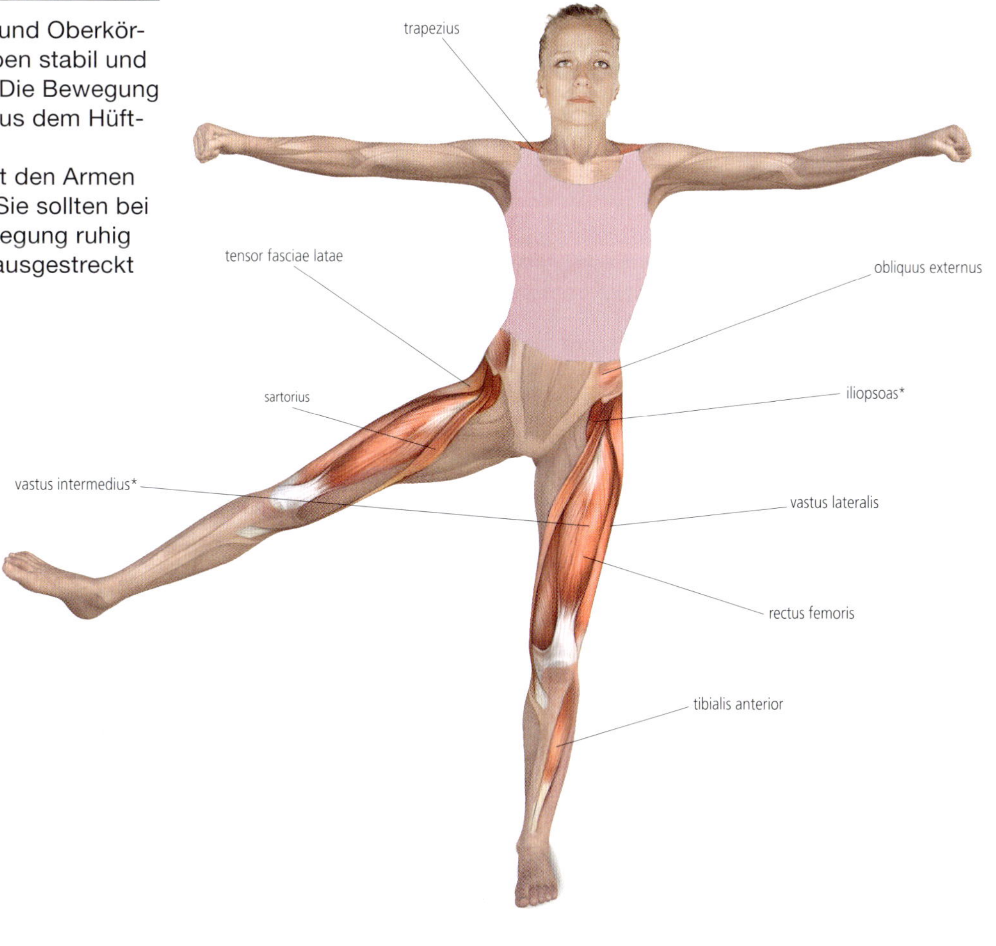

1-MIN-ZIEL

ANFÄNGER:INNEN
2 x 20 Sek halten
+ Pause

FORTGESCHRITTENE
3 x 15 Sek halten
+ Pause

PROFIS
2 x 30 Sek halten

GUT FÜR

- Oberschenkelinnen- und -rückseite
- Gesäß
- Brustkorb
- Hüftbeuger

TIPPS

- Die Zehen beim Beugen anziehen.
- Die Sitzbeinhöcker bleiben auf dem Boden.
- Die Beine in leichter Außenrotation halten.

SITZGRÄTSCHE MIT VORBEUGE

Die weite Grätsche mit Vorbeuge ist eine anspruchsvolle Übung, bei der Hüft- und Leistenmuskulatur geöffnet und die Wirbelsäule gestreckt werden. Wenn du sehr beweglich bist, ist diese Ganzkörperdehnung gar nicht so anstrengend, sondern sogar recht entspannend.

1 Aufrecht mit nach vorn gestreckten Beinen auf den Boden setzen.

2 Die Beine so weit nach außen spreizen, wie es noch bequem ist, und leicht nach außen drehen. Die Zehen anziehen.

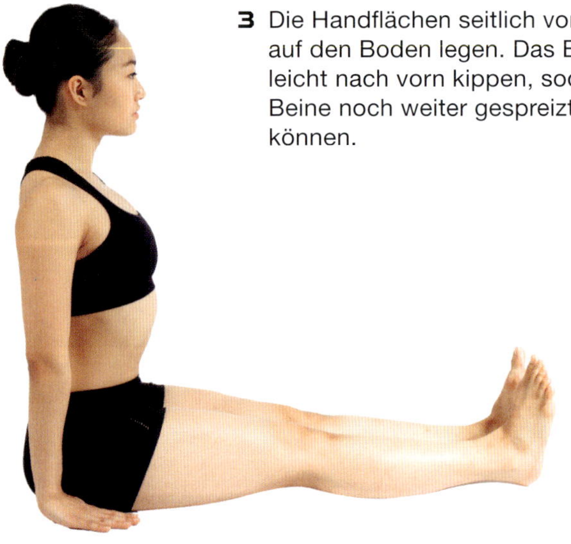

3 Die Handflächen seitlich vom Gesäß auf den Boden legen. Das Becken leicht nach vorn kippen, sodass die Beine noch weiter gespreizt werden können.

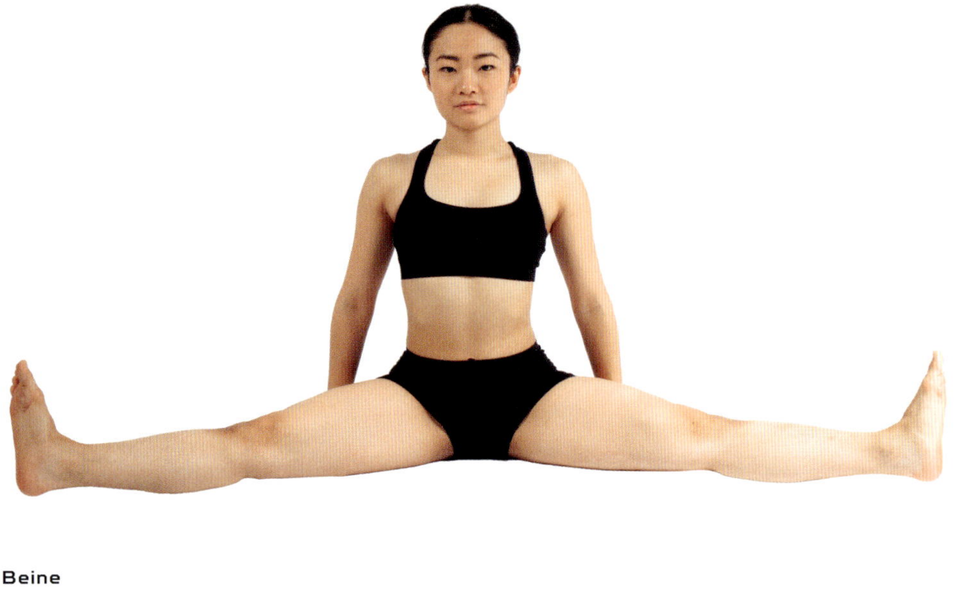

4 Die Oberschenkelrückseite und die Sitzbeinhöcker fest in den Boden drücken.

5 Den Rumpf lang machen und mit nach vorn gestreckten Armen nach unten beugen.

6 Dabei mit den Händen immer weiter nach vorn wandern. So weit wie möglich beugen, ohne den Rücken zu runden. Ggf. eine Decke unters Gesäß legen.

7 Die Position wie angegeben halten, dann die Dehnung langsam lösen und die Übung wiederholen.

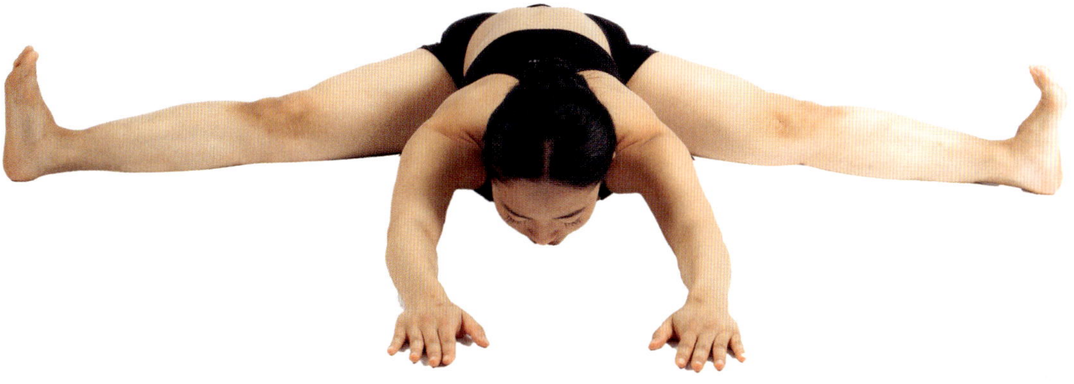

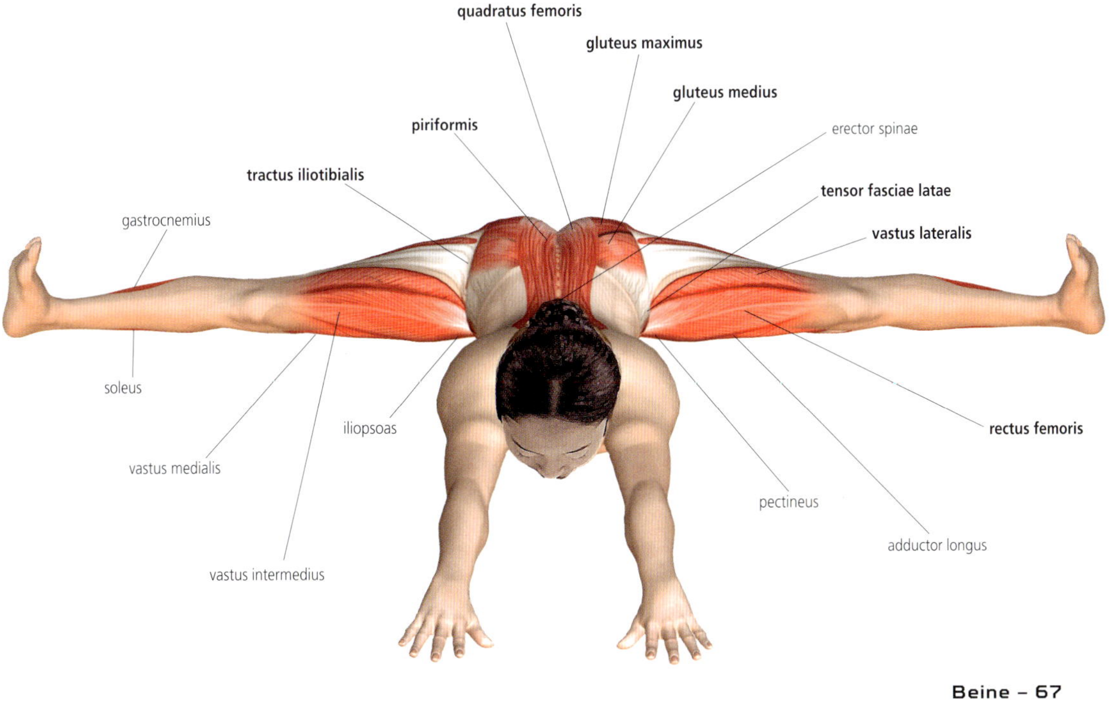

1-MIN-ZIEL

ANFÄNGER:INNEN
2 x 20 Sek halten
+ Pause

FORTGESCHRITTENE
3 x 15 Sek halten
+ Pause

PROFIS
2 x 30 Sek halten

GUT FÜR

- Wirbelsäule
- Bauch
- Hüfte

TIPPS

- Die Knie nicht durchdrücken.
- Beim Beugen den Brustkorb weiten und den Rücken gerade lassen.
- Nur so weit nach unten beugen, wie der Rücken gerade bleibt.
- Die Hüftknochen bleiben über den Fersen. (So kann das Gewicht besser auf den Vorderfuß verlagert werden.)

GRÄTSCHE IM STEHEN MIT VORBEUGE

Eine sehr unkomplizierte Übung, die wirklich was für Gesäß und Beine bringt. Durch die Vorbeuge wird auch die Bauchmuskulatur trainiert, was wiederum zur Körperstabilisierung beiträgt. Außerdem fördert die Übung ein besseres Gleichgewicht.

1 Aufrecht in der Mattenmitte hinstellen. Die Hände an die Hüften legen. Die Beine grätschen, sodass sie 90–100 cm geöffnet sind. Die Füße sind parallel.

2 Beim Einatmen den Brustkorb heben, den Rücken lang machen und leicht durchdrücken, sodass der Blick nach oben geht.

3 Beim Ausatmen den Rumpf aus der Hüfte heraus nach unten beugen und die Handflächen auf der Matte absetzen. Den Kopf locker hängen lassen. Mit den Händen zum Körper wandern. Den Kopf locker fallen lassen und den Nacken lang machen.

4 Für einen besseren Stand die Oberschenkel leicht nach innen drehen. Die Kniescheiben anziehen. Die Sitzbeinhöcker streben nach oben, während das Steißbein nach unten gezogen wird. Die Position wie angegeben halten. Die Dehnung lösen und die Übung wiederholen.

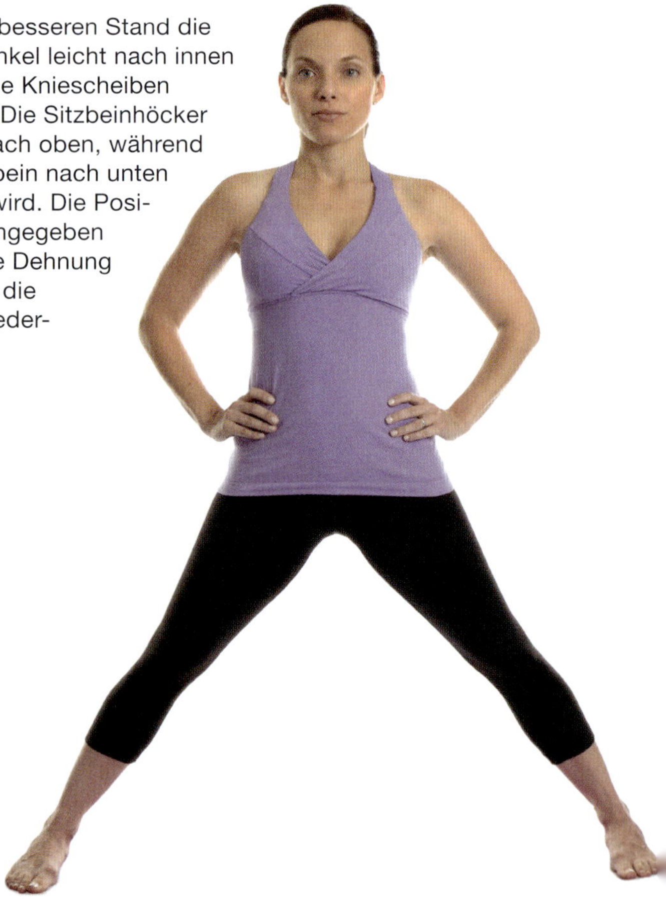

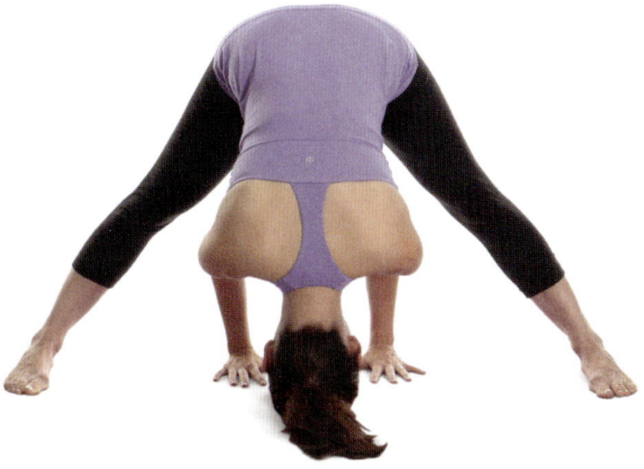

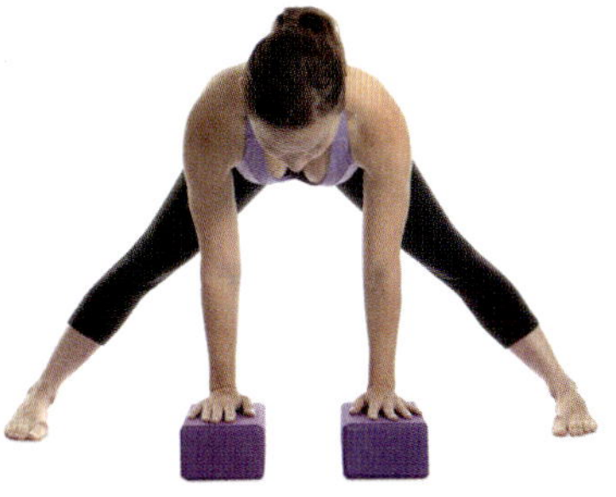

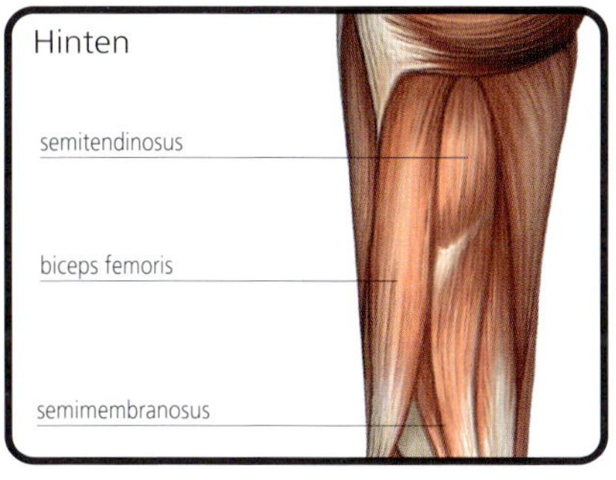

Variante Einfacher: Wenn du mit den Händen nicht bis zum Boden kommst, lege einen Block oder ein dickes Buch zwischen die Beine, sodass du dich bei der Beuge abstützen kannst.

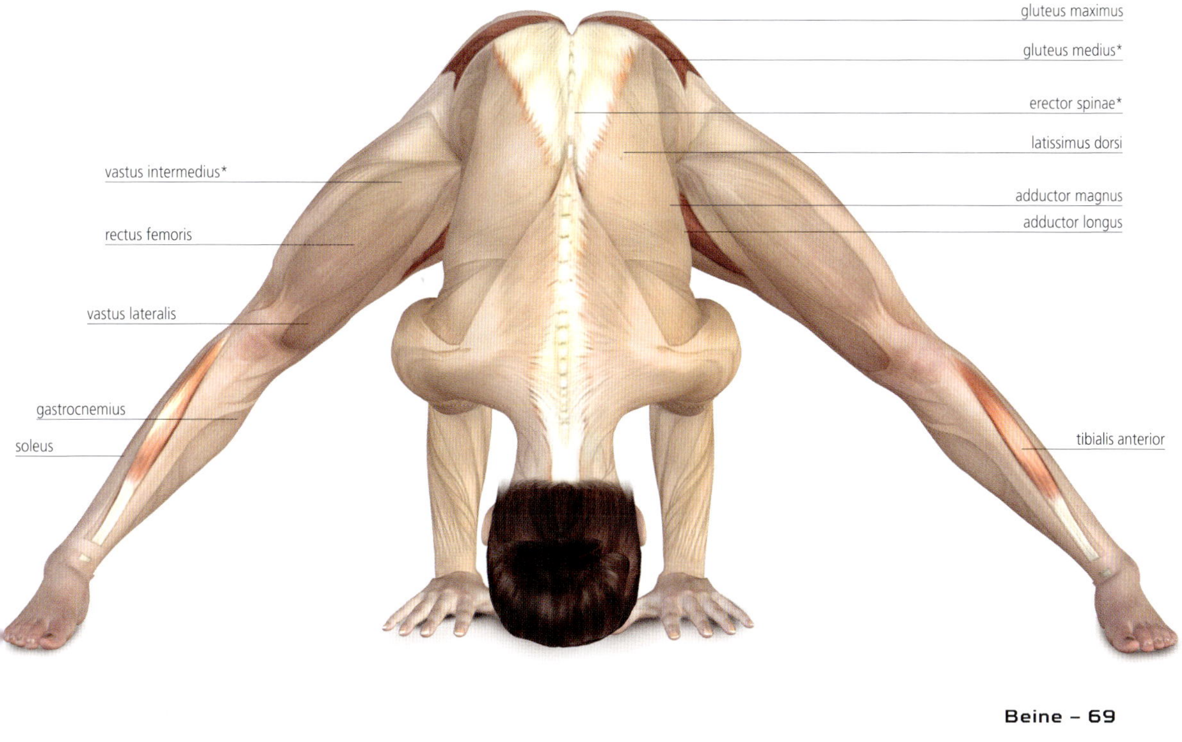

1-MIN-ZIEL

ANFÄNGER:INNEN
4 x 10 Sek halten + Pause

FORTGESCHRITTENE
3 x 15 Sek halten + Pause

PROFIS
2 x 30 Sek halten

GUT FÜR

- Oberschenkel
- Gesäß

TIPPS

- Den Rücken gerade lassen, damit er eine Linie mit dem Oberschenkel bildet.
- Die Schultern nach unten ziehen.
- Die Arme fest in den Boden drücken.

BRÜCKE MIT GESTRECKTEM BEIN

Diese Übung sorgt für eine straffe, kräftige Gesäßmuskulatur und trainiert gleichzeitig viele andere wichtige Muskeln. Damit sie Wirkung zeigt, ist es wichtig, bei der Bewegung die Bauchmuskulatur zu aktivieren.

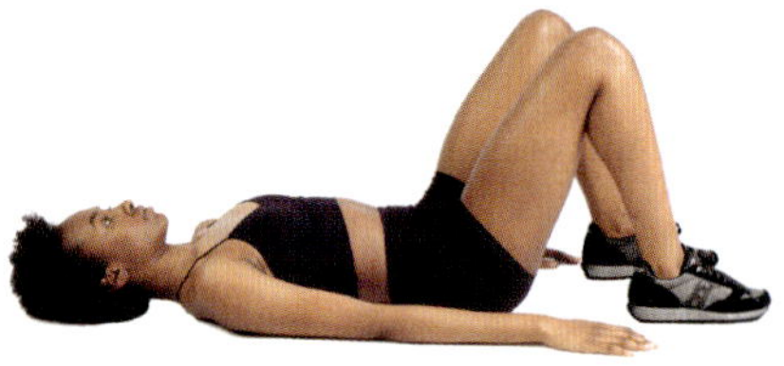

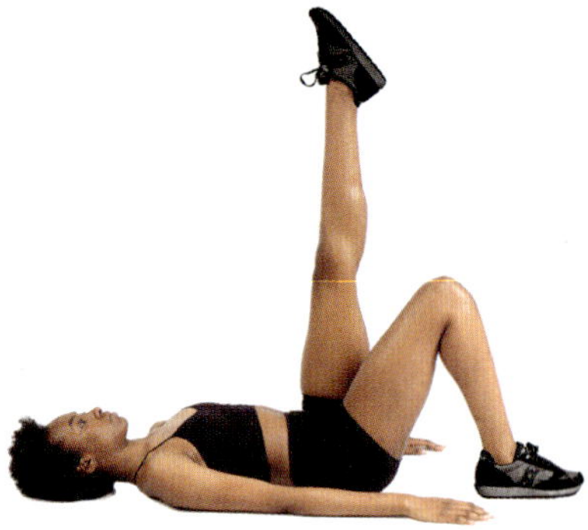

1 Auf den Rücken legen und die Arme seitlich am Körper ablegen. Die Beine anwinkeln und die Fersen unter dem Knie aufsetzen. Das rechte Bein aus der Hüfte heraus mit gestrecktem Fuß senkrecht nach oben führen.

2 Die Bauchmuskulatur aktivieren. Das Gesäß heben und in eine stabile, einbeinige Schulterbrücke kommen. Den Körper nur so hoch anheben, wie eine korrekte Haltung möglich ist.

3 Die Position wie angegeben halten. Dabei das Becken stabil halten und den Bauchnabel zur Wirbelsäule ziehen.

4 Den Rücken langsam am Boden ablegen, dabei das Bein gestreckt in der Luft halten.

5 Das Becken wieder mit in die Luft gestrecktem Bein anheben und wie zuvor halten. Den Rücken absenken und die Übung wie angegeben wiederholen. Dann die Seite wechseln.

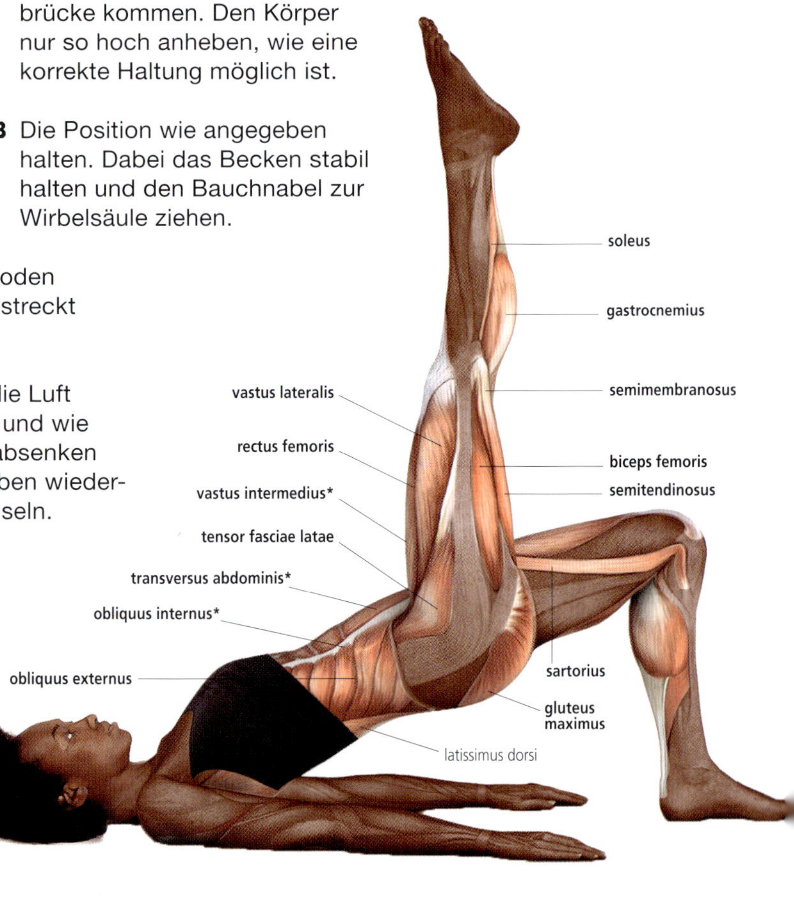

1-MIN-ZIEL

ANFÄNGER:INNEN
4 x 10 Sek halten
+ Pause

FORTGESCHRITTENE
4 x 15 Sek halten

PROFIS
3 x 30 Sek halten

GUT FÜR

- Beine
- Rücken
- Arme

TIPPS

- Die Fersen fest in den Boden drücken.
- Den Rücken nicht zu stark biegen.
- Das Becken nicht zu stark kippen.
- Die Schultern nicht zu den Ohren ziehen.

SQUAT MIT GESTRECKTEN ARMEN

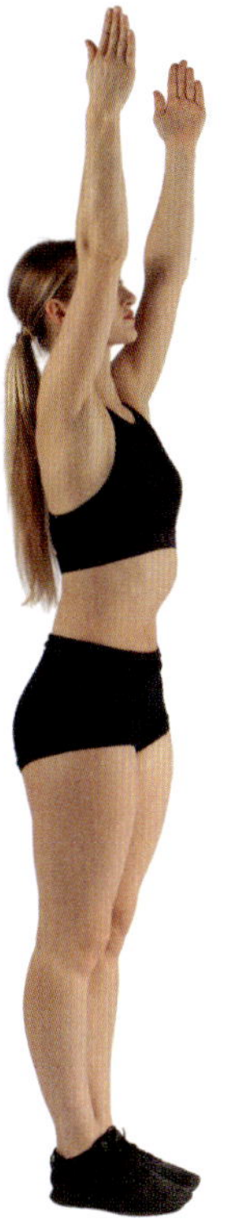

Bei dieser Übung, die im Yoga als Stuhlposition bekannt ist, werden fast alle Muskeln aktiviert, sodass Kraft, Gleichgewicht und Stabilität verbessert werden. Dabei tust du so, als ob du dich auf einen (imaginären) Stuhl setzen würdest. Oberer Rücken und Schultern werden durch die Armhebung aktiviert.

1 Mit geschlossenen Beinen hinstellen.

2 Beim Einatmen die Arme über die Seiten heben und schulterbreit zur Decke strecken. Die Handflächen zeigen zueinander. Die Finger sind gestreckt.

3 Beim Ausatmen die Knie beugen. Die Beine sind weiterhin geschlossen, sodass sich Knöchel, Knie und Innenschenkel berühren. Das Gewicht auf die Fersen verlagern. Das Becken nach hinten kippen. Die Knie über die Knöchel ziehen.

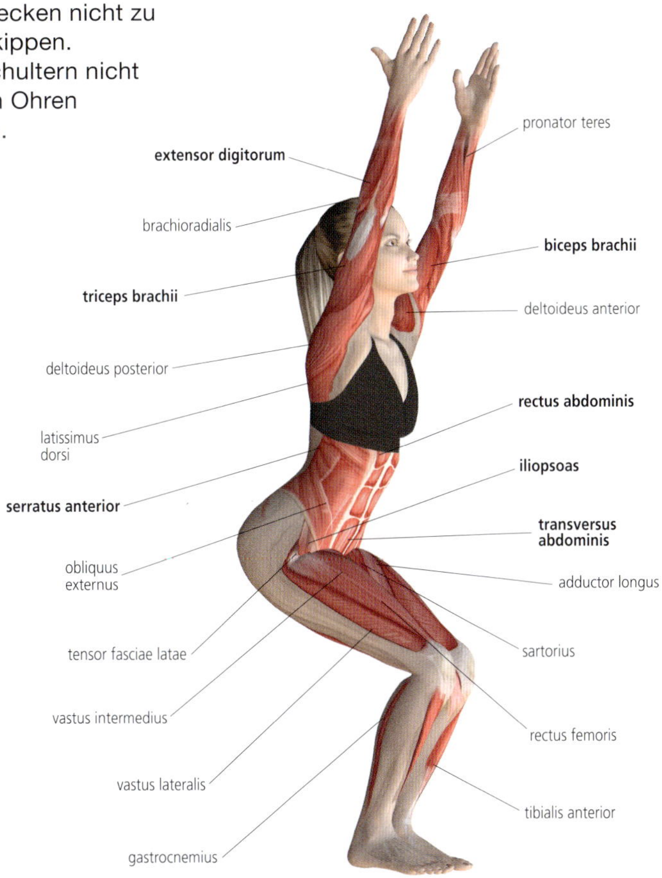

4 Die Position wie angegeben halten. In die Ausgangsposition zurückkehren und die Übung wiederholen.

FEUERHYDRANT

1-MIN-ZIEL

ANFÄNGER:INNEN
4 x 10 Sek halten + Pause

FORTGESCHRITTENE
3 x 15 Sek halten + Pause

PROFIS
2 x 30 Sek halten

GUT FÜR

- Oberschenkel
- Core
- Gesäß

TIPPS

- Um einen Rundrücken zu vermeiden, den Bauchnabel zur Wirbelsäule ziehen.
- Unbedingt darauf achten, dass Ober- und Unterschenkel während der Bewegung einen rechten Winkel bilden.

Diese Übung findet sich in fast allen Disziplinen, die auf den Core zielen, wie Yoga, Pilates, Ballet Barre oder Calisthenics, wieder. Übungsziel ist, den Core im Dreifüßlerstand zu stabilisieren, während ein Bein zur Seite angehoben wird, was die innere und äußere Oberschenkel- sowie die Gesäßmuskulatur trainiert.

1 In den Vierfüßlerstand kommen. Das Gewicht gleichmäßig auf Hände und Knie verteilen.

2 Das rechte Bein im rechten Winkel beugen und zur Seite anheben. Den Kopf in Verlängerung der Wirbelsäule halten. Der Blick ist zum Boden gerichtet.

3 Die Position wie angegeben halten. In die Ausgangsposition zurückkehren und die Übung mit dem anderen Bein im Wechsel wiederholen.

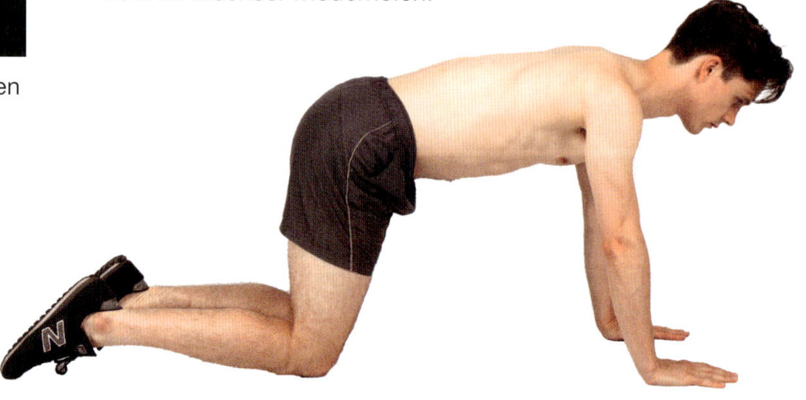

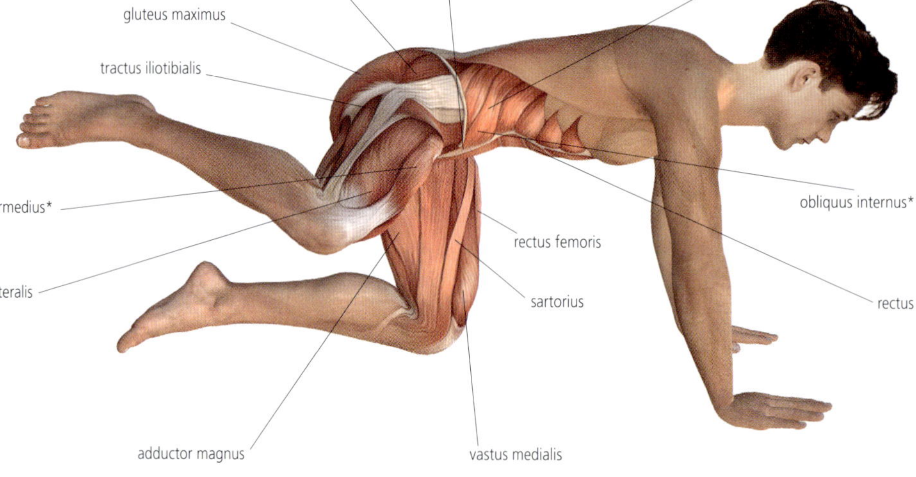

BEINSCHLAGEN IN BAUCHLAGE

1-MIN-ZIEL

ANFÄNGER:INNEN
4 x 10 Schläge
+ Pause

FORTGESCHRITTENE
3 x 20 Schläge

PROFIS
2 x 30 Schläge

GUT FÜR

- Adduktoren
- Gesäß

TIPPS

- Den Schultergürtel stabilisieren.
- Die Hüfte fest in die Matte drücken und den Bauchnabel zur Wirbelsäule ziehen.
- Die Beine gestreckt, aber mit weichen Knien halten.
- Die Beine nur so hoch heben, dass kein Spannungsgefühl im unteren Rücken entsteht.
- Die Beine leicht nach außen drehen und in dieser Rotation halten.

Diese Übung ist besonders effektiv für die Gesäßmuskulatur und die Adduktoren, trainiert aber auch die Core- und Oberschenkelmuskulatur. Wie bei allen Übungen in Bauchlage solltest du darauf achten, die Bauchmuskulatur angespannt zu halten.

1 Auf den Bauch legen und die Stirn auf den gekreuzten Unterarmen ablegen. Die Beine aus dem Hüftgelenk leicht nach außen drehen. Innenschenkel und Fersen aneinanderdrücken.

2 Die Gesäßmuskulatur aktivieren. Die gestreckten Beine leicht anheben.

3 Mit gepointeten Füßen die Fersen in der angegebenen Anzahl leicht gegeneinanderschlagen.

4 Nun die Zehen anziehen und die gestreckten Beine hüftbreit spreizen. Die Position einige Sekunden halten.

5 Die Füße wieder pointen. Die Beine schließen und die Schläge wie angegeben wiederholen.

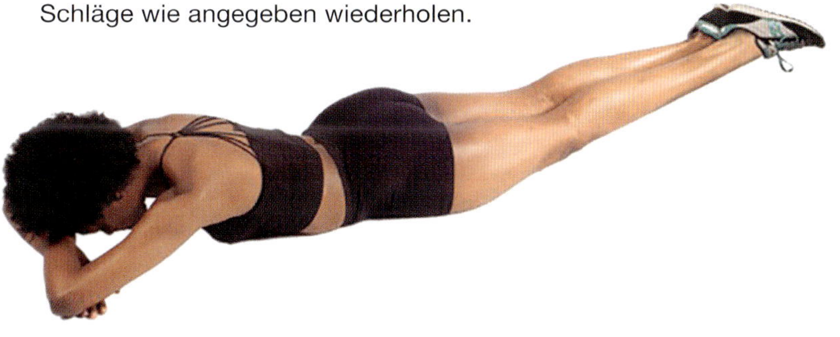

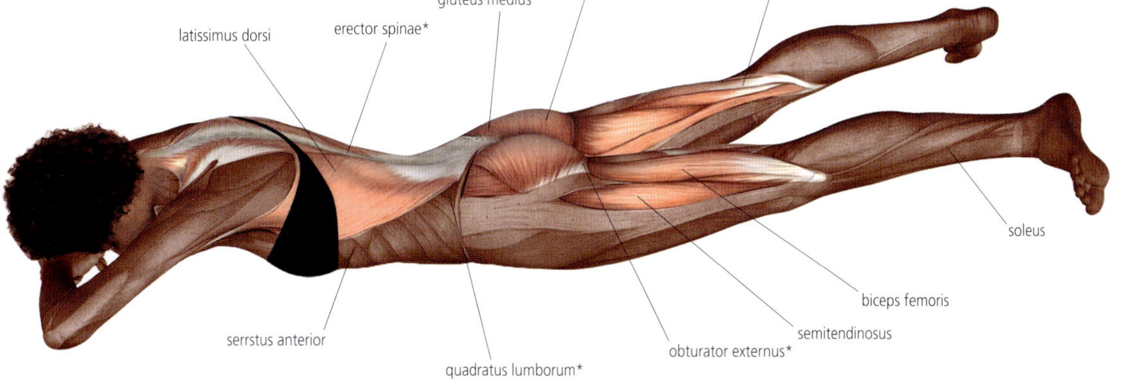

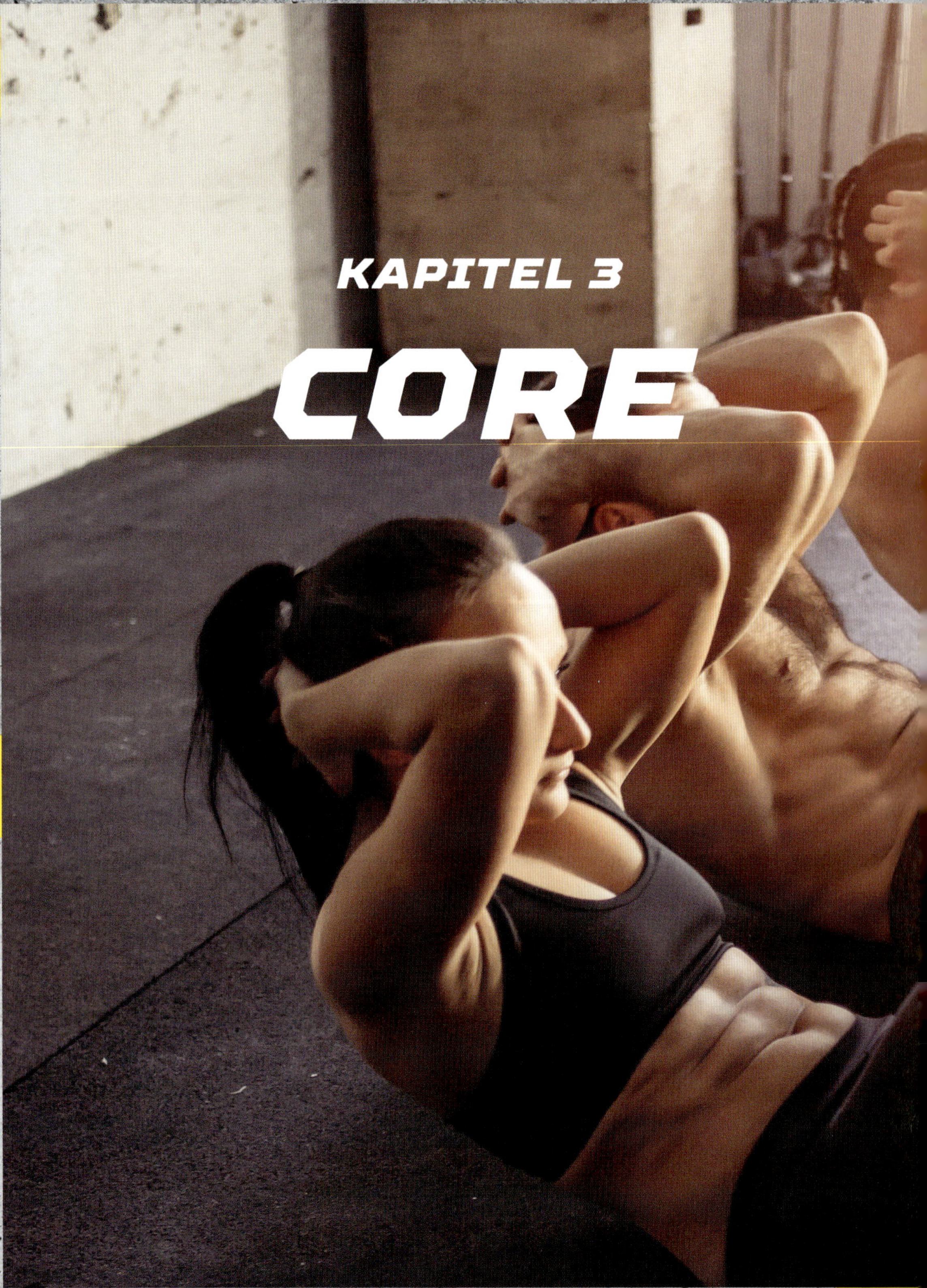

KAPITEL 3

CORE

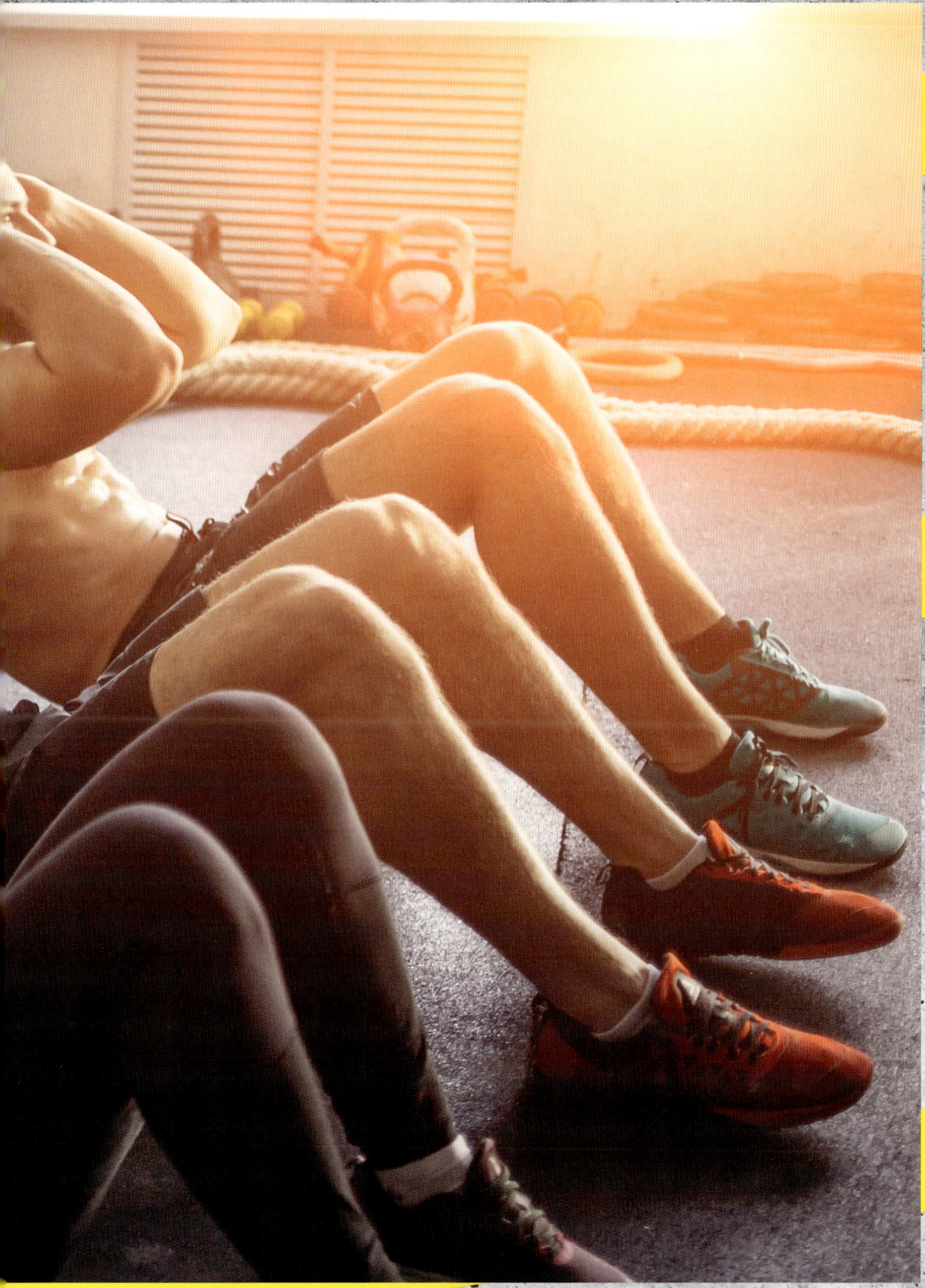

SIT-UP

1-MIN-ZIEL

ANFÄNGER:INNEN
15 x

FORTGESCHRITTENE
20 x

PROFIS
40 x

GUT FÜR

- Bauch
- Oberschenkel
- Rücken

TIPPS

- Die Bauchmuskulatur die ganze Zeit aktivieren.
- Die Zehenspitzen nicht an den Körper heranziehen.

Sit-ups sind fester Bestandteil fast aller Workouts, wenn es um die Stabilisierung und Kräftigung des Oberkörpers geht, da die gesamte Core-Muskulatur – von den tiefen Bauchmuskeln bis zum Rücken – gefordert ist. Durch eine gefestigte Stützmuskulatur der Wirbelsäule wird die Beweglichkeit des gesamten Körpers verbessert.

1 Auf den Rücken legen und die Beine so anwinkeln, dass die Fersen etwa 60 cm vom Gesäß entfernt sind.

2 Die Arme über der Brust kreuzen. Die Hände ruhen auf den Schultern.

3 Die Bauchmuskulatur aktivieren. Das Kinn nach unten drücken. Den Rumpf einrollen und bis zu einem rechten Winkel vom Boden abheben.

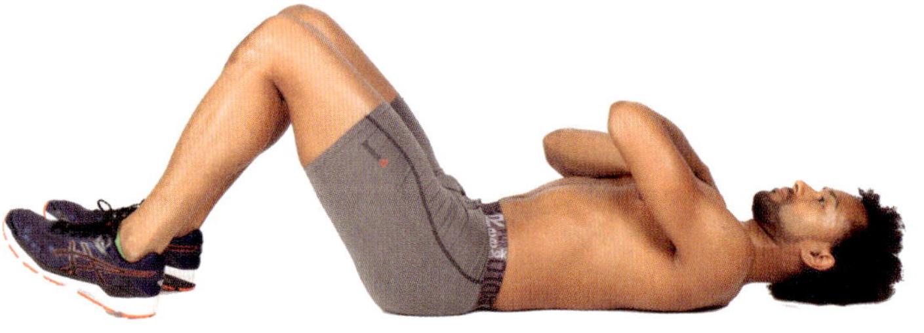

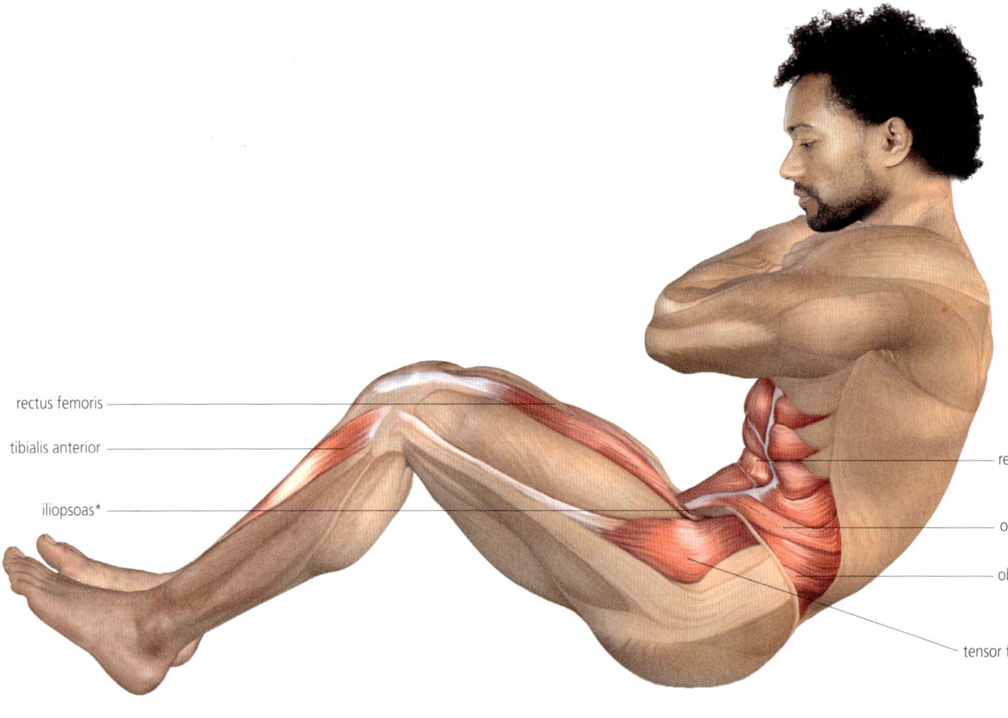

1-MIN-ZIEL

ANFÄNGER:INNEN
15 x

FORTGESCHRITTENE
20 x

PROFIS
40 x

GUT FÜR

- Bauch
- Rücken

TIPPS

- Die Bewegung aus der Kraft der Bauchmuskeln ausführen, den Rücken gerade lassen.
- Die Hände nicht verschränken und gegen den Nacken drücken, da er sonst schnell überstreckt wird.

SIT-UP MIT ROTATION

Diese Übung ist eine fortgeschrittene Variante des klassischen Sit-ups bei der nicht nur die geraden, sondern auch die schrägen Bauchmuskeln gefordert sind. Damit ist sie eine wichtige Grundübung für die Bauchmuskulatur und den Core.

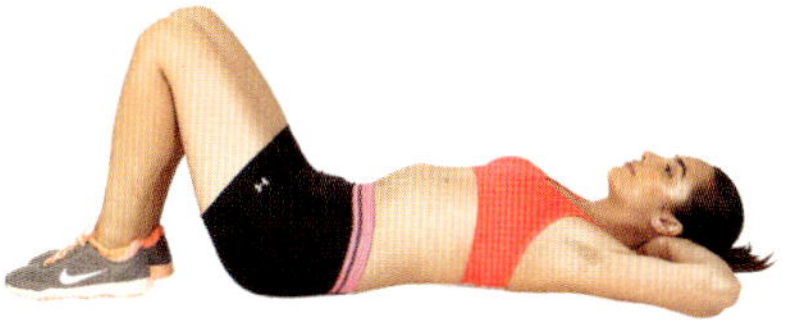

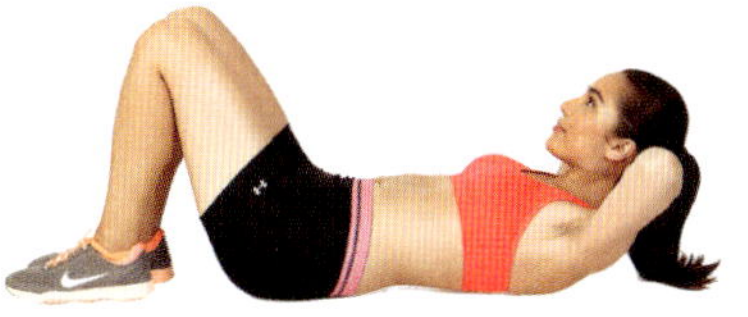

1 Auf den Rücken legen und die Beine anwinkeln. Die Hände hinter den Ohren an den Kopf legen.

2 Die Bauchmuskulatur aktivieren und den Rumpf vom Boden heben. Dabei die Fußsohlen in den Boden drücken.

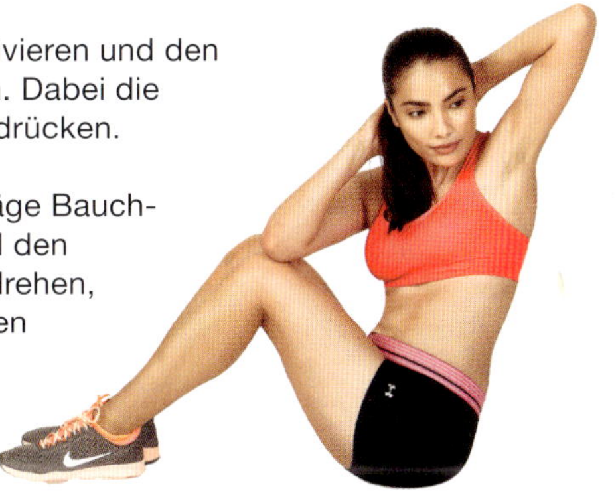

3 Beim Aufrichten die schräge Bauchmuskulatur aktivieren und den Oberkörper nach rechts drehen, sodass der rechte Ellbogen das linke Knie berührt.

4 In die Ausgangsposition zurückkehren. Den Sit-up zur anderen Seite wiederholen.

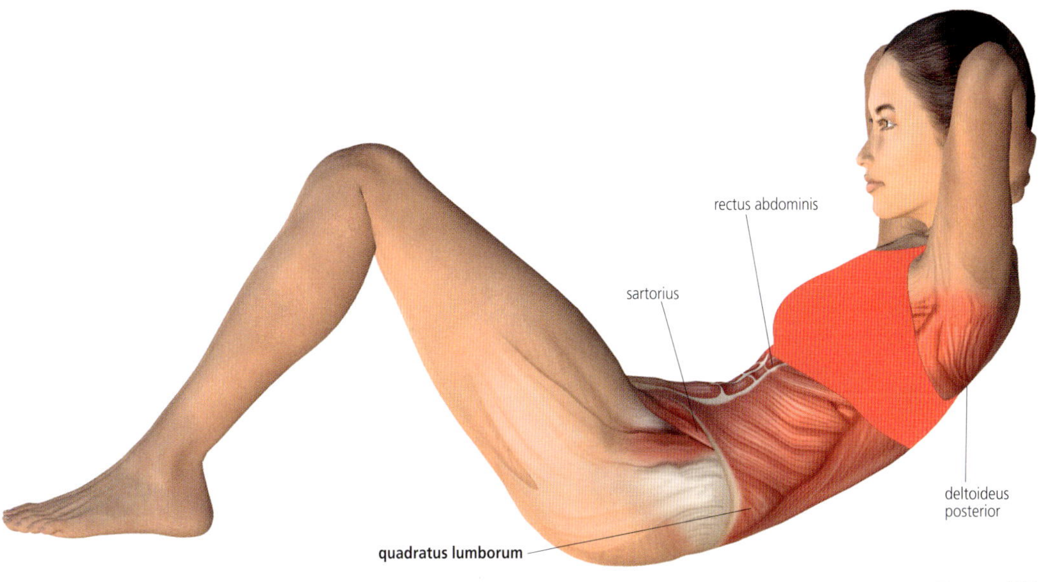

CRUNCH

1-MIN-ZIEL

ANFÄNGER:INNEN
10 x

FORTGESCHRITTENE
20 x

PROFIS
40 x

GUT FÜR

- Bauch
- Rücken

TIPPS

- Den unteren Rücken lang machen und auf den Boden drücken; den Lendenwirbelbereich nicht vom Boden lösen.
- Der Hals sollte lang bleiben, selbst wenn dadurch der Oberkörper nicht weit vom Boden gehoben werden kann.

Die einfache Bauchpresse wird in Kombination mit vielen anderen Sit-up-artigen Übungen ausgeführt. Im Wesentlichen ist sie der erste Teil eines Sit-ups, bei dem eben nicht der gesamte Oberkörper angehoben wird; der untere Rücken bleibt flach auf den Boden gedrückt. Durch das Einrollen der Bauchdecke wird auch die tiefe Bauchmuskulatur trainiert.

1 Flach auf den Rücken legen und die Beine so anwinkeln, dass die Fersen etwa 60 cm vom Gesäß entfernt flach auf dem Boden aufliegen.

2 Die Hände am Nackenansatz an den Hinterkopf legen.

3 Die Bauchmuskulatur aktivieren. Das Kinn zur Brust neigen und den Oberkörper aus der Kraft der Bauchmuskeln einrollen, bis der obere Rücken von der Matte abhebt.

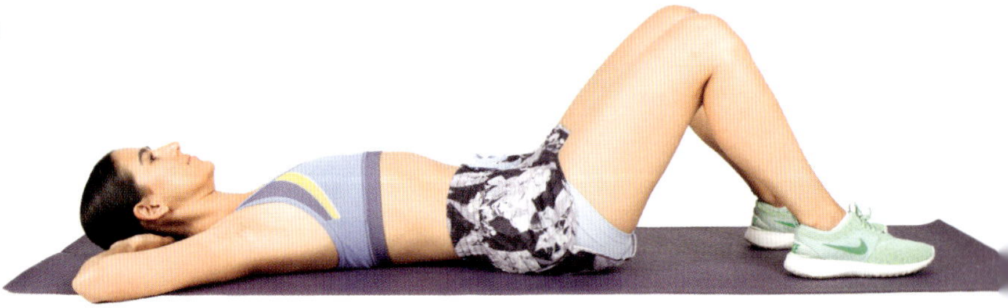

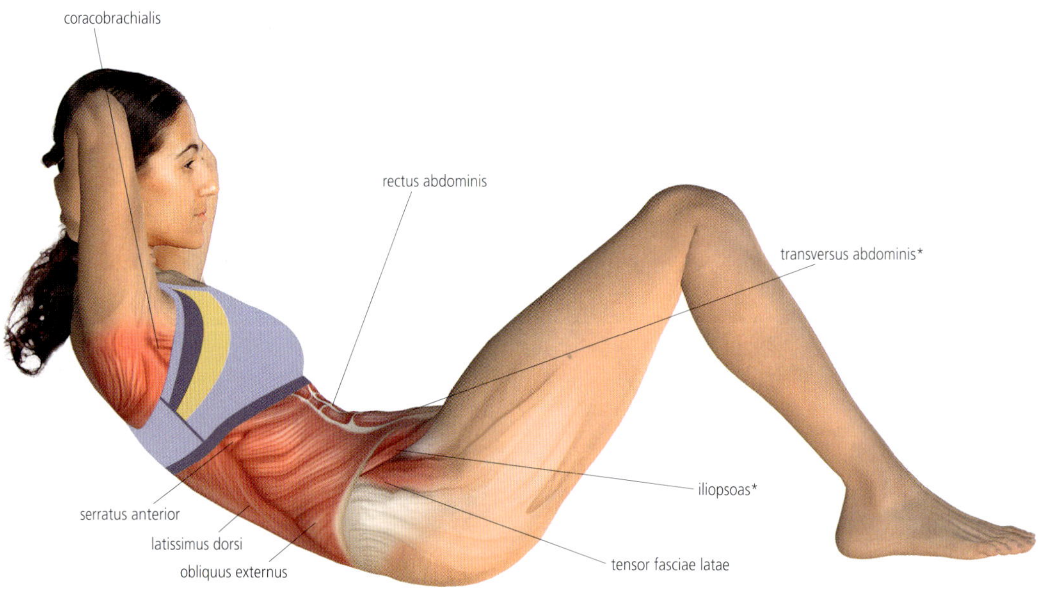

REVERSE CRUNCH

1-MIN-ZIEL

ANFÄNGER:INNEN
10 x

FORTGESCHRITTENE
20 x

PROFIS
40 x

GUT FÜR

- Bauch

TIPPS

- Schultergürtel und Nacken bleiben auf der Matte.
- Die Bewegung langsam und ohne Schwung ausführen.

Der umgekehrte Crunch ist eine sehr wirkungsvolle Übung für den untersten Teils des geraden Bauchmuskels, wo das meiste Bauchfett sitzt. Hier gilt: Weniger ist mehr. Die Bewegung sollte klein und kontrolliert sein.

1 Auf den Rücken legen und die Arme seitlich am Körper ablegen. Die Beine heben und im rechten Winkel beugen.

2 Das Gesäß ein paar Zentimeter von der Matte heben und die Knie in Richtung Brust bewegen.

3 Kontrolliert in die Ausgangsposition zurückkehren.

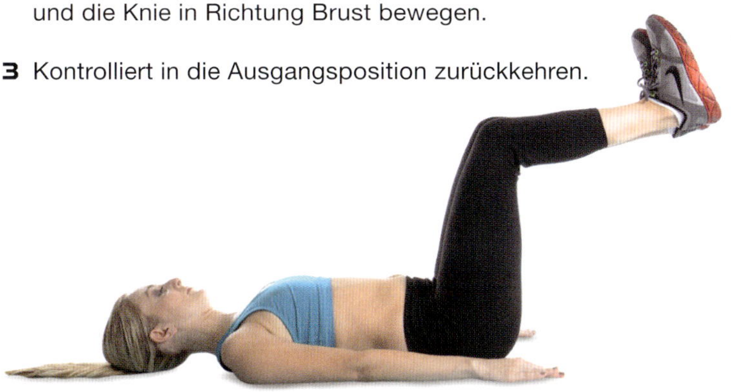

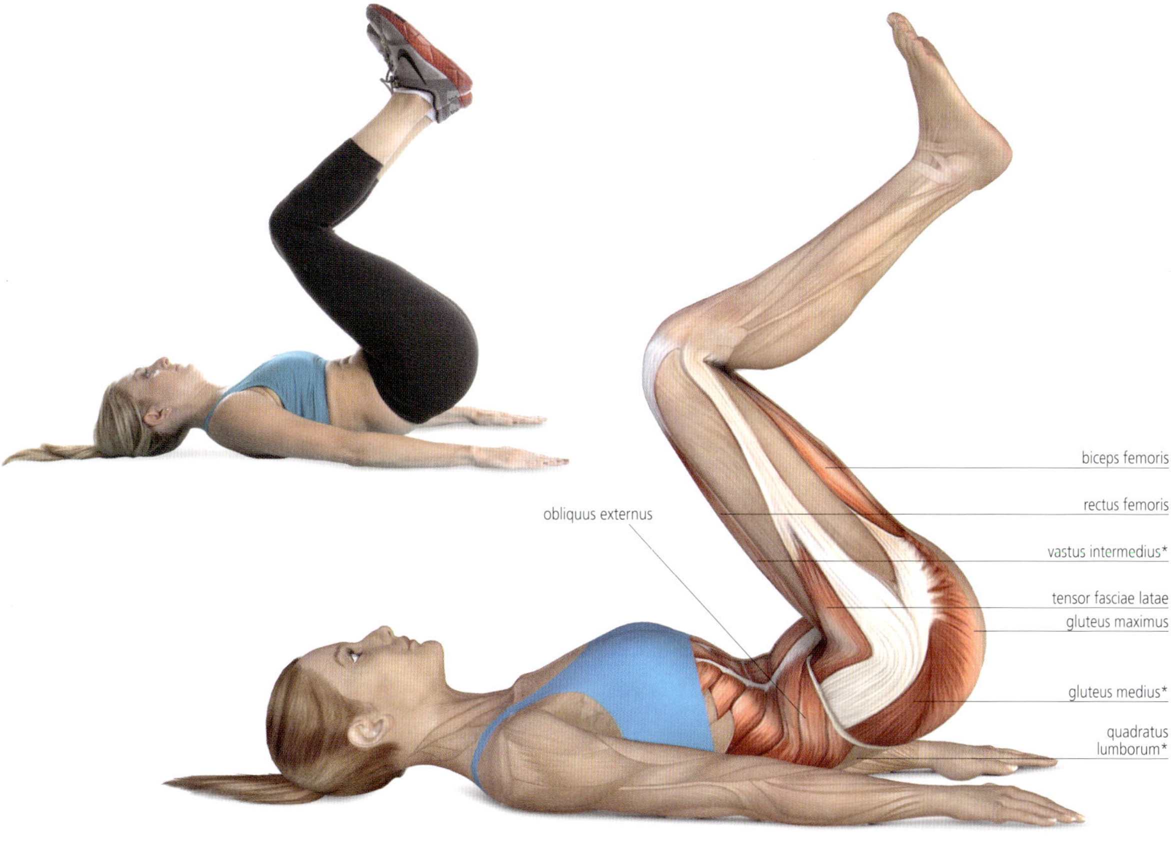

1-MIN-ZIEL

ANFÄNGER:INNEN
10 x

FORTGESCHRITTENE
20 x

PROFIS
40 x

GUT FÜR

- Gerade und schräge Bauchmuskeln
- Unteren Rücken

TIPPS

- Die Bewegung vor allem aus der Kraft der mittleren Bauchmuskulatur durchführen.
- Eine Überbeanspruchung von Nacken- und/oder Rückenmuskulatur vermeiden.

PENGUIN CRUNCH

Der Penguin Crunch, auch Penguin Heel Reach genannt, trainiert vor allem die schrägen Bauchmuskeln, weshalb die Übung bestens auf alle Sportarten vorbereitet, die Rotationsbewegungen erfordern, wie Schwimmen oder auch Tennis.

1 Auf den Rücken legen und die Beine hüftbreit anwinkeln, Arme neben dem Körper. Kopf, Schultergürtel und Arme anheben.

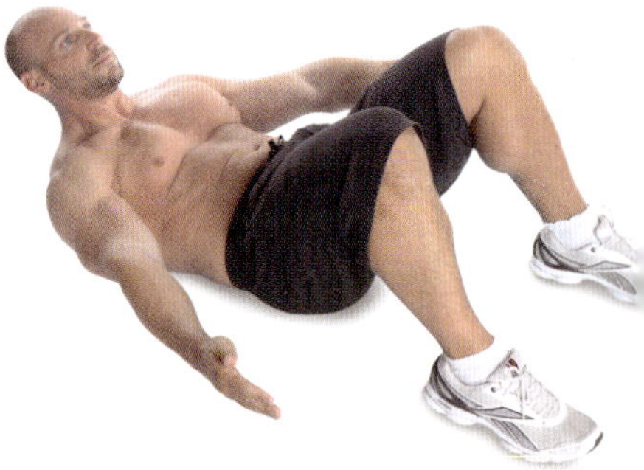

2 Einen Arm am Knie vorbei in Richtung Fuß bewegen und wieder zurückziehen.

3 Schultern und Kopf wieder auf der Matte ablegen. Die Übung mit der anderen Seite wiederholen.

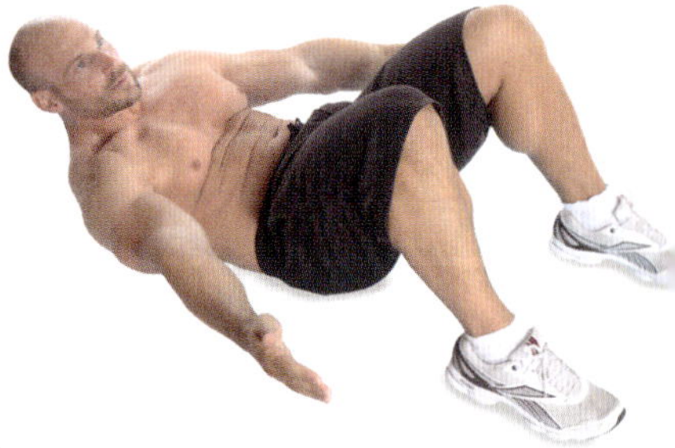

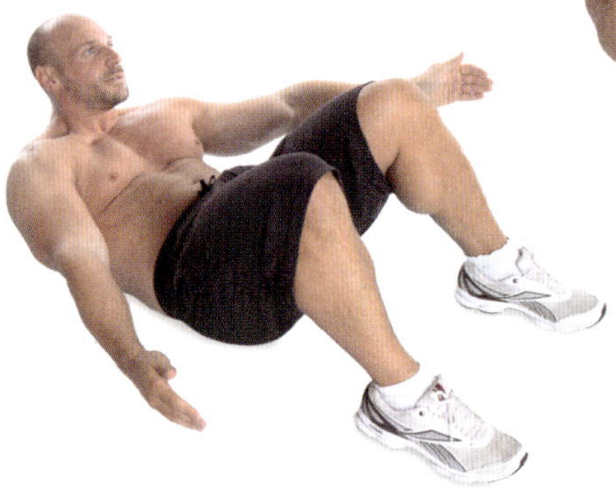

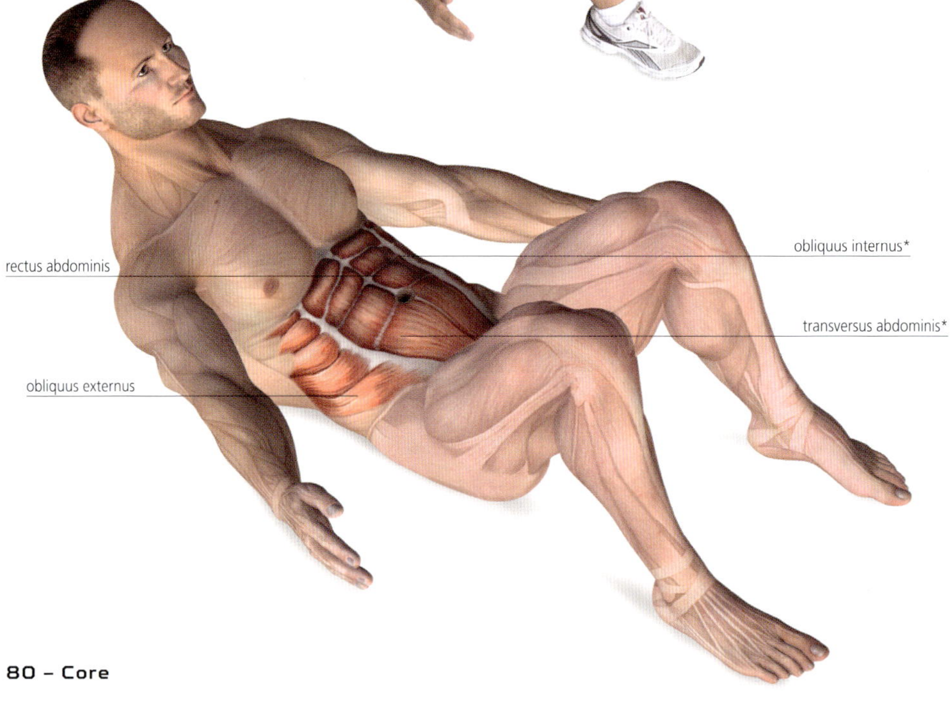

BICYCLE CRUNCH

1-MIN-ZIEL

ANFÄNGER:INNEN

10 x

FORTGESCHRITTENE

30 x

PROFIS

50 x

GUT FÜR

- Gerade und schräge Bauchmuskeln

TIPPS

- Ellbogen und gegenüberliegendes Knie gleichermaßen heben, sodass sie sich über der Körpermitte treffen.
- Den Lendenwirbelbereich nicht von der Matte lösen.

Das »Radfahren« ist besonders wirksam zur Kräftigung der oberen und schrägen Bauchmuskulatur – vorausgesetzt du widerstehst der Versuchung, besonders schnell zu »radeln«. Die Bewegung sollte gleichmäßig und kontrolliert durchgeführt werden.

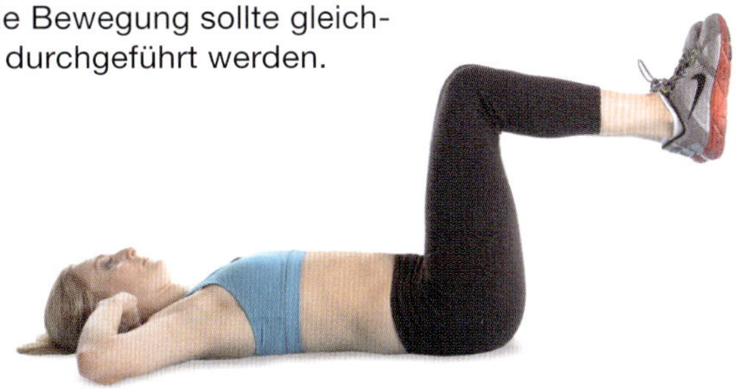

1 Auf den Rücken legen. Die Hände an die Ohren legen, sodass die Ellbogen nach außen zeigen. Die Beine in Tischposition bringen.

2 Schultergürtel und Oberkörper anheben. Gleichzeitig rechten Ellbogen und linkes Knie diagonal zusammenführen. Das rechte Bein ausstrecken.

3 Den Oberkörper wieder absenken und die Übung auf der anderen Seite wiederholen.

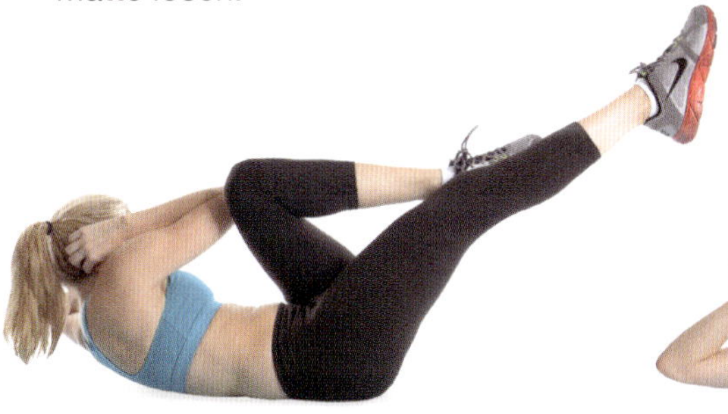

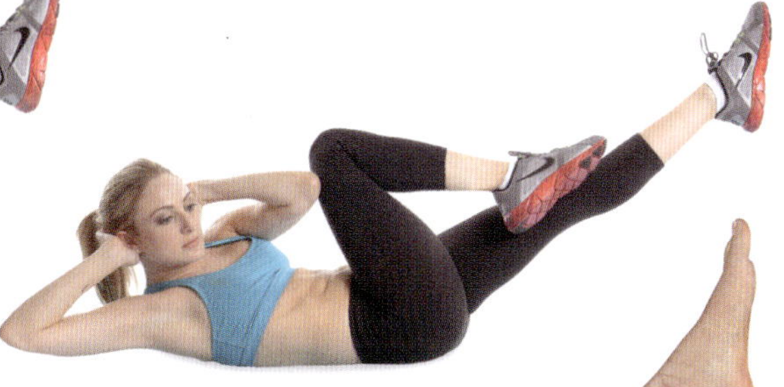

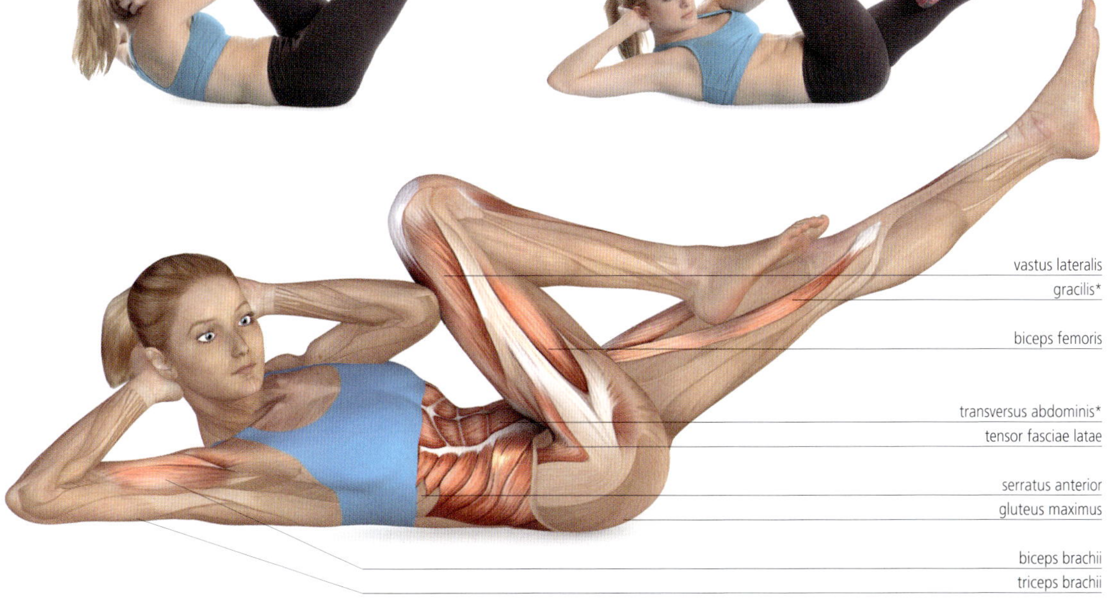

1-MIN-ZIEL

ANFÄNGER:INNEN
15 x

FORTGESCHRITTENE
20 x

PROFIS
40 x

GUT FÜR

- Bauch
- Oberschenkelrückseite
- Gesäß

TIPPS

- Arme und Beine immer gestreckt halten. Die Beine bleiben geschlossen.
- Den oberen Rücken in gleichmäßigem Tempo heben und senken und die Bewegung ohne Schwung, sondern nur mit Bauchmuskelkraft, nicht aus dem unteren Rücken heraus durchführen.

GESTRECKTER CRUNCH

Bei der Ausführung der Bauchpresse mit gestreckten Beinen solltest du das Gefühl haben, dass deine Bauchmuskeln nicht nur stärker, sondern auch definierter werden. Wenn die Beine nach oben gestreckt sind, müssen deine Bauchmuskeln fast die ganze Arbeit verrichten. Senke den Oberkörper kontrolliert wieder ab, sodass die Körpermitte in allen Phasen der Übung aktiviert bleibt.

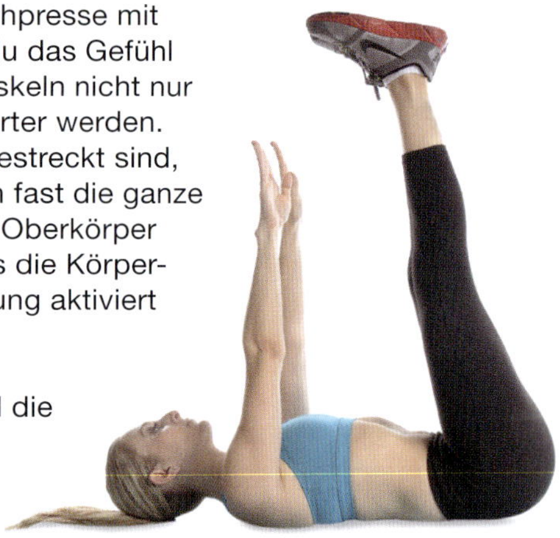

1 Auf den Rücken legen und die Arme hinter dem Kopf ausstrecken. Die Beine geschlossen halten.

2 Die Arme anheben und auf Schulterhöhe zur Decke strecken. Die Beine anheben, bis sie parallel zu den Armen sind.

3 Die Schultern mit der Kraft der Bauchmuskulatur von der Matte heben und die Finger in Richtung Füße strecken.

4 Den Oberkörper kontrolliert wieder absenken und die Übung wie angegeben wiederholen.

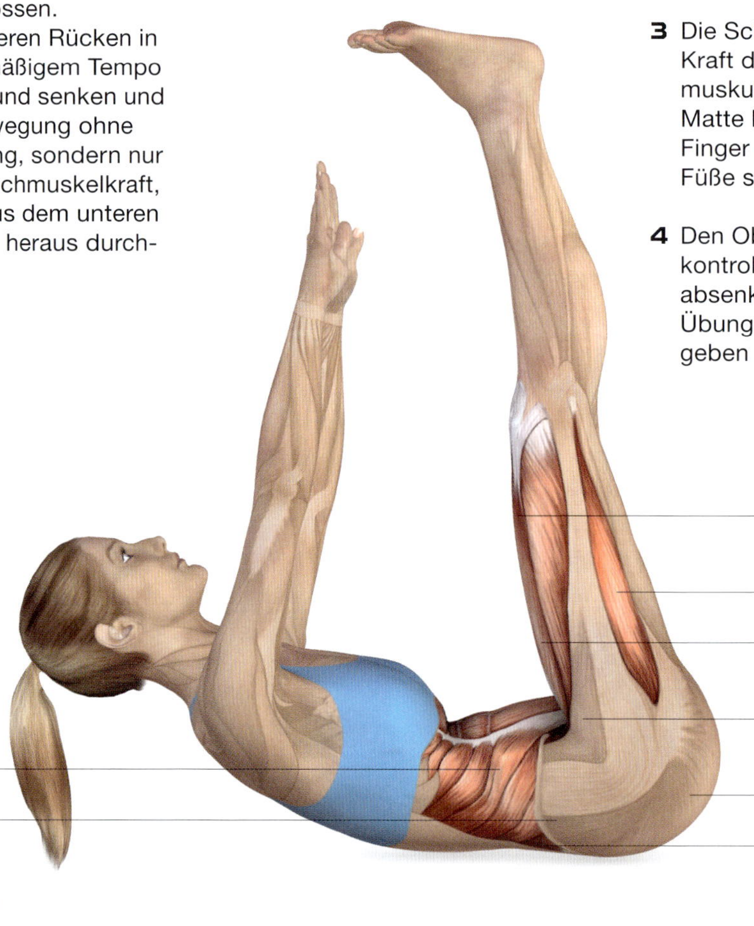

1-MIN-ZIEL
ANFÄNGER:INNEN
6 x 5 Sek halten
FORTGESCHRITTENE
10 x 5 Sek halten
PROFIS
20 x 5 Sek halten

GUT FÜR

- Bauch
- Oberschenkel-vorderseite

TIPPS

- Für mehr Spannung und Stabilität die Ellenbogen und Knie leicht nach außen rotieren.
- Die Wirbelsäule lang machen und den Rücken gerade halten.
- Den Brustkorb weiten und die Schultern nicht nach vorn ziehen.

KLAPPMESSER

Bei dieser Übung werden sowohl der obere als auch der untere Bereich des geraden Bauchmuskels trainiert, die während des gesamten Bewegungsablaufs beansprucht werden. Klappmesser, auch auch V-ups oder Teaser genannt, sind außerdem eine effiziente Methode zur Stärkung der unteren Rückenmuskulatur und zur Oberschenkelfestigung.

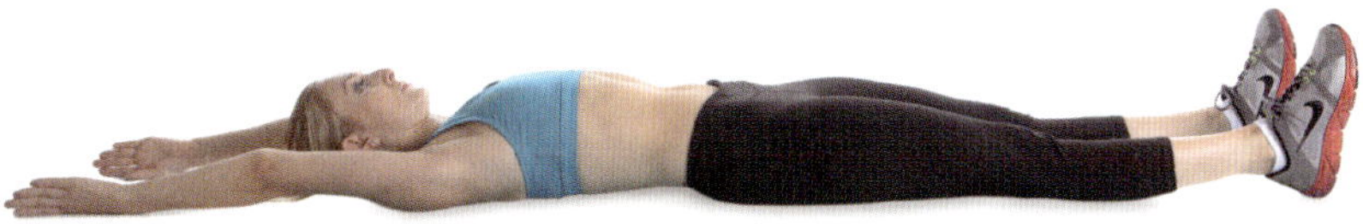

1 Auf den Rücken legen und die Arme hinter dem Kopf ausstrecken.

2 Arme, Rücken und Beine gleichzeitig heben und die Finger Richtung Fußspitzen ziehen. In jedem Fall einen Rundrücken vermeiden. Die Position wie angegeben halten.

3 Kontrolliert in die Ausgangsposition zurückkehren. Die Übung wie angegeben wiederholen.

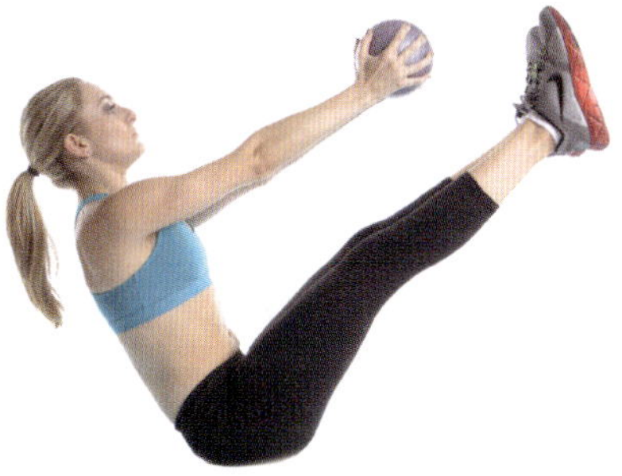

Variante Schwieriger: Führe die Übung mit einem Gymnastikball in den Händen aus.

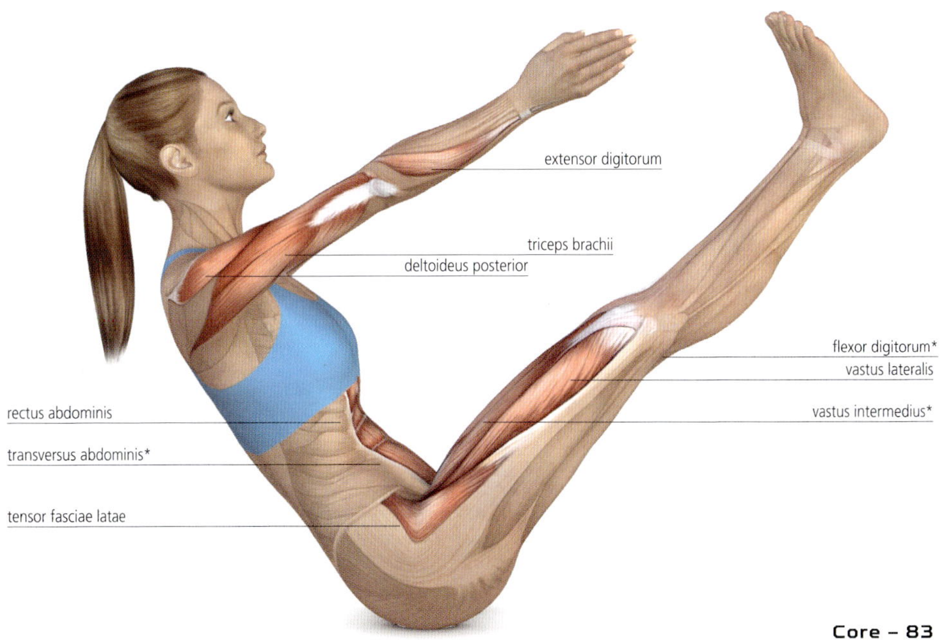

EINBEINIGES KLAPPMESSER

1-MIN-ZIEL

ANFÄNGER:INNEN
6 x 5 Sek halten

FORTGESCHRITTENE
10 x 5 Sek halten

PROFIS
20 x 5 Sek halten

GUT FÜR

- Bauch
- Oberschenkel
- Hüftbeuger

TIPPS

- Den Hals lang lassen.
- Die Körpermitte aktivieren und das Becken stabil und flach halten.
- Die Arme parallel zum gestreckten Bein halten.
- Um einen Rundrücken zu vermeiden, Bauchnabel zur Wirbelsäule ziehen; Schultern nicht nach vorn ziehen.
- Die Übung kontrolliert mit Bauchmuskelkraft und ohne Schwung ausführen.

Regelmäßige einbeinige Klappmesser kräftigen die Bauchmuskulatur, was die Übung leichter und geschmeidiger macht. Sie sind eine super Möglichkeit, deine Core-Muskulatur auf alle möglichen Workouts vorzubereiten.

1 Auf den Rücken legen. Die Arme mit den Handflächen nach oben bis knapp über dem Boden hinter dem Kopf ausstrecken. Die Beine geschlossen anwinkeln. Die Fersen in den Boden drücken.

2 Das rechte Bein langsam und kontrolliert nach oben ausstrecken.

3 Gleichzeitig mit der Kraft der unteren Bauchmuskulatur den Oberkörper etwa im 45-Grad-Winkel von der Matte heben. Dabei die Arme nach vorn führen und in Richtung Fuß ziehen. Rücken und Nacken gerade lassen. Die Position wie angegeben halten.

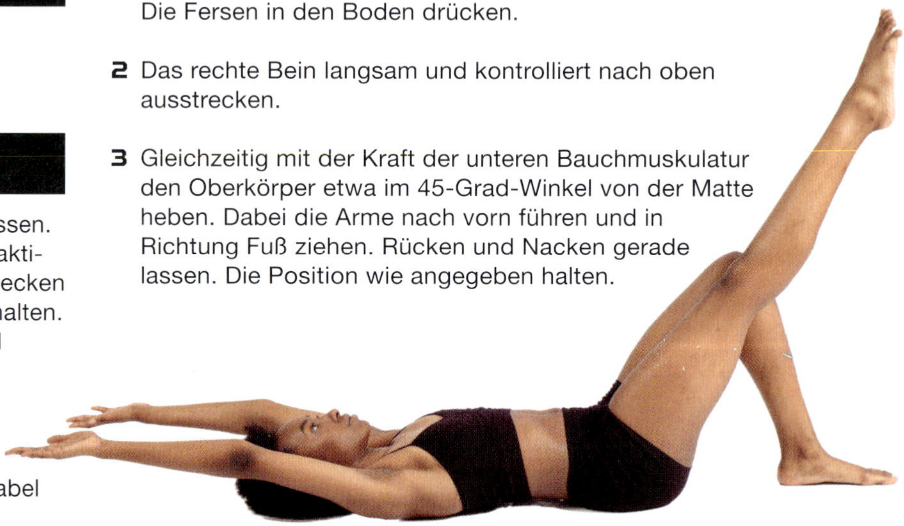

4 Wirbel für Wirbel in die Ausgangsposition zurückkehren. Die Übung mit dem anderen Bein wiederholen.

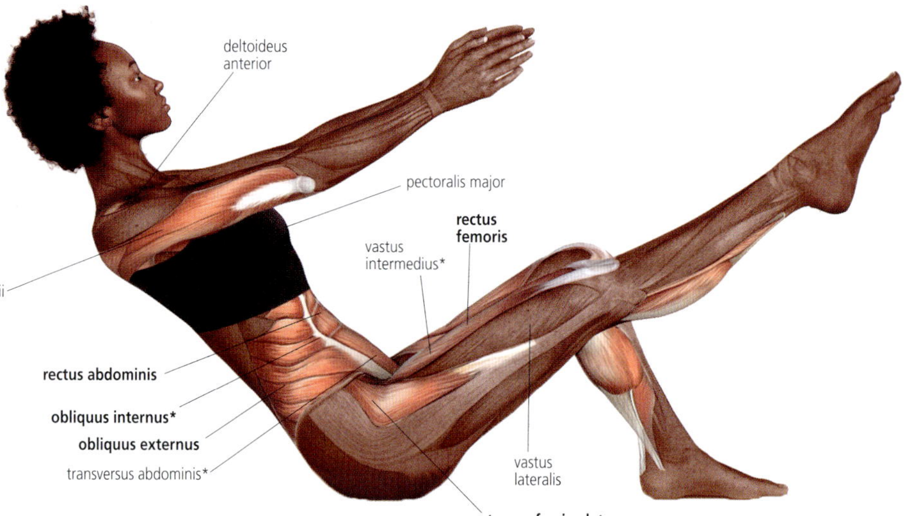

EINBEINIGER HUND

Diese Übung dient dem Aufbau der Core-Muskulatur und dehnt gleichzeitig Unterschenkelrückseite und Achillessehne.

1 In die Plank-Position kommen (siehe Seite 148).

2 Das rechte Knie nach vorn zwischen die Arme ziehen. Dabei das Körpergewicht auf die Hände verlagern und die Fersen anheben, um Waden und Achillessehnen zu dehnen.

3 In einer fließenden Bewegung das rechte Bein nach hinten und so weit wie möglich nach oben strecken. Das Körpergewicht auf das durchgestreckte linke Bein verlagern.

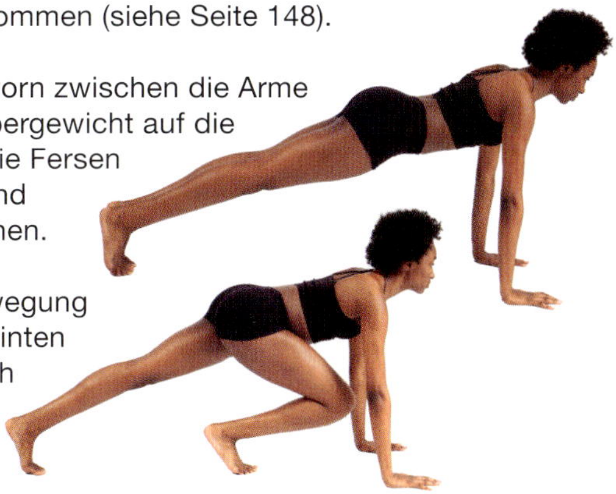

4 Die Körpermitte angespannt und den Rücken gerade halten. Der Kopf ist in Verlängerung der Wirbelsäule.

5 Die Position wie angegeben halten. Die Dehnung lösen, in die Ausgangsposition zurückkehren und die Übung mit dem anderen Bein wiederholen.

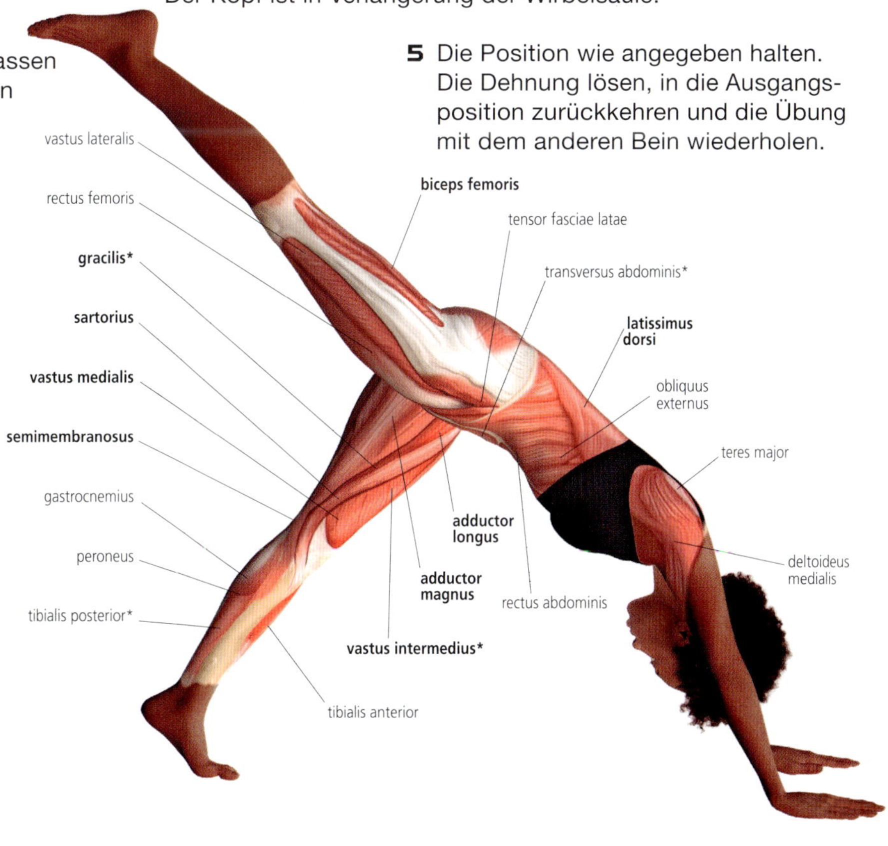

1-MIN-ZIEL

ANFÄNGER:INNEN
4 x 10 Sek halten + Pause

FORTGESCHRITTENE
3 x 15 Sek halten + Pause

PROFIS
2 x 30 Sek halten

GUT FÜR

- Waden
- Core
- Achillessehne

TIPPS

- Während der gesamten Übung auf eine gerade Körperlinie achten. Das Becken weder durchhängen lassen noch nach oben schieben.
- Das Standbein bleibt in der Halteposition gestreckt.

SCHULTERBRÜCKE MIT BALL

1-MIN-ZIEL

ANFÄNGER:INNEN
4 x 10 Sek halten
+ Pause

FORTGESCHRITTENE
3 x 15 Sek halten
+ Pause

PROFIS
2 x 30 Sek halten

GUT FÜR

- Bauch
- Oberschenkel
- Gesäß

TIPPS

- Die Bauchmuskulatur aktivieren, um von den Füßen bis zu den Schultern eine gerade Körperlinie zu halten.
- Das Becken nicht durchhängen lassen.

Die Schulterbrücke mit Ball ist nicht besonders kraftintensiv, aber dennoch sehr effektiv für Bauch- und Gesäßmuskulatur. Du kannst die Übung mit Beinheben und Curls variieren, um den Trainingseffekt zu verstärken.

1 Auf den Rücken legen und die Arme seitlich am Körper ablegen. Die Unterschenkel ruhen auf dem Gymnastikball.

2 Die Handflächen in den Boden drücken. Die Bauchmuskeln anspannen und Gesäß und unteren Rücken so hoch vom Boden abheben, dass Oberkörper und Beine eine Linie bilden. Die Position wie angegeben halten.

3 Langsam und kontrolliert in die Ausgangsposition zurückkehren. Die Übung wie angegeben wiederholen.

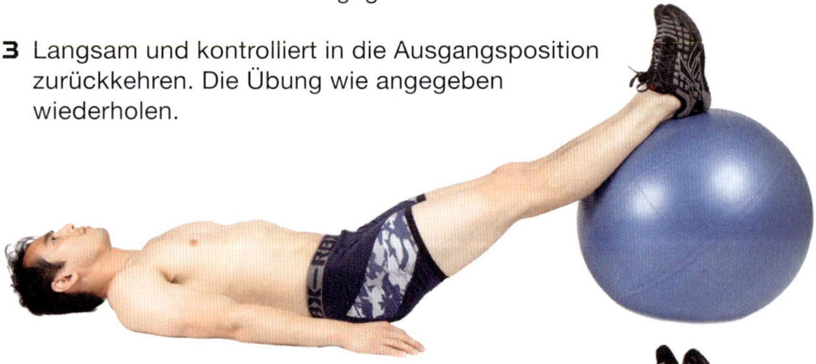

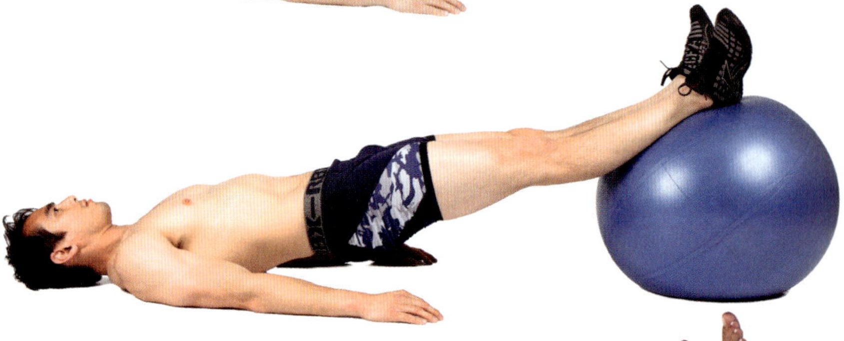

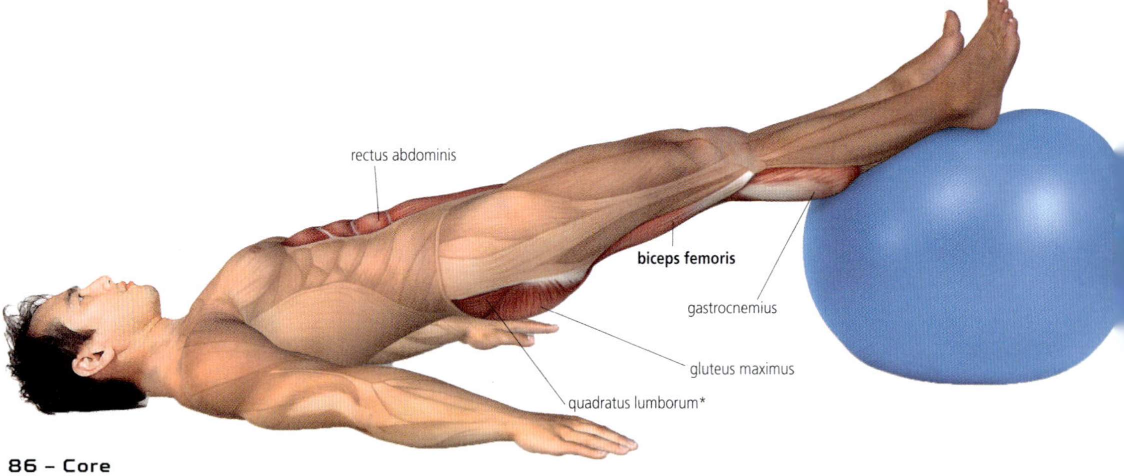

1-MIN-ZIEL

ANFÄNGER:INNEN
20 x pro Seite

FORTGESCHRITTENE
30 x pro Seite

PROFIS
50 x pro Seite

GUT FÜR

- Wirbelsäule
- Hüftbeuger
- Bauch

TIPPS

- Den Schultergürtel leicht vom Boden heben.
- Die Bauchmuskulatur aktivieren, um die Körpermitte zu stabilisieren und damit der untere Rücken stabil und flach auf dem Boden bleibt.

CRUNCH MIT BEIN-STRECKEN

Wenn die Hüftbeuger verspannt sind, zieht es schon mal im Lendenwirbelbereich, was Schmerzen im unteren Rücken verursachen kann. Übungen wie der Crunch mit wechselseitigem Beinstrecken sind eine gute Möglichkeit, die Hüftbeuger geschmeidig zu halten, die Körpermitte zu stärken und Verspannungen im Lendenwirbelbereich zu lösen.

1 Auf den Rücken legen und die Beine anwinkeln.

2 Das rechte Knie zur Brust ziehen. Gleichzeitig das linke Bein ausstrecken und etwas vom Boden abheben.

3 Für die korrekte Ausrichtung des gebeugten Beins die rechte Hand zum Fußgelenk führen und die linke Hand auf die Knieinnenseite legen.

4 Im fließenden Wechsel wie angegeben ein Bein strecken und das andere anziehen. Dabei den Oberkörper stabil halten.

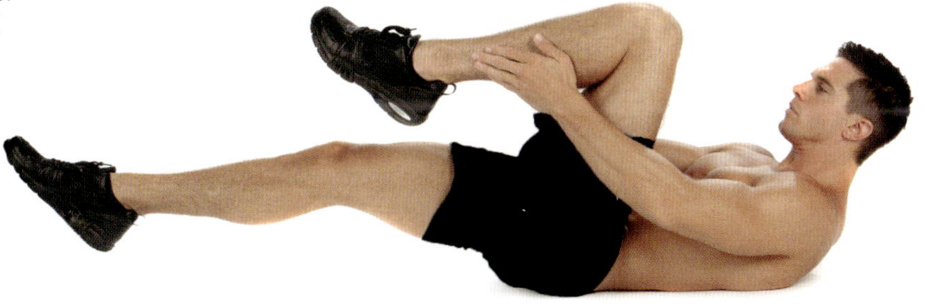

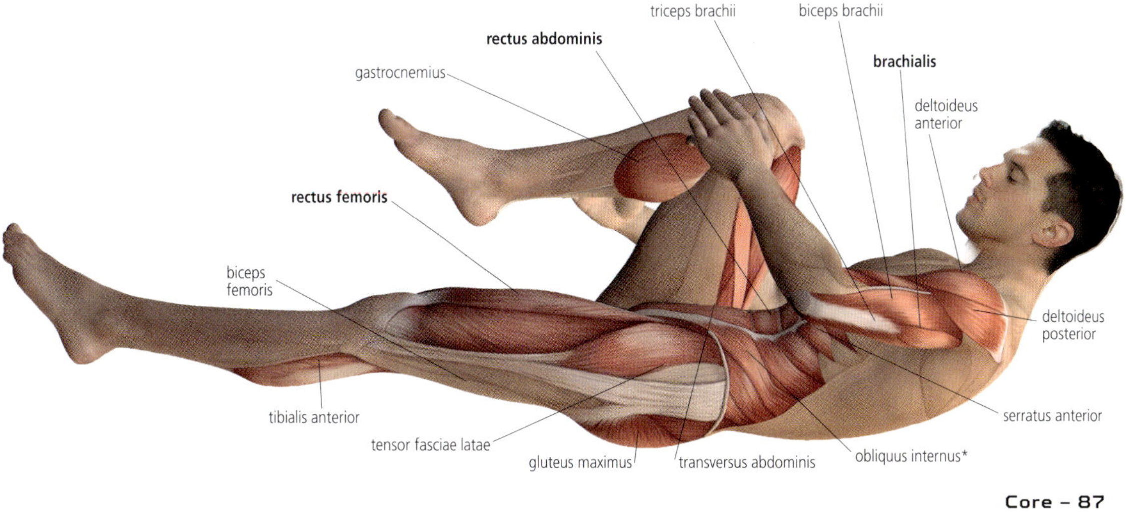

SCHERE

1-MIN-ZIEL

ANFÄNGER:INNEN
15 x pro Seite

FORTGESCHRITTENE
25 x pro Seite

PROFIS
40 x pro Seite

GUT FÜR

- Bauch
- Rücken
- Oberschenkel

TIPPS

- Die Core-Muskulatur angespannt halten.
- Um den Schultergürtel zu stabilisieren, die Schultern nach hinten, unten ziehen und nicht runden, wenn du die Beine greifst.
- Das Gesäß fest in den Boden drücken.
- Die Beine lang und gestreckt halten.

Hier arbeiten deine Beine wie die Klingen einer Schere, die durch die Luft schneiden, während der Oberkörper stabil bleibt. Dies ist eine großartige Übung für die gesamte Core-Muskulatur.

1 Auf den Rücken legen. Becken und Lendenwirbelbereich liegen flach auf der Matte. Die Arme mit den Handflächen nach unten seitlich am Körper ablegen. Beide Beine heben und anwinkeln.

2 Kopf und Nacken vom Boden lösen. Die Beine gestreckt zur Decke heben. Sitzbeinhöcker und Lendenwirbelbereich bleiben während des gesamten Bewegungsablaufs auf dem Boden verankert.

3 Beide Arme zum gestreckten linken Bein führen, sodass der Unterschenkel mit beiden Händen umfasst werden kann. Gleichzeitig das rechte Bein zur Matte absenken.

4 Die Beine im Wechsel nach oben und unten bewegen, sodass sie sich in der Luft kreuzen. Das nach oben gestreckte Bein jeweils mit den Händen umfassen.

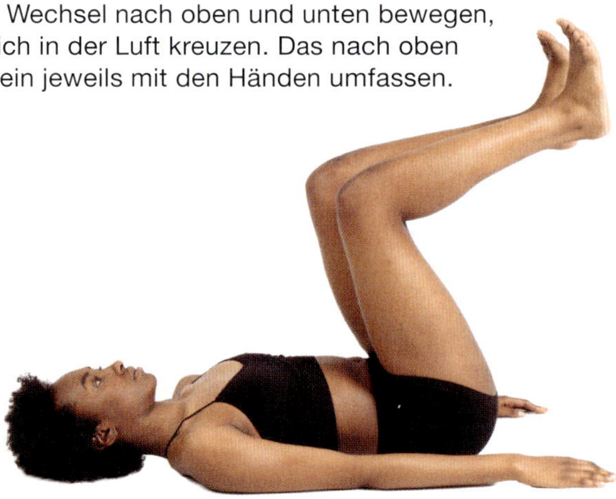

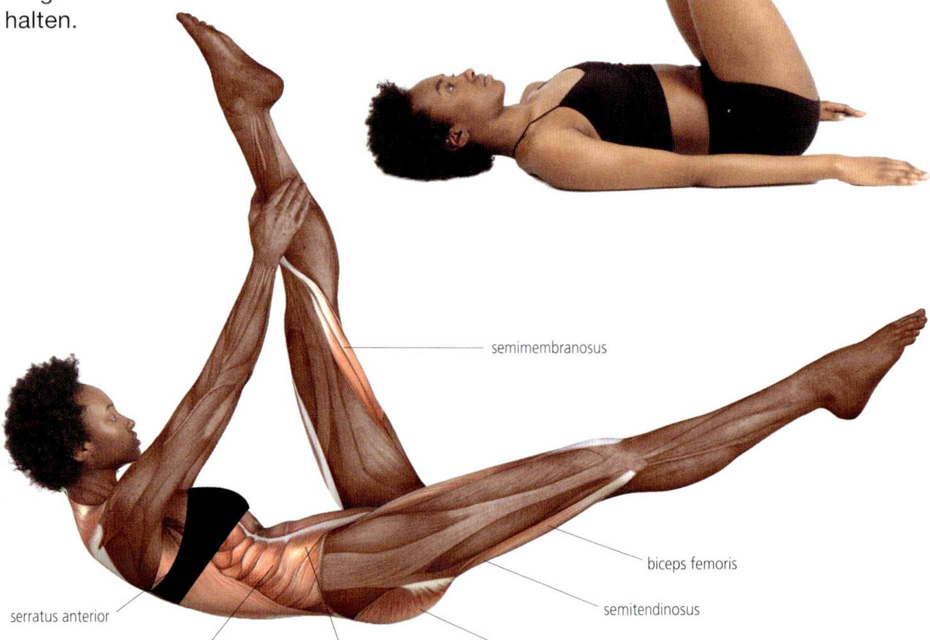

SCHULTERBRÜCKE MIT BEINHEBEN

1-MIN-ZIEL

ANFÄNGER:INNEN

4 x 10 Sek halten + Pause

FORTGESCHRITTENE

3 x 15 Sek halten + Pause

PROFIS

2 x 30 Sek

GUT FÜR

- Gesäß
- Rücken
- Bauch

TIPPS

- Für mehr Spannung und Stabilität die Ellenbogen und Knie leicht nach außen rotieren.
- Die Wirbelsäule lang machen und den Rücken gerade halten.
- Den Brustkorb weiten und die Schultern nicht nach vorn ziehen.

Diese Übung ist eine prima Ergänzung zur klassischen Schulterbrücke (siehe Seite 61). Sie trainiert Bauchmuskeln, Rücken und Gesäß, und verbessert außerdem das Gleichgewicht. Etwas einfacher wird es, wenn du nicht das ganze Bein, sondern nur den Fuß leicht anhebst. Wenn nötig, stütze dich mit den Händen unter den Hüften ab.

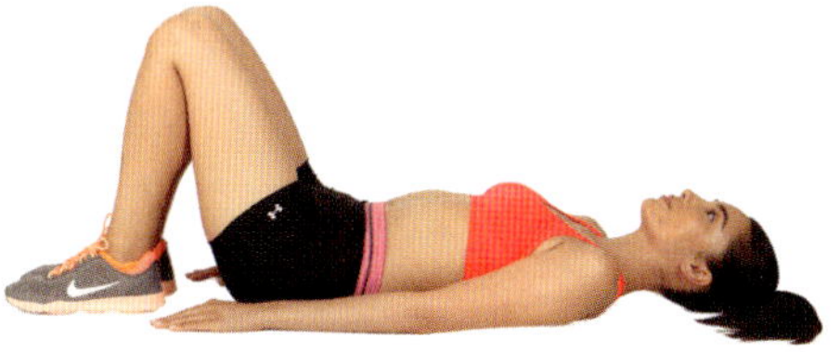

1 Auf den Rücken legen. Die Arme mit den Handflächen nach unten gestreckt neben dem Körper ablegen. Die Beine anwinkeln. Die Füße sollten flach und fest auf dem Boden stehen.

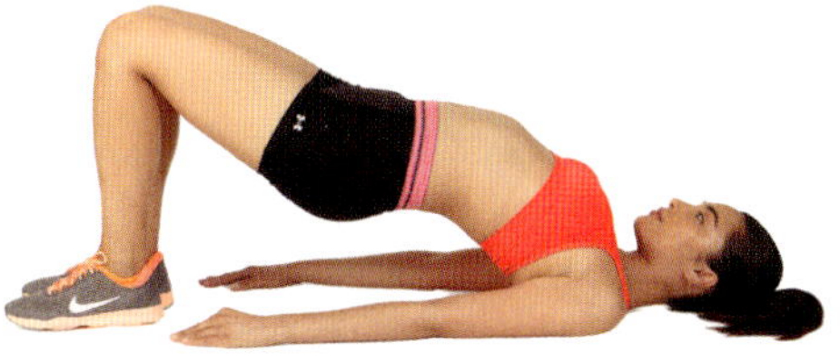

2 Becken und unteren Rücken vom Boden so weit nach oben drücken, dass von den Knien bis zu den Schultern eine Linie entsteht. Das Körpergewicht auf das rechte Bein verlagern.

3 Das linke Bein angewinkelt zur Brust ziehen und wieder senken, bis die Fußspitze die Matte berührt. Das linke Bein erneut angewinkelt in Richtung Brust ziehen und dieses Mal auf dem Boden absetzen.

4 Die Bewegung nun mit dem rechten Bein durchführen. Die Übung wie angegeben wiederholen.

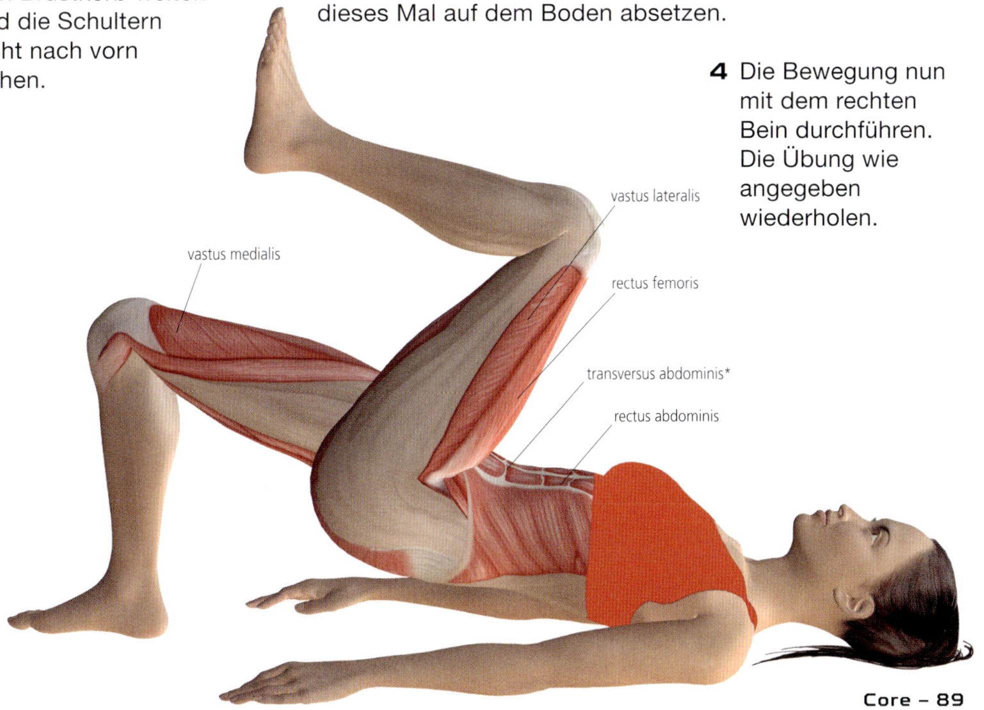

1-MIN-ZIEL

ANFÄNGER:INNEN
10 x

FORTGESCHRITTENE
20 x

PROFIS
40 x

GUT FÜR

- Bauch
- Unteren Rücken

TIPPS

- Die Bauchmuskulatur aktiviert halten, um einen Rundrücken zu vermeiden.
- Die Hände nicht verschränken und gegen den Nacken drücken, da er sonst schnell überstreckt wird.
- Die Bewegung langsam und kontrolliert ausführen.
- Die Ellbogen beim Aufrichten auf Schulterhöhe halten und leicht eindrehen.

DIAGONALER CRUNCH

Der diagonale Crunch ist eine erweiterte Version des klassischen Crunch (siehe Seite 78). Beim diagonalen Crunch ist neben der geraden Bauchmuskulatur auch die schräge gefordert. Wie der Sit-up mit Rotation ist auch dieser Crunch eine tolle Grundübung zur Stärkung der gesamten Core-Muskulatur.

1 Mit angewinkelten Beinen auf den Rücken legen. Die Hände an den Hinterkopf legen. Die Ellbogen zeigen nach außen.

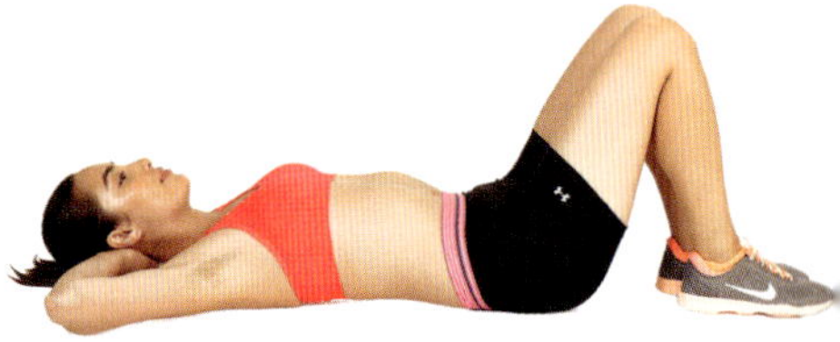

2 Den Oberkörper mit der Kraft der Bauchmuskeln so einrollen, dass Kopf und Schultergürtel vom Boden abheben.

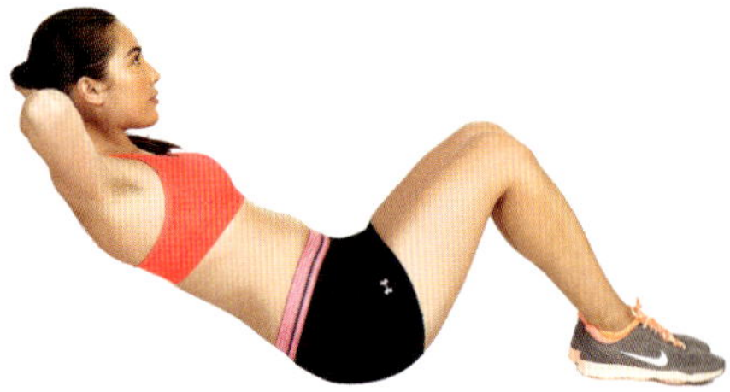

3 Aus dieser halb sitzenden Position aus der Taille heraus nach rechts rotieren, sodass der linke Ellbogen zum rechten Knie geht.

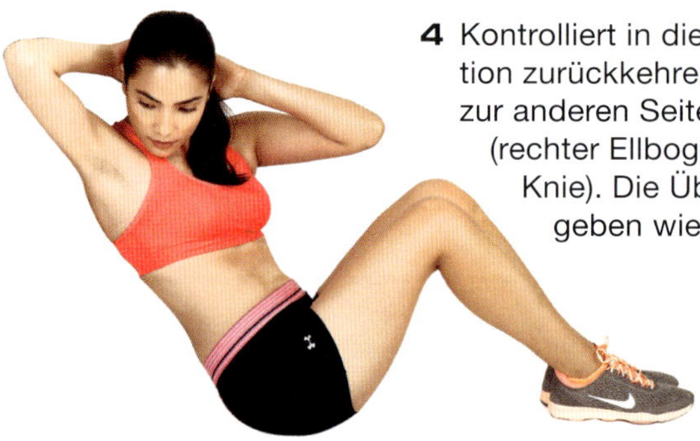

4 Kontrolliert in die Ausgangsposition zurückkehren und die Übung zur anderen Seite ausführen (rechter Ellbogen zum linken Knie). Die Übung wie angegeben wiederholen.

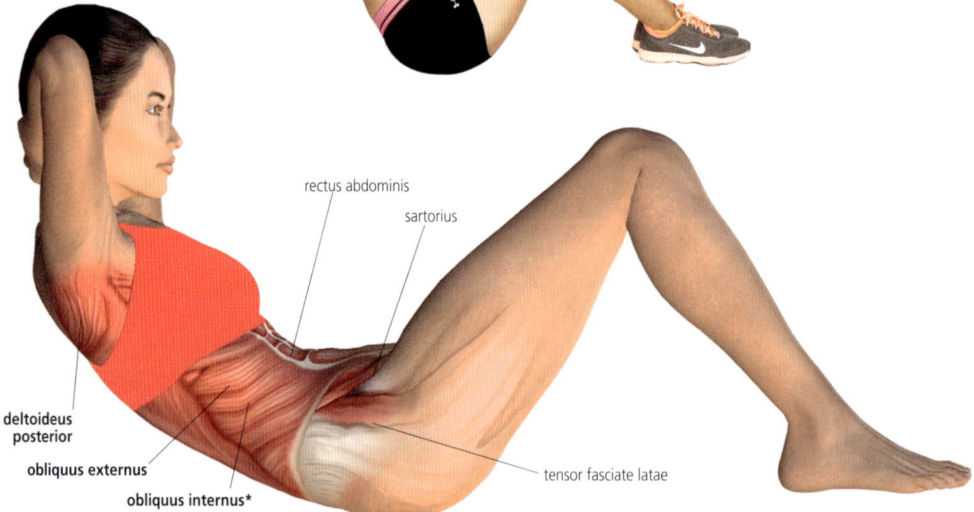

1-MIN-ZIEL

ANFÄNGER:INNEN

10 x

FORTGESCHRITTENE

20 x

PROFIS

40 x

GUT FÜR

- Bauch
- Unteren Rücken

TIPPS

- Für eine maximale Aktivierung der Bauchmuskulatur die Bewegung fließend, kontrolliert und langsam durchführen.
- Gleichmäßig ein- und ausatmen. Nicht die Luft anhalten.

RUSSIAN TWIST

Der Rumpftwist im Sitzen trainiert die geraden und schrägen Bauchmuskeln. Durch die regelmäßige Ausführung dieser Übung oder ihrer Varianten verbesserst du deine Bauchmuskelkraft und förderst die schnelle Beweglichkeit des Oberkörpers, was vor allem bei Sportarten wie Schwimmen, Hockey, Golf und Boxen von Vorteil ist.

1 Mit angewinkelten Beinen auf den Boden setzen. Die Füße sind flach auf dem Boden. Den Oberkörper aufrichten und leicht nach hinten lehnen. Die Arme auf Schulterhöhe nach vorn strecken, sodass sie parallel zu den Oberschenkeln ausgerichtet sind.

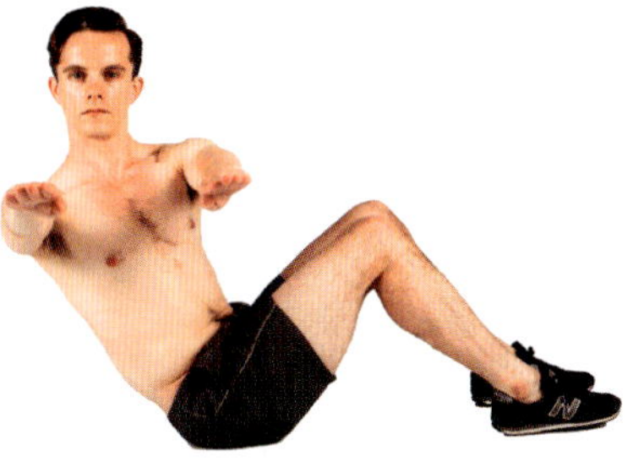

2 Den Oberkörper aus der Taille heraus nach rechts drehen und die gestreckten Arme mitnehmen. Der Blick folgt den Armen.

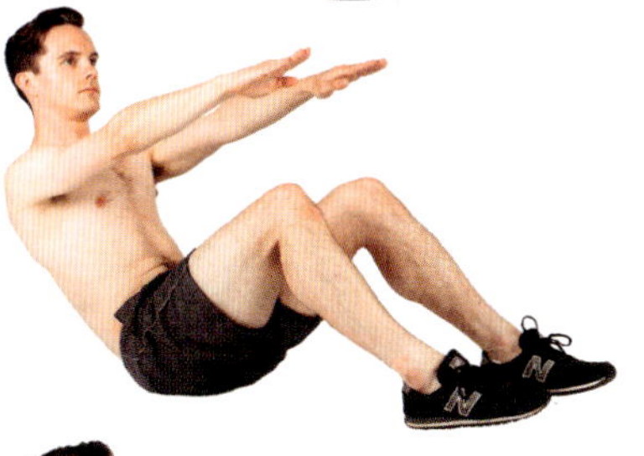

3 Dann den Oberkörper in einer fließenden, kontrollierten Bewegung nach links drehen. Die Übung wie angegeben wiederholen.

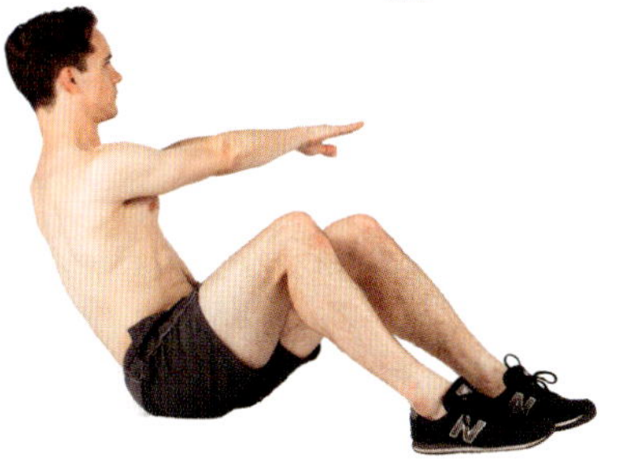

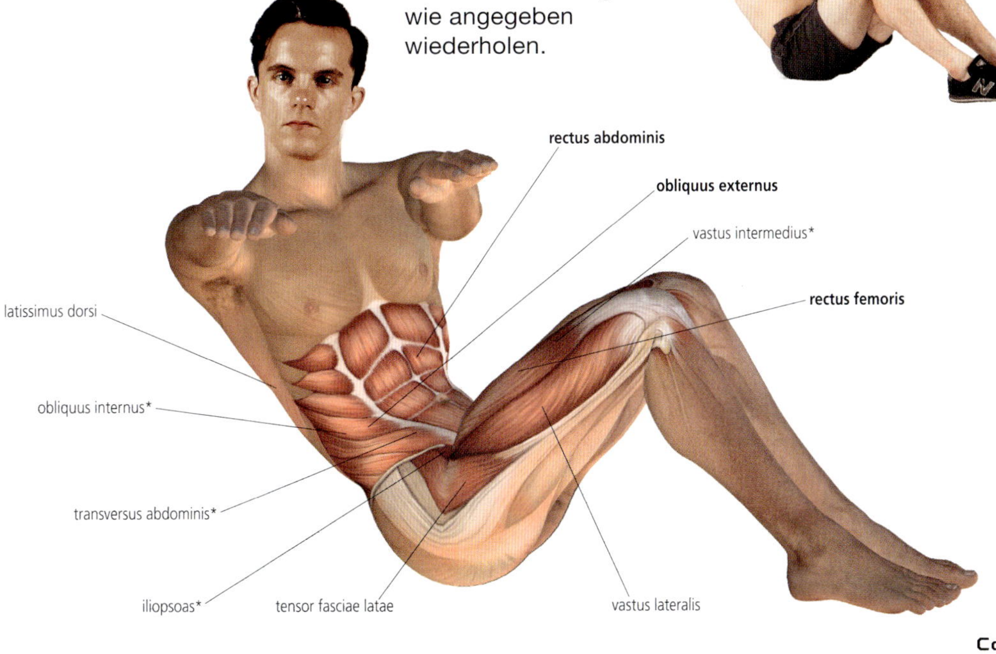

1-MIN-ZIEL

ANFÄNGER:INNEN
30 x

FORTGESCHRITTENE
40 x

PROFIS
60 x

GUT FÜR

- Trizeps
- Schultergürtel
- Rumpf

TIPPS

- Der Oberkörper sollte so stabil wie möglich auf dem Ball ruhen.
- Die Finger bei der ganzen Bewegung gestreckt halten.
- Beide Fußballen bleiben fest auf dem Boden.

RUDERN AUF DEM BALL

Das Rudern in Bauchlage auf dem Gymnastikball ist eine fortgeschrittene Übung, die die Rotatorenmanschette und den oberen Rücken beansprucht, aber auch die Körpermitte effektiv trainiert. Vor dieser Übung sollte der Körper gut aufgewärmt und der Schultergürtel gelockert sein.

1 Mit dem Bauch auf einen Gymnastikball legen. Die Beine hüftbreit spreizen und die Zehen aufstellen, um die Position zu stabilisieren.

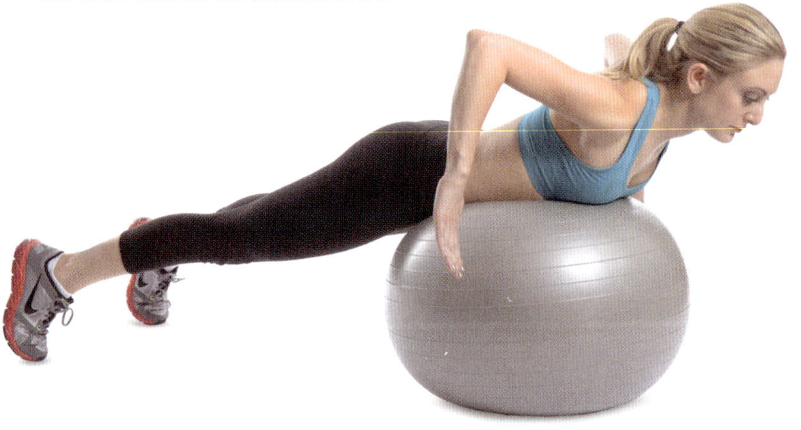

2 Die Arme seitlich auf Schulterhöhe heben und im rechten Winkel beugen, sodass die Oberarme parallel zum Boden sind und die Finger zum Boden zeigen.

3 Die Arme möglichst hoch ziehen.

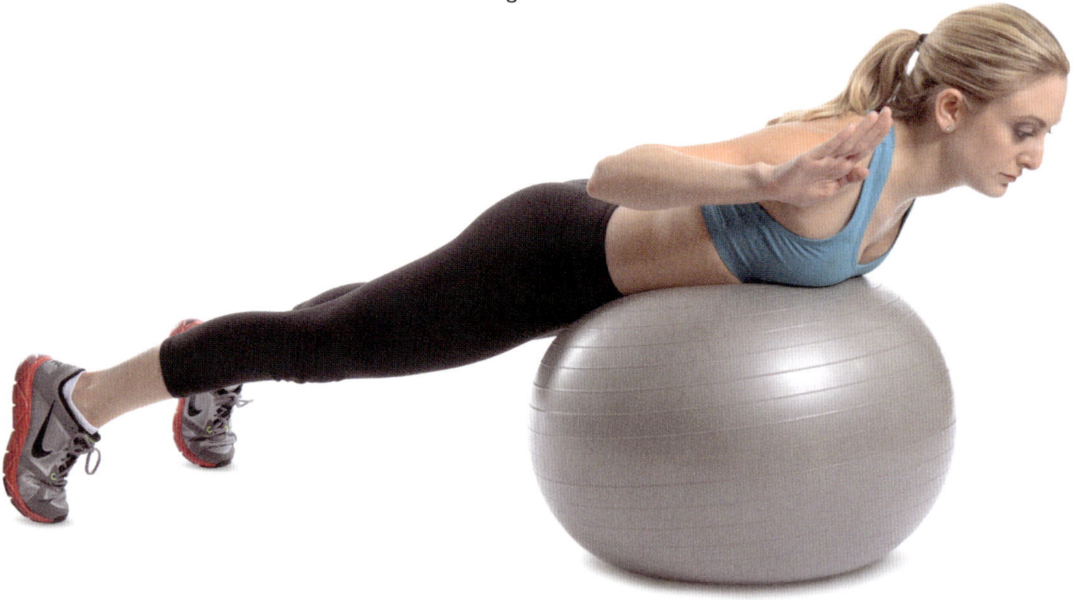

4 Die Unterarme parallel zum Boden heben.

5 Mit den Armen aus den Schultern heraus nach unten rudern, bis die Finger fast den Boden berühren.

6 Die Übung wie beschrieben wiederholen.

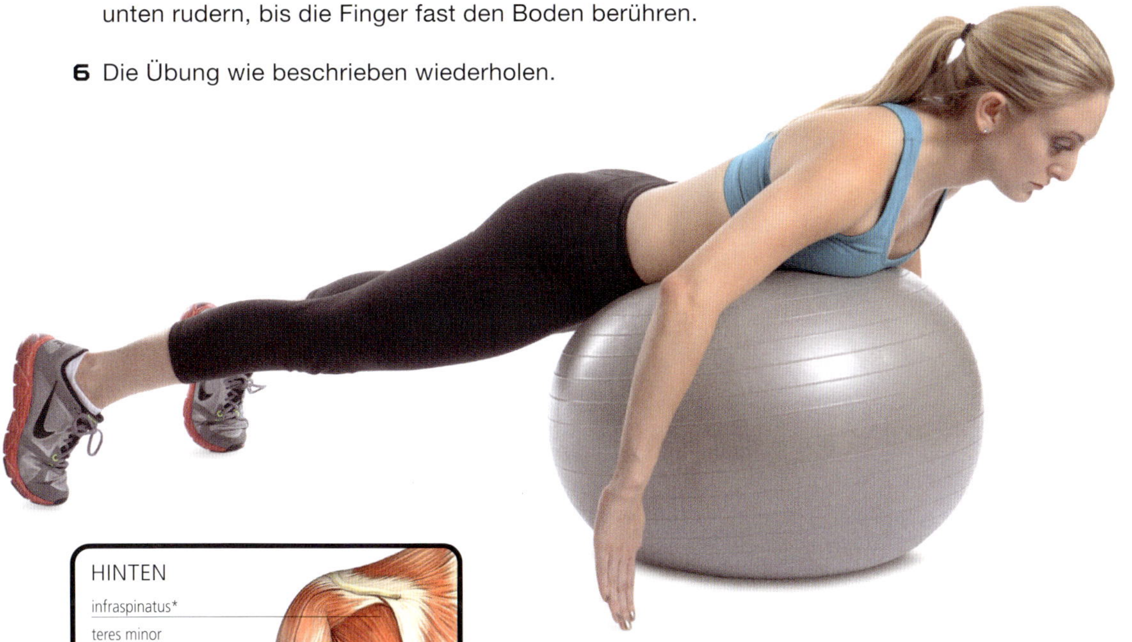

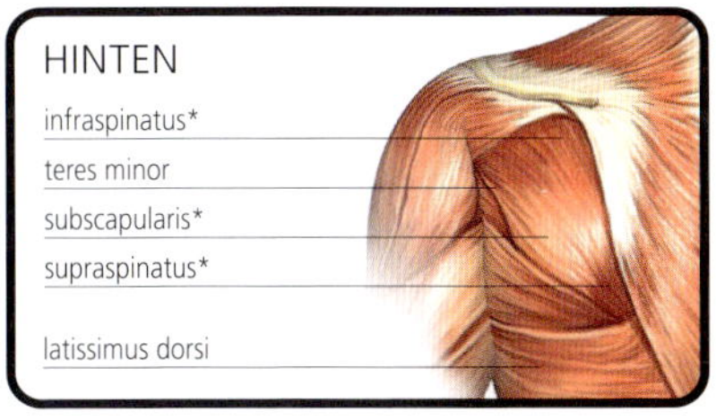

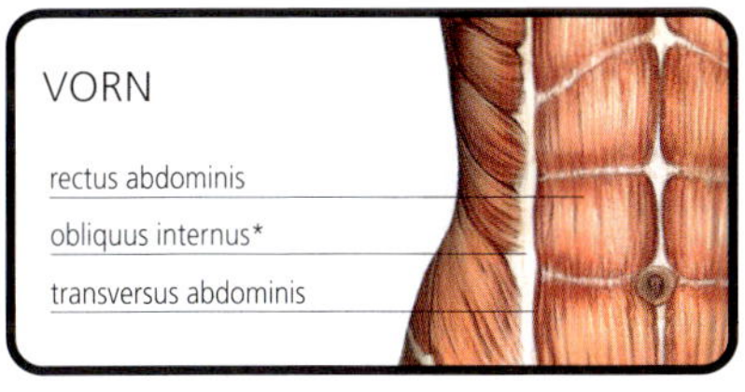

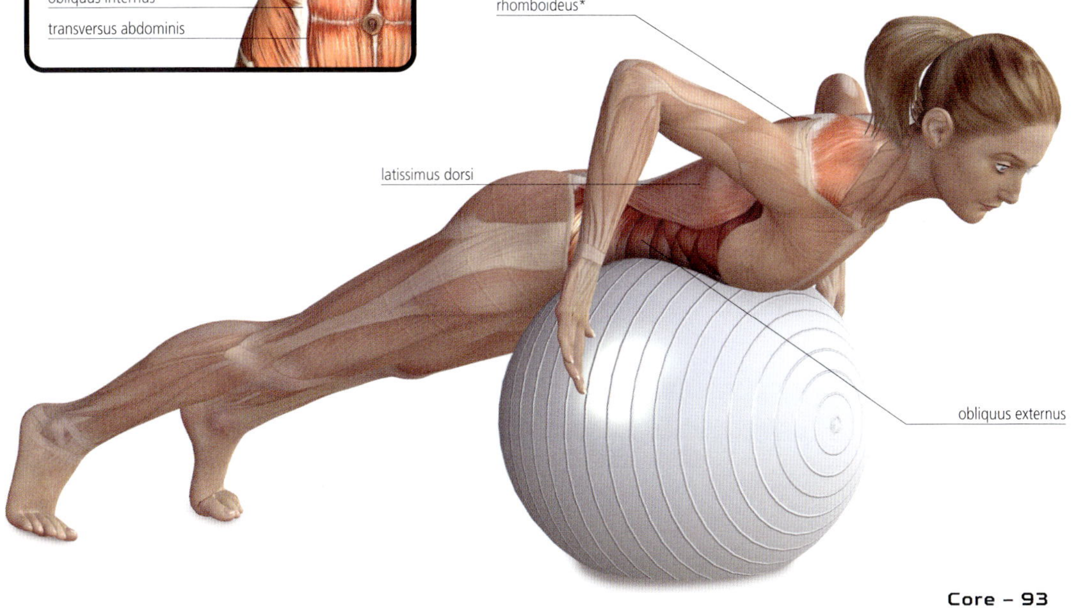

BEINDRÜCKEN

1-MIN-ZIEL

ANFÄNGER:INNEN
5 x 10 Sek halten

FORTGESCHRITTENE
5 x 15 Sek halten

PROFIS
6 x 20 Sek halten

GUT FÜR

- Oberschenkel
- Gesäß
- Core

TIPPS

- Die Beine geschlossen halten und die Zehen anziehen.
- Mit beiden Händen gleichmäßigen Druck ausüben.
- Nicht den Atem anhalten.
- Die Schultern nicht nach vorn ziehen.

Wenn du mit den Armen so stark wie möglich gegen beide Oberschenkel drückst, wird deine gesamte Rumpfmuskulatur trainiert. Wenn das zu schwierig ist, kannst du den Druck erst mal nur auf ein Bein anwenden.

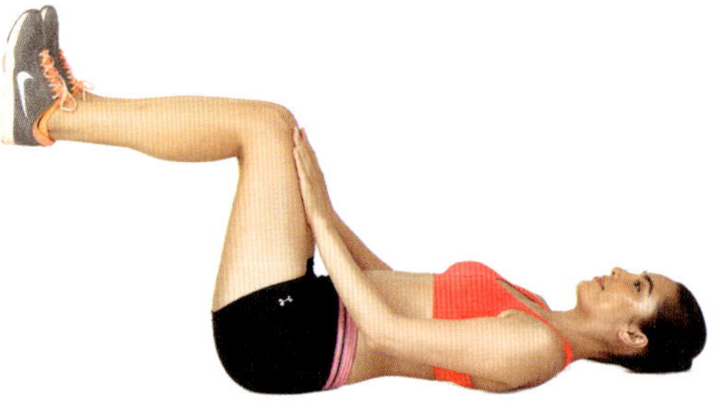

1 Auf den Rücken legen und die Beine in Tischposition bringen. Die Hände unterhalb der Knie auf die Oberschenkel legen.

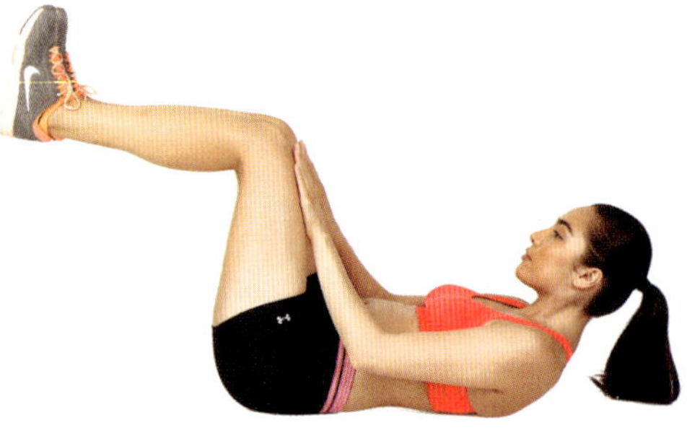

2 Die Zehen anziehen und mit den Handflächen aus der Bauchmuskelkraft heraus so fest wie möglich gegen die Oberschenkel drücken, die dagegenhalten müssen. Dabei die Ellbogen beugen und leicht nach außen drehen.

3 Den Schultergürtel vom Boden heben. Die Position wie angegeben halten und wiederholen.

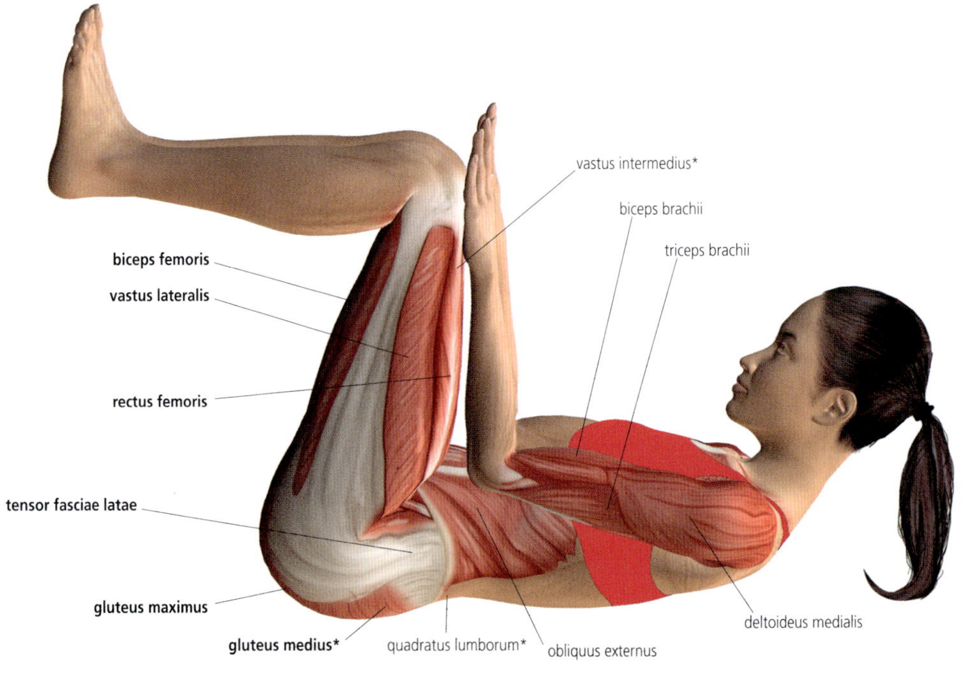

1-MIN-ZIEL

ANFÄNGER:INNEN
15 x

FORTGESCHRITTENE
20 x

PROFIS
40 x

GUT FÜR

- Trizeps
- Schultergürtel
- Bauch
- Oberschenkel

TIPPS

- Für mehr Spannung und Stabilität die Ellenbogen und Knie leicht nach außen rotieren.
- Die Wirbelsäule lang machen und den Rücken gerade halten.
- Den Brustkorb weiten und die Schultern nicht nach vorn ziehen.

CRUNCH AUF DEM STUHL

Ein Stuhl ist ein super Trainingsgerät für alle, die viel Zeit am Schreibtisch verbringen, Probleme mit dem Gleichgewicht haben oder nur eingeschränkt mobil sind, denn der Stuhl sorgt für mehr Stabilität. Da es sich bei der Bauchmuskulatur um eine ganze Gruppe kleinerer, miteinander verbundener Muskeln handelt, profitieren sie von täglichem Training und benötigen selten einen Ruhetag dazwischen.

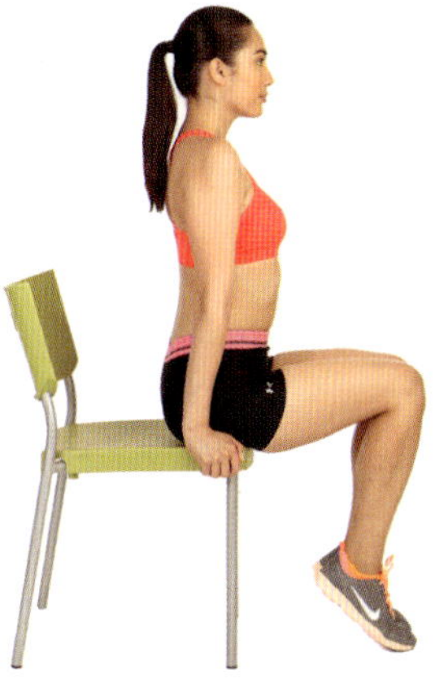

1 Auf einen Stuhl setzen. Mit den Händen die seitlichen Stuhlkanten umgreifen. Die Arme gestreckt halten.

2 Den Oberkörper zur vorderen Stuhlkante bewegen und, wenn möglich, das Gesäß leicht vom Stuhl abheben. Hüfte und Knie sollten im rechten Winkel gebeugt sein.

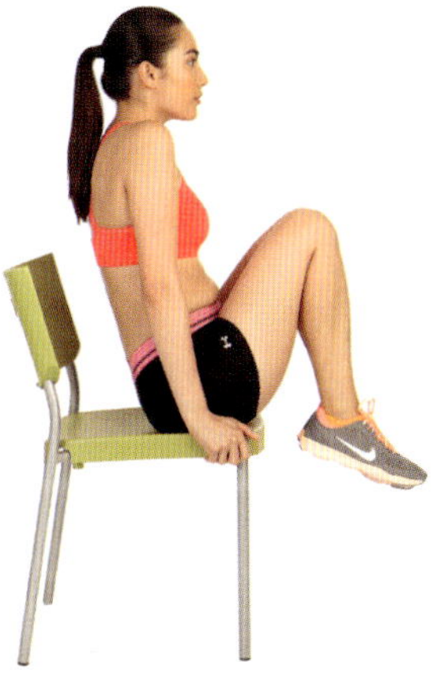

3 In einer fließenden Bewegung das Steißbein Richtung vordere Stuhlkante schieben und die Knie Richtung Brust ziehen. Dabei die Ellbogen leicht beugen.

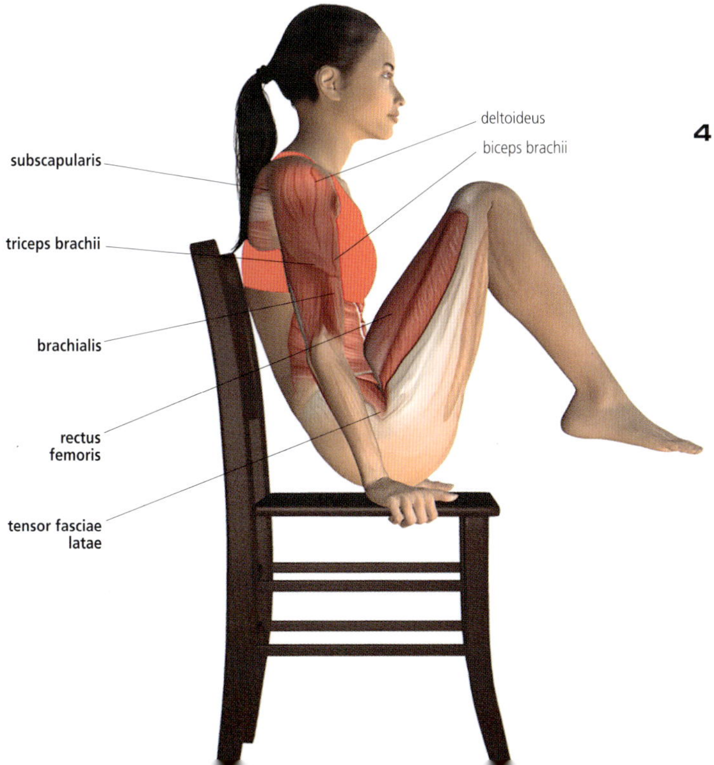

4 Den Kopf in einer neutralen Position halten. Die Arme wieder durchstrecken, aus den Schultern heraus in den Stuhl drücken und die Beine in die Ausgangsposition absenken. Die Übung wie angegeben wiederholen.

KAPITEL 4

RÜCKEN

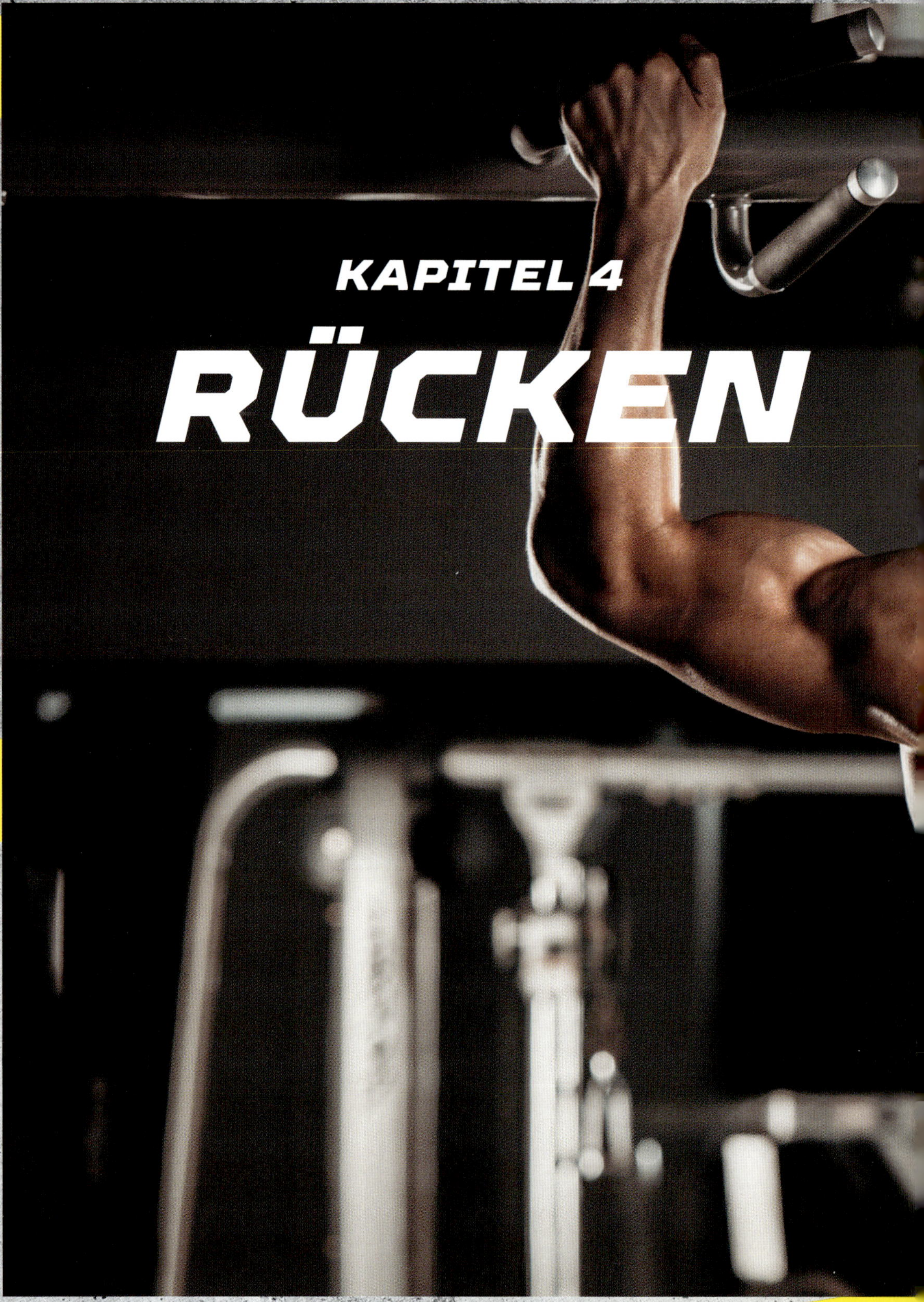

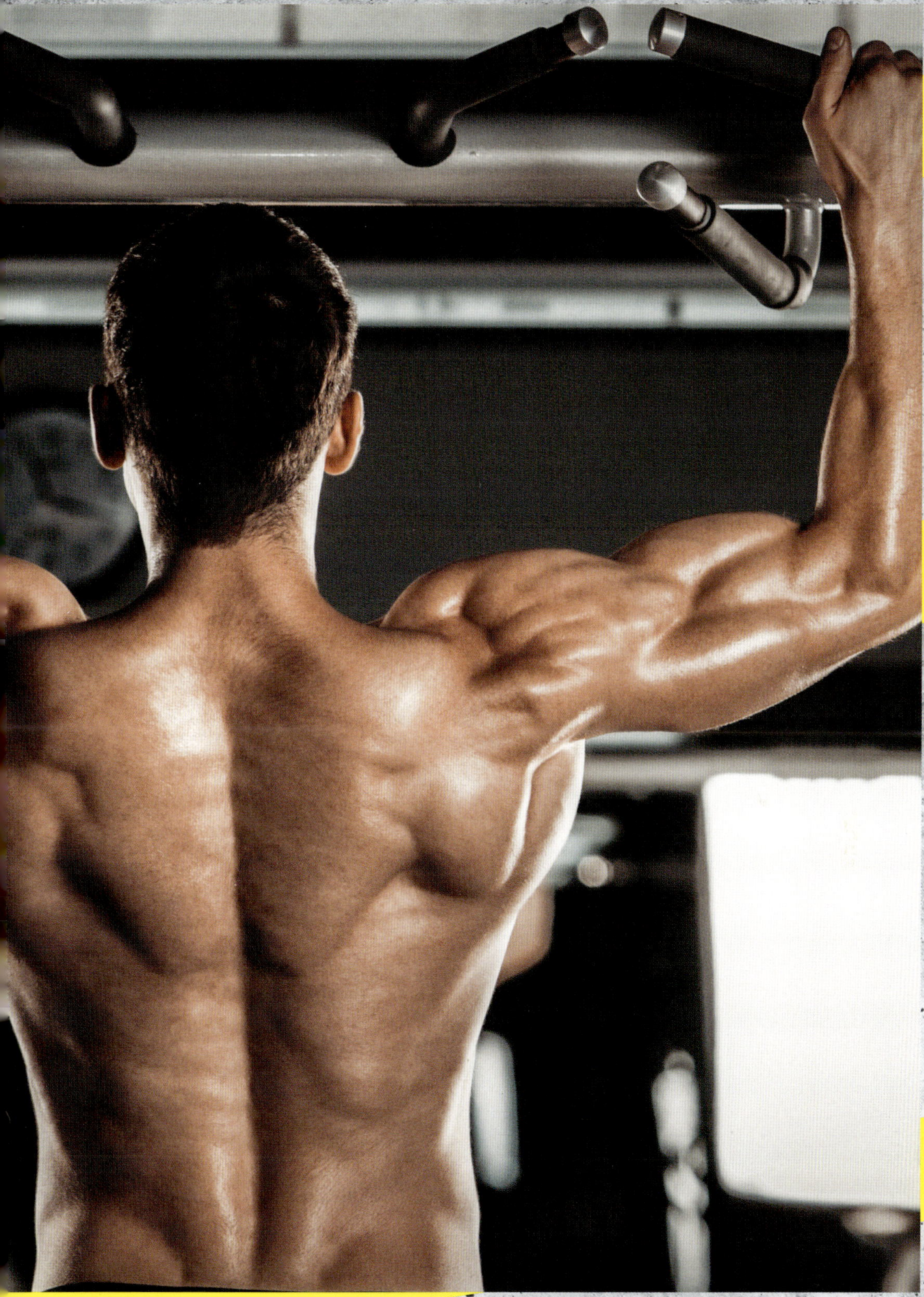

DIAGONALES ARM-BEIN-STRECKEN

1-MIN-ZIEL

ANFÄNGER:INNEN
4 x 10 Sek halten + Pause

FORTGESCHRITTENE
3 x 15 Sek halten + Pause

PROFIS
2 x 30 Sek halten

GUT FÜR

- Wirbelsäule
- Gesäß

TIPPS

- Arm und Bein gleichzeitig heben und strecken.
- Die Hüftknochen bleiben auf der Matte.
- Rumpf und Becken nicht drehen.

Diese Übung stärkt Körpermitte, Rücken und Gesäßmuskulatur und kann Verspannungen im Lendenwirbelbereich lösen.

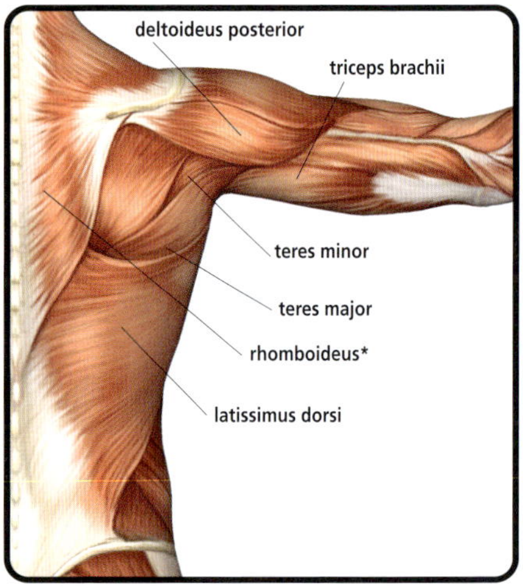

1 Auf den Bauch legen und die Arme vor dem Kopf anwinkeln. Die linke Handfläche flach unter das Kinn auf dem Boden ablegen.

2 Den rechten Arm ausstrecken und den Daumen nach oben zur Decke strecken. Gleichzeitig den rechten Arm, den Oberkörper und das gestreckte linke Bein von der Matte heben. Die Position wie angegeben halten.

3 Arm und Bein langsam und kontrolliert wieder absenken. Die Übung mit linkem Arm und rechtem Bein wiederholen.

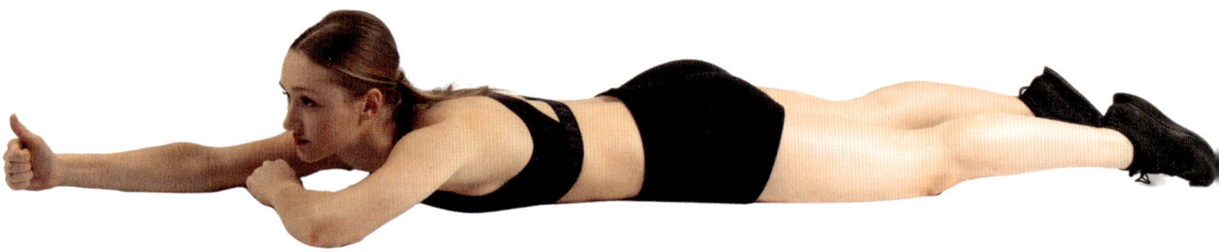

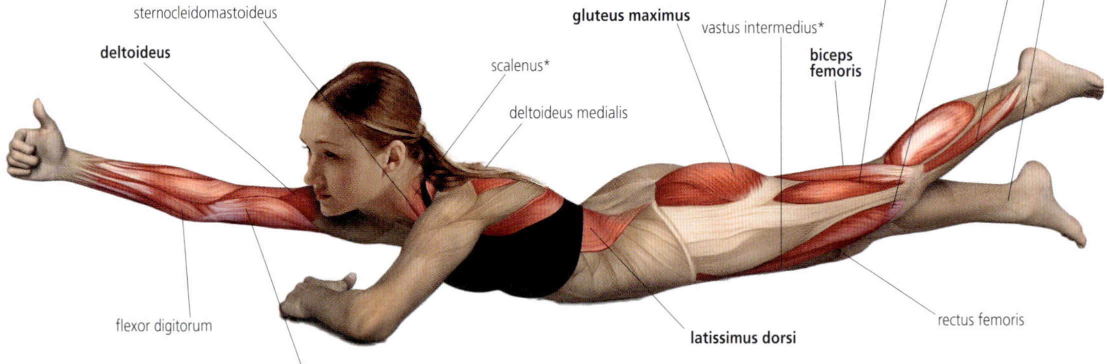

1-MIN-ZIEL

ANFÄNGER:INNEN
4 x 15 Sek halten

FORTGESCHRITTENE
4 x 30 Sek halten

PROFIS
6 x 30 Sek halten

GUT FÜR

- Unteren Rücken
- Schräge Bauchmuskulatur

TIPPS

- Die Körpermitte zentriert halten.
- Die Bewegung kontrolliert und langsam durchführen.
- Nicht mit den Beinen Schwung holen.

TWIST MIT ANGEWINKELTEN BEINEN

Diese Übung stärkt die Körpermitte. Wie bei vielen Core-Übungen solltest du die Bewegung langsam, kontrolliert und ohne Schwung ausführen. Schließlich sollen die Muskeln die Arbeit leisten.

1 Auf den Rücken legen. Die Arme seitlich auf Schulterhöhe ausstrecken. Die Beine geschlossenen in Tischposition bringen.

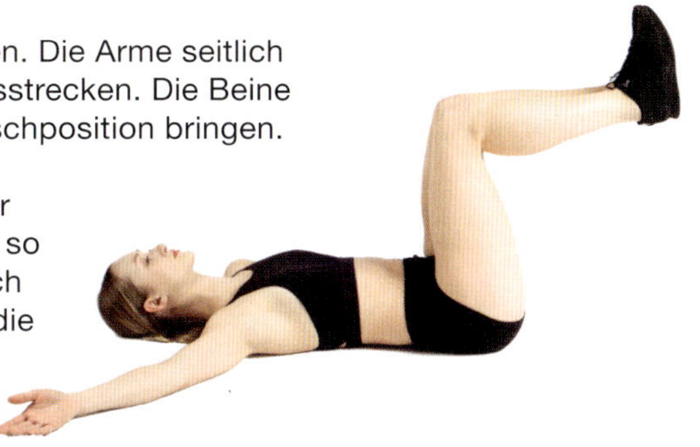

2 Die Bauchmuskulatur aktivieren. Die Beine so weit wie möglich nach rechts führen, ohne die Schultern vom Boden zu lösen. Die Position wie angegeben halten.

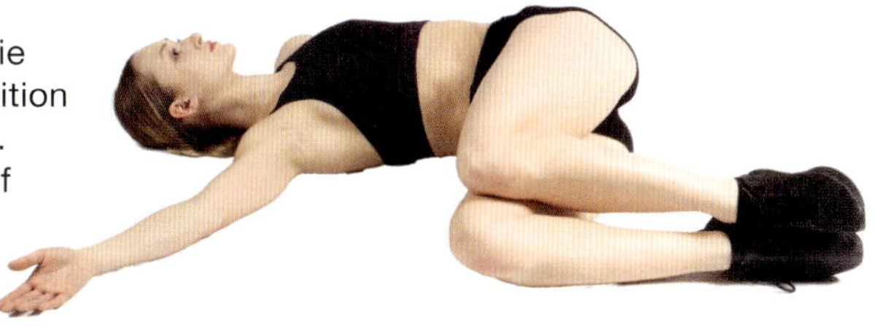

3 Langsam in die Ausgangsposition zurückkehren. Die Übung auf der anderen Seite wiederholen.

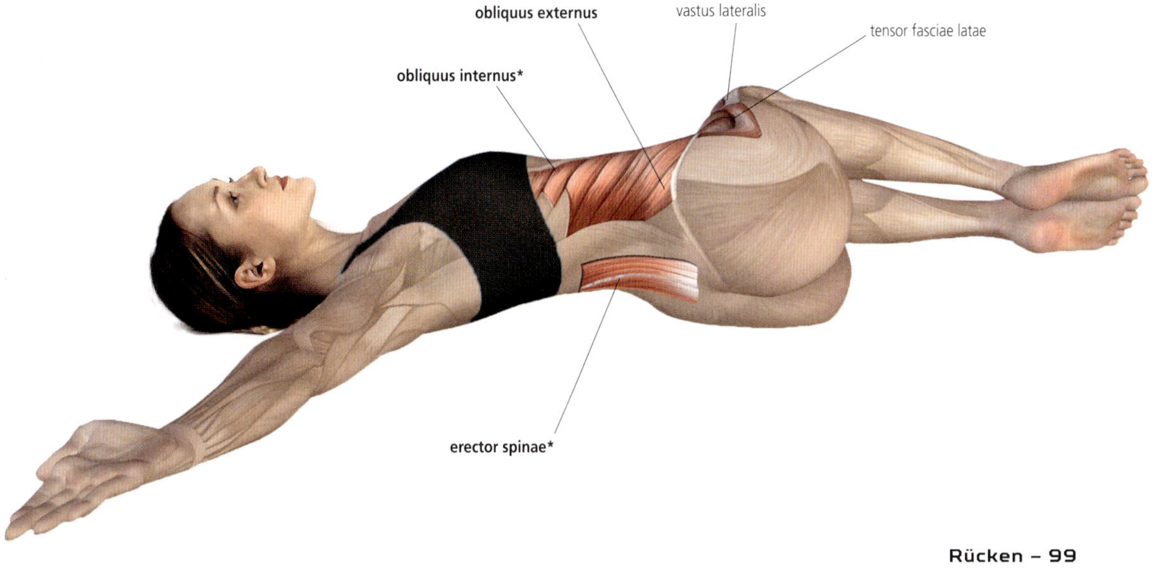

1-MIN-ZIEL

ANFÄNGER:INNEN
4 Sets mit 10 Sek + Pause

FORTGESCHRITTENE
3 Sets mit 15 Sek + Pause

PROFIS
2 Sets mit 30 Sek

GUT FÜR

- Hüftstrecker
- Wirbelsäule

TIPPS

- Arme und Beine so lang wie möglich strecken.
- Gesäß- und Bauchmuskeln aktiviert halten.
- Den Nacken neutral und in Verlängerung der Wirbelsäule halten.
- Die Schultern nicht hochziehen.

PADDELN IN BAUCHLAGE

Diese Übung sieht erst mal einfach aus, hat es bei korrekter Ausführung aber in sich, weil so gut wie alle Muskeln des Körpers beansprucht werden. Insbesondere zielt sie aber auf die Dehnung und Kräftigung des Hüftstreckers. Das Paddeln ist außerdem eine effektive Übung für den Rücken, bei der die Stützmuskeln der Wirbelsäule gekräftigt werden.

1 Auf den Bauch legen und die Beine hüftbreit ausstrecken. Die Arme, mit den Handflächen nach unten, nach vorn ausstrecken. Den Beckenboden aktivieren und den Bauchnabel zur Wirbelsäule ziehen.

2 Den oberen Rücken lang machen. Linken Arm und rechtes Bein gleichzeitig anheben. Kopf und Brustbereich heben.

3 Arm und Bein wieder ablegen, aber gestreckt halten.

4 Nun rechten Arm und linkes Bein gestreckt anheben und die Übung wiederholen.

5 Beim Ablegen Arme und Beine so lang wie möglich strecken.

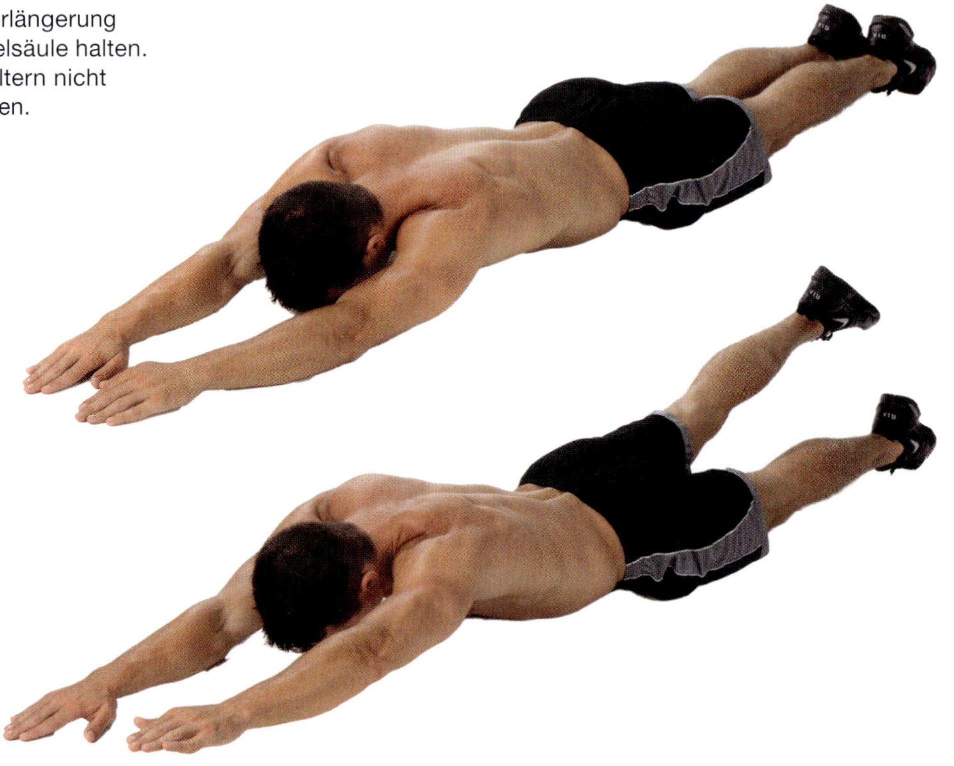

Variante Schwieriger: Beide Arme und Beine gleichzeitig heben. Dabei den Bauchnabel zur Wirbelsäule ziehen. Diese Variante ist auch als Superman (siehe Seite 161) bekannt.

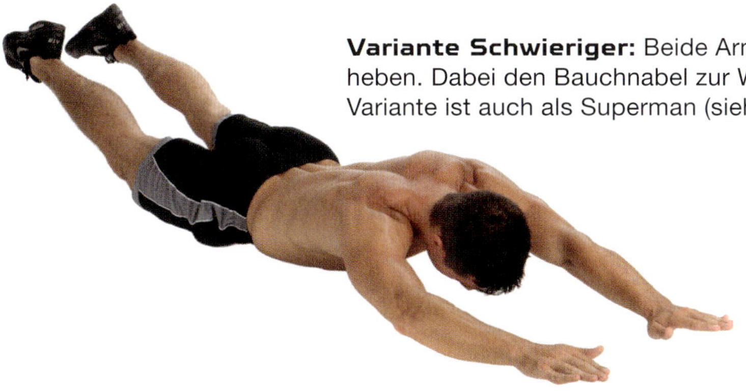

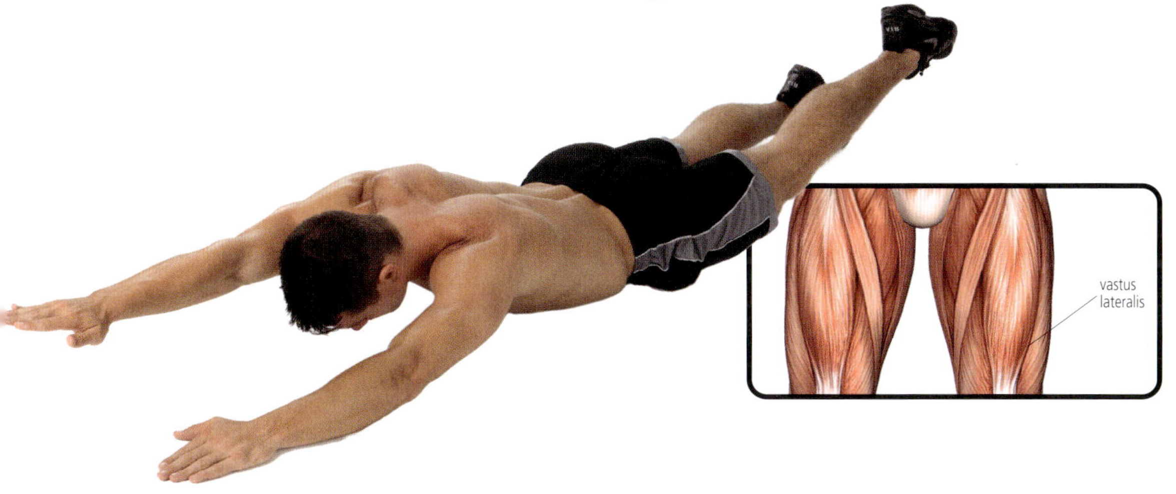

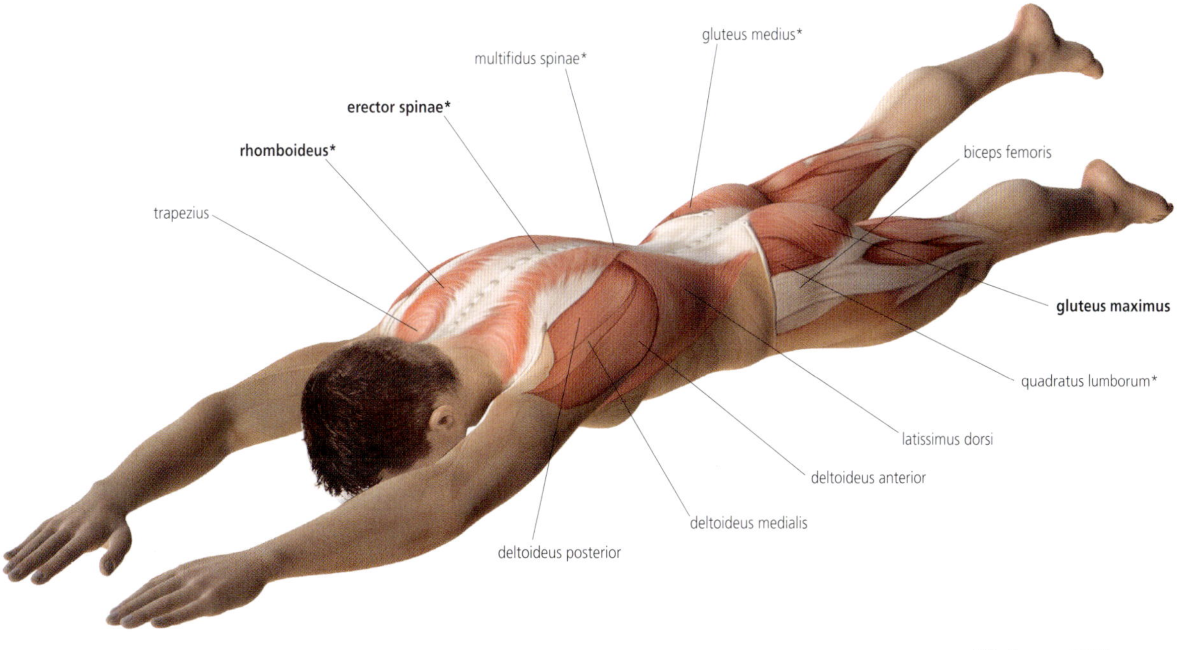

CRUNCH AUS DEM VIERFÜSSLER-STAND

1-MIN-ZIEL

ANFÄNGER:INNEN
4 x 15 Sek halten

FORTGESCHRITTENE
4 x 30 Sek halten

PROFIS
6 x 30 Sek halten

GUT FÜR

- Bauch
- Rücken
- Gesäß

TIPPS

- Die Bewegung langsam und kontrolliert ausführen.
- Den Nacken entspannt lassen und den Blick nach unten richten.
- Wenn Arm und Bein zusammengeführt werden, das Kinn leicht zur Brust führen.
- Die Bauchmuskulatur ist angespannt.
- Der Oberkörper bleibt gerade.
- Bei der Streckung von Arm und Bein nicht ins Hohlkreuz fallen.

Dieser Crunch ist eine effektive Übung zum Aufbau von Core-, Rücken-, Bauch- und Gesäßmuskulatur. Darüber hinaus werden Gleichgewicht und Koordination trainiert.

1 In den Vierfüßlerstand kommen. Der Rücken bleibt gerade. Den Bauchnabel zur Wirbelsäule ziehen, um den Core stabil zu halten.

2 Rechten Ellbogen und linkes Knie unter dem Oberkörper zusammenführen.

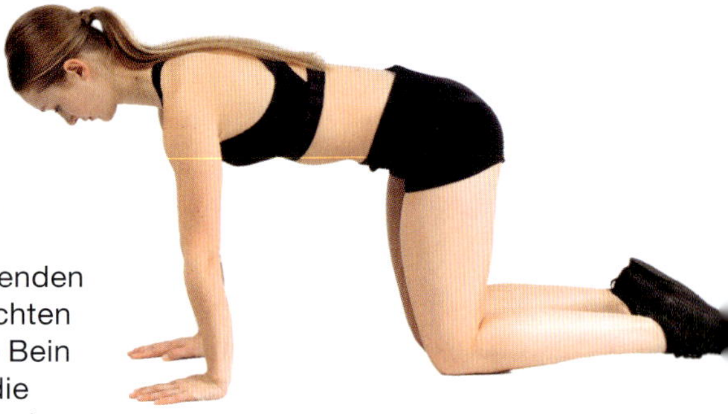

3 Dann in einer fließenden Bewegung den rechten Arm und das linke Bein ausstrecken und die Position wie angegeben halten.

4 Die Übung mit linkem Arm und rechtem Bein wiederholen.

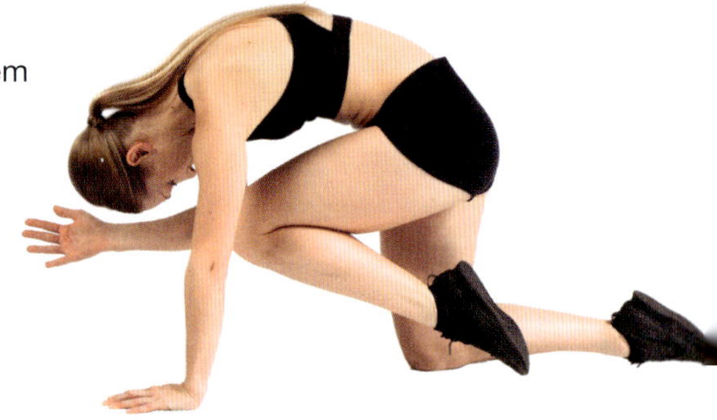

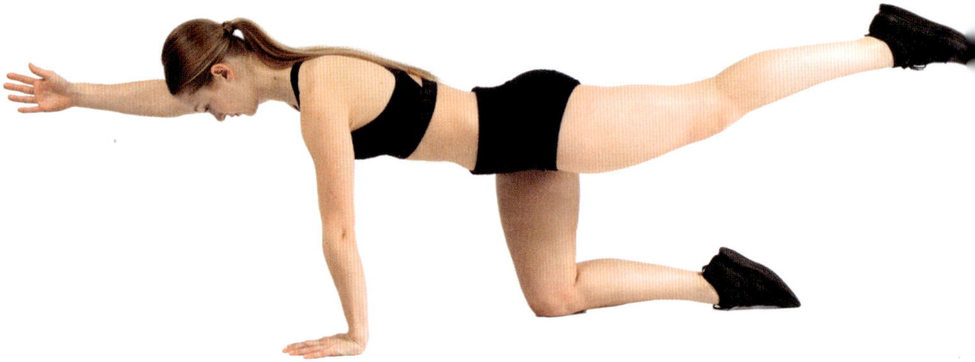

Variante Schwieriger: Anstatt in den Vierfüßlerstand zu kommen, die Plank-Position einnehmen (siehe Seite 148) und dann Arm und Bein gegengleich strecken.

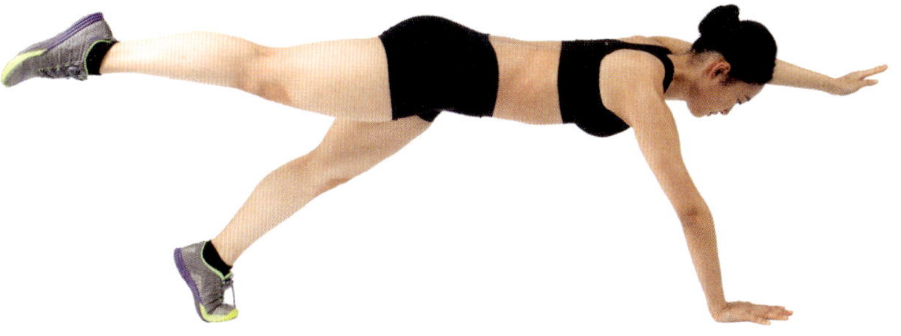

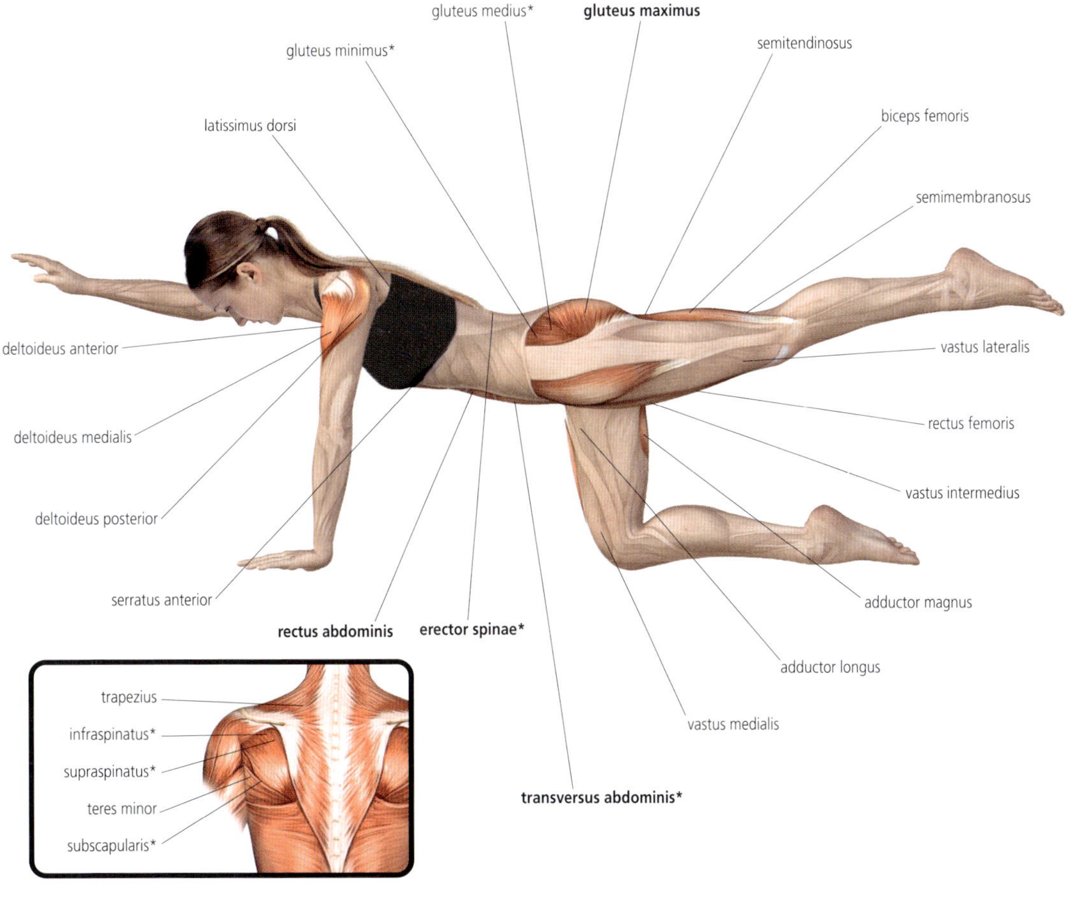

RÜCKBEUGE MIT BALL

1-MIN-ZIEL

ANFÄNGER:INNEN
4 x 10 Sek halten + Pause

FORTGESCHRITTENE
3 x 15 Sek halten + Pause

PROFIS
2 x 30 Sek halten

GUT FÜR

- Unteren Rücken
- Bauch
- Gesäß

TIPPS

- Sowohl Beugung als auch Streckung mit größtmöglichem Bewegungsradius ausführen.
- Eine Überstreckung des Rückens vermeiden.
- Den Kopf nicht in den Nacken legen.

Wenn du nicht ins Fitnessstudio gehst und dir keine Rückenmaschine zur Verfügung steht, kannst du deinem Rücken auch mithilfe eines Gymnastikballs Gutes tun und die unteren Rückenmuskeln kräftigen. Ganz nebenbei werden bei dieser Übung auch Bauch und Gesäß trainiert.

1 Bäuchlings auf einen Gymnastikball legen. Die Beine hüftbreit spreizen. Das Körpergewicht auf die Fußballen verlagern und stabilisieren. Die Hände hinter den Ohren locker an den Kopf legen.

2 Die Gesäßmuskulatur anspannen. Den Oberkörper zunächst so weit anheben, dass er eine Linie mit der unteren Körperhälfte bildet. Dann den Oberkörper noch weiter anheben, der Bauch sollte jedoch auf dem Ball liegenbleiben. Die Position wie angegeben halten.

3 Langsam und kontrolliert in die Ausgangsposition zurückkehren und die Übung wie angegeben wiederholen.

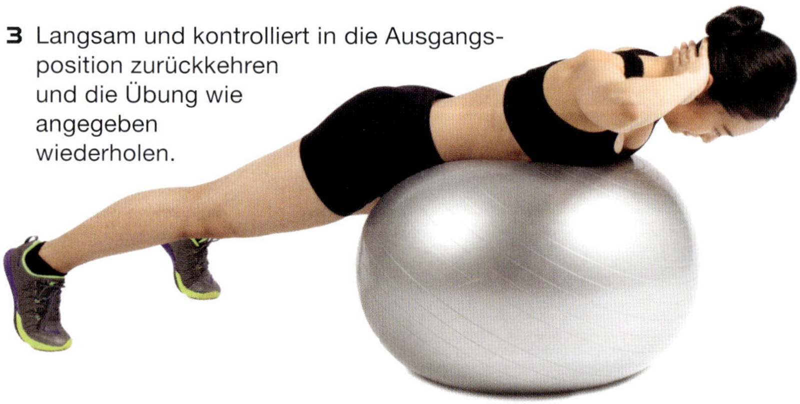

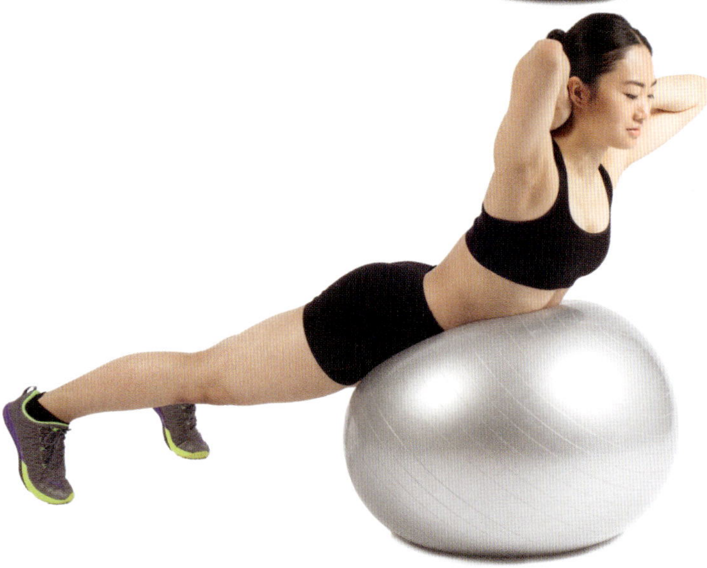

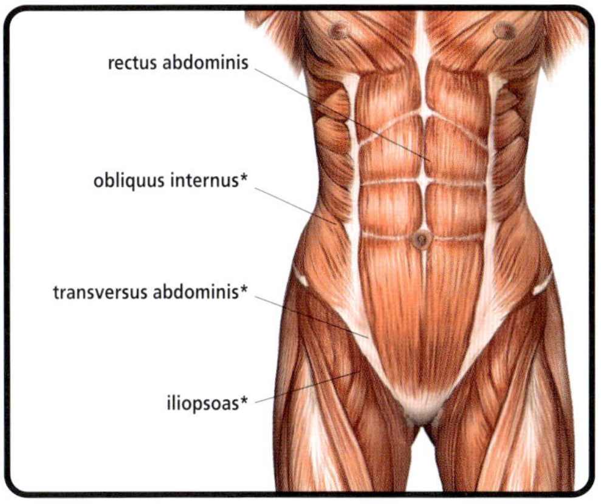
rectus abdominis
obliquus internus*
transversus abdominis*
iliopsoas*

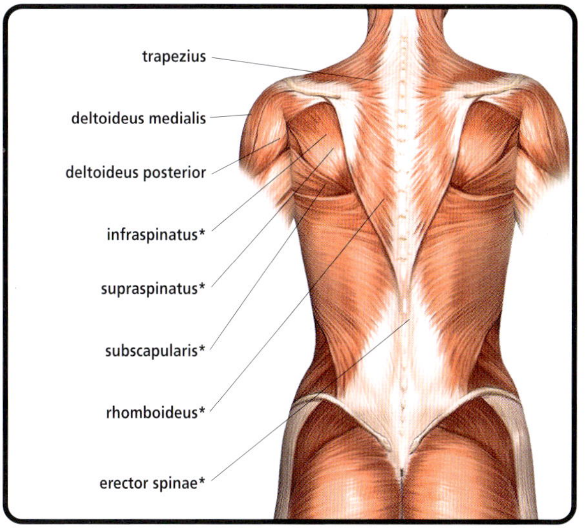
trapezius
deltoideus medialis
deltoideus posterior
infraspinatus*
supraspinatus*
subscapularis*
rhomboideus*
erector spinae*

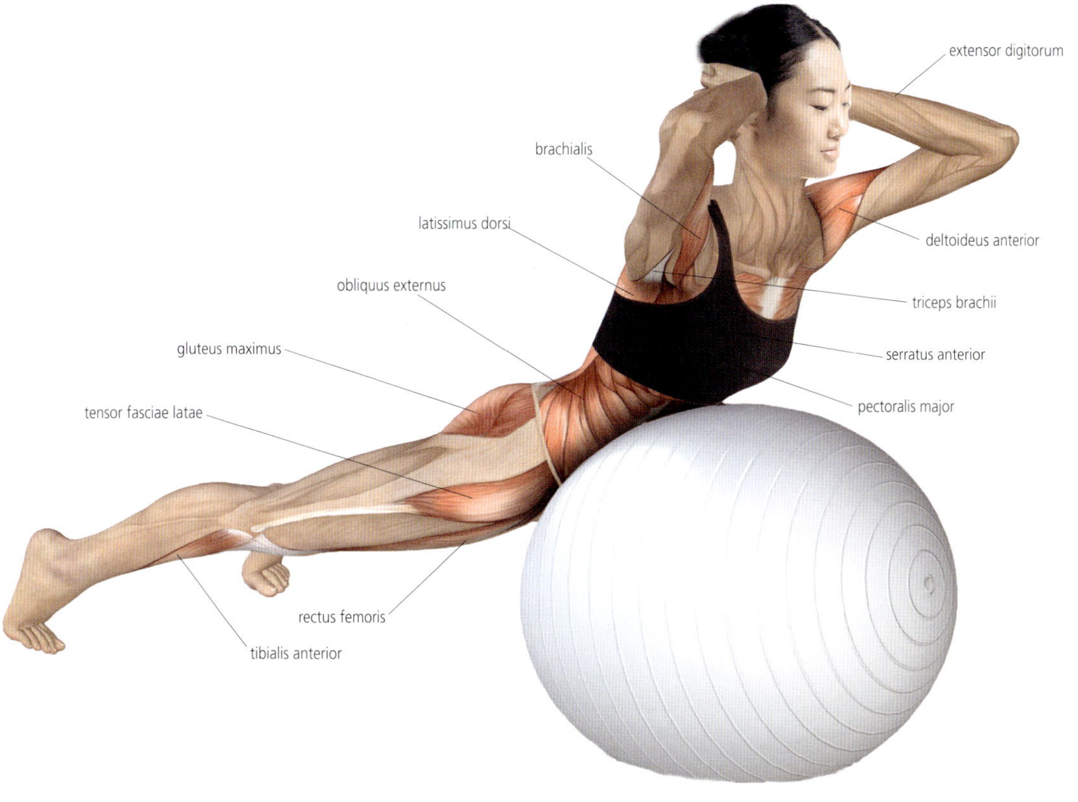
extensor digitorum
brachialis
latissimus dorsi
deltoideus anterior
obliquus externus
triceps brachii
gluteus maximus
serratus anterior
tensor fasciae latae
pectoralis major
rectus femoris
tibialis anterior

1-MIN-ZIEL

ANFÄNGER:INNEN
4 x 15 Sek halten

FORTGESCHRITTENE
4 x 30 Sek halten

PROFIS
6 x 30 Sek halten

GUT FÜR

- Oberen Rücken
- Rückenstrecker
- Schräge Bauchmuskeln

TIPPS

- Die Bewegung vorsichtig und kontrolliert durchführen und nur so tief gehen, bis eine deutliche Dehnung zu spüren ist. Wenn die Wirbelsäule gelöster ist, kann die Dehnung vertieft werden.
- Das Gesäß nicht anheben.

STUHL-TWIST

Diese Übung zur Öffnung der Wirbelsäule ist zwar einfach, sollte dennoch langsam und kontrolliert ausgeführt werden. Senke den Oberkörper nur so weit, bis du eine Dehnung spürst. Sobald die Wirbelsäule gelöster ist, kannst du die Dehnung vertiefen.

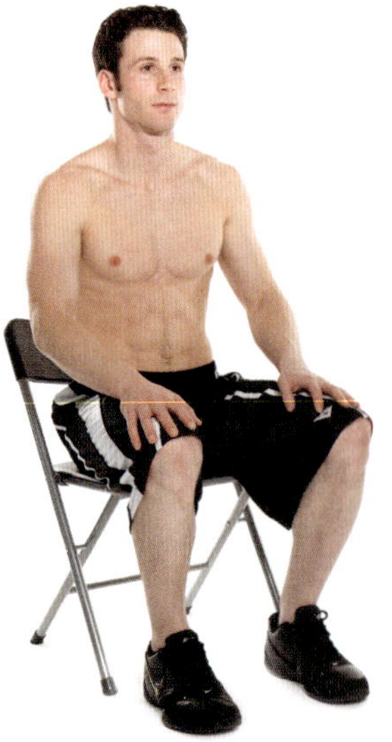

1 Aufrecht auf einen Stuhl setzen. Die Beine sind gespreizt, die Füße stehen fest auf dem Boden.

2 Den Rücken lang machen und den Oberkörper aus der Hüfte heraus nach links unten drehen. Für mehr Stabilität mit der rechten Hand das vordere linke Stuhlbein umfassen.

3 Den Oberkörper heben und drehen, während die Hand noch das Stuhlbein umfasst. Die Position wie angegeben halten.

4 Langsam in die Ausgangsposition zurückkehren. Die Übung auf der anderen Seite wiederholen.

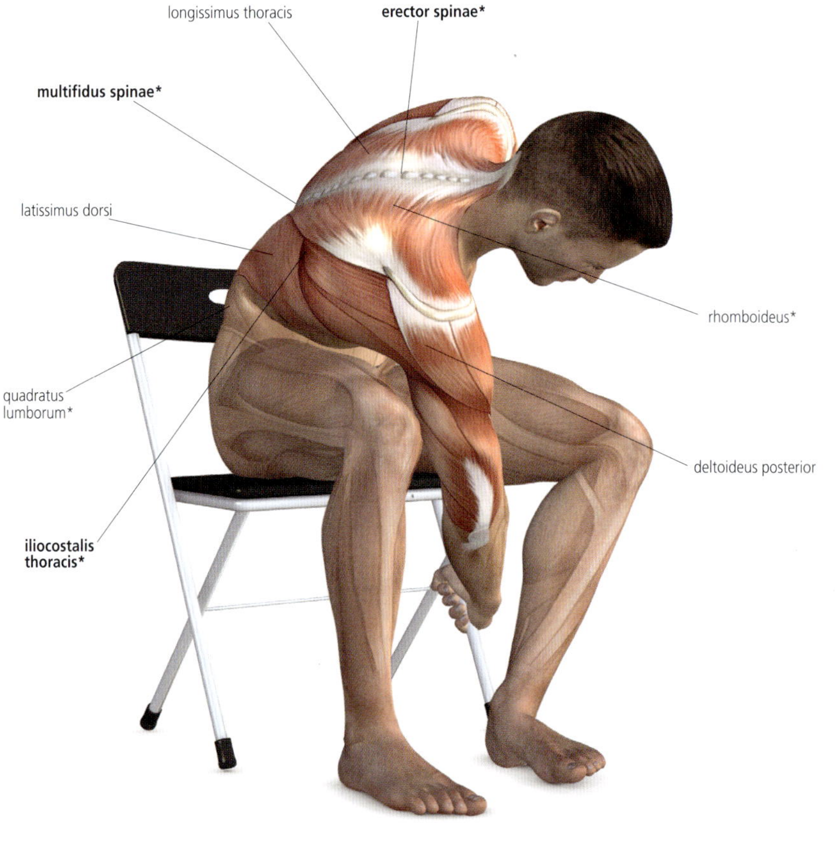

1-MIN-ZIEL

ANFÄNGER:INNEN
20 x

FORTGESCHRITTENE
30 x

PROFIS
40 x

GUT FÜR

- Wirbelsäule
- Bauch
- Schultergürtel

TIPPS

- Für mehr Spannung und Stabilität die Ellenbogen und Knie leicht nach außen rotieren.
- Die Wirbelsäule lang machen und den Rücken gerade halten.
- Den Brustkorb weiten und die Schultern nicht nach vorn ziehen.

BRUST-SCHWIMMEN

Diese Übung hilft, die Wirbelsäule im oberen und mittleren Bereich auszurichten. Durch die Rotationsbewegung wird die Muskulatur des Schultergürtels gekräftigt. In der Ausgangs- und Endposition wiederum werden die Streckmuskeln trainiert. Eine super Kräftigungsübung, wenn du dazu neigst, die Schultern hängen zu lassen!

1 Auf den Bauch legen, die Arme nach vorn strecken und schulterbreit öffnen.

2 Beim Ausatmen die ausgestreckten Arme von der Matte abheben.

3 Die gestreckten Arme seitlich langsam nach hinten bewegen, sodass die Daumen zum Körper zeigen.

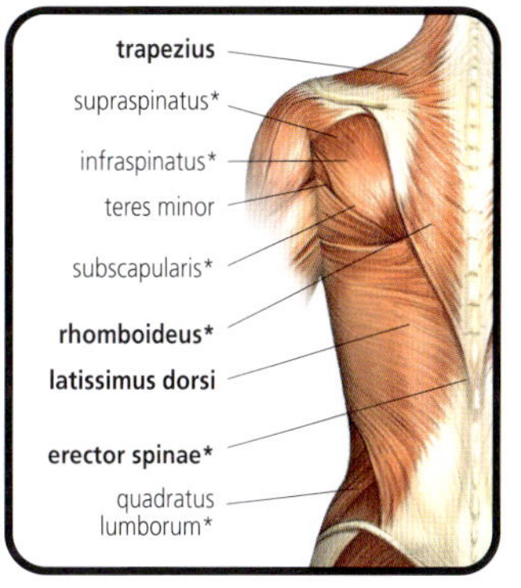

4 Die Ellbogen beugen und in die Ausgangsposition zurückkehren. Die Übung wie angegeben wiederholen.

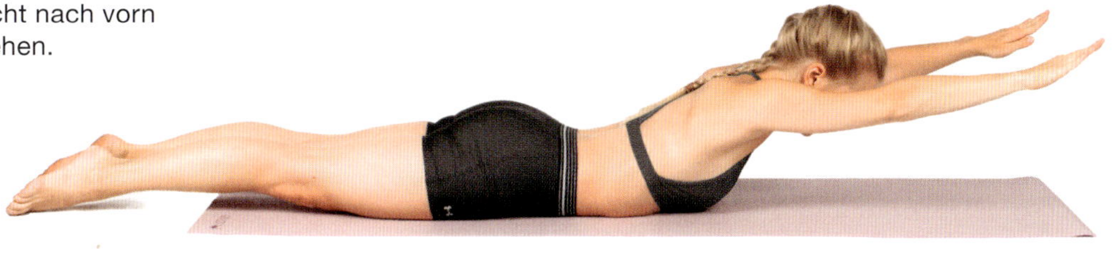

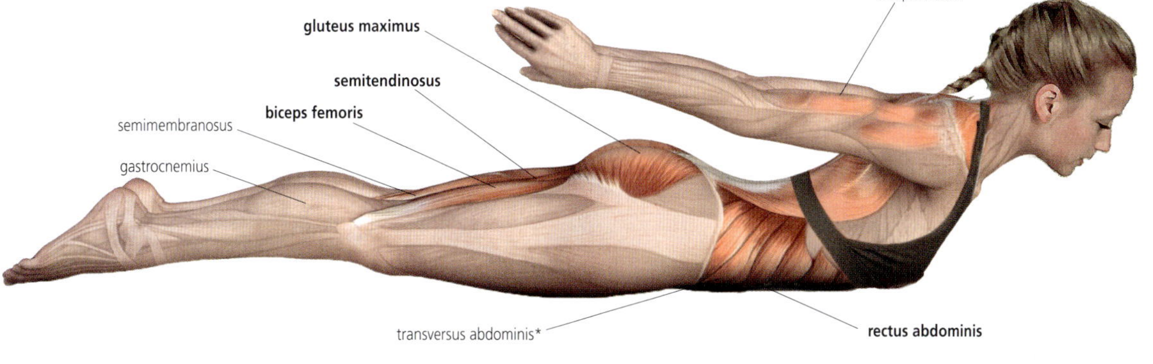

BACK BURNER

1-MIN-ZIEL

ANFÄNGER:INNEN
5 x 10 Sek

FORTGESCHRITTENE
5 x 15 Sek

PROFIS
6 x 20 Sek

GUT FÜR

- Unteren Rücken
- Bauch
- Gesäß

TIPPS

- Die Bauchmuskulatur aktivieren und das Becken stabil halten.
- Der Nacken ist in Verlängerung der Wirbelsäule; der Blick ist auf den Boden gerichtet.
- Oberkörper und Beine ganz ruhig halten.
- Die Arme aus den Schultern heraus bewegen. Dabei die Schultern möglichst locker lassen.
- Die Füße nicht von der Matte heben.

Der »Rückenbrutzler« stärkt den unteren Rücken und die gesamte Bauchmuskulatur. Durch regelmäßiges Trainieren baust du eine starke Körpermitte auf und verbesserst damit deine Körperhaltung.

1 Auf den Bauch legen. Die Arme mit den Handflächen nach unten vor dem Körper ausstrecken. Die Beine sollten mit den gestreckten Füßen auf dem Boden verankert sein. Den Bauchnabel zur Wirbelsäule und die Schultern nach unten ziehen.

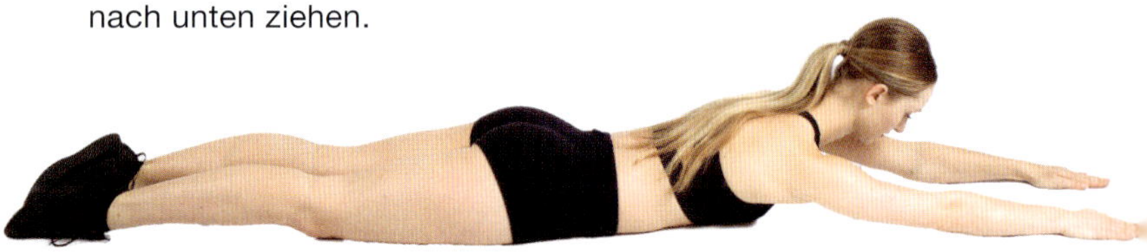

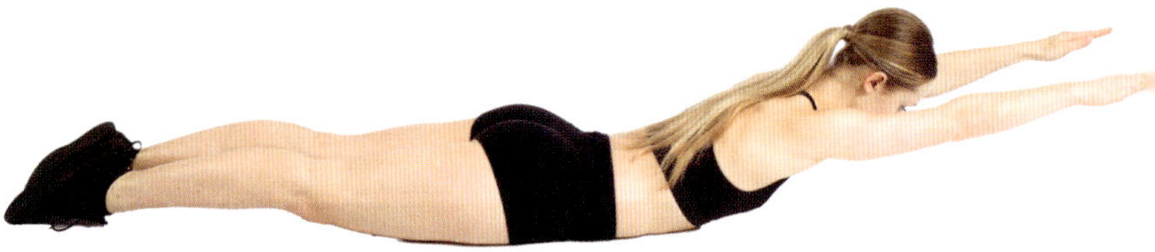

2 Arme und Brustbereich kontrolliert auf und ab bewegen. Die Übung wie angegeben wiederholen.

3 Die Übung wiederholen, dabei den Oberkörper mit den Armen nach links bewegen. Anheben. Zurück zur Mitte kommen und beide Arme nach rechts bewegen. Anheben.

4 Im nächsten Set die Arme zu den Seiten ausstrecken und mit nach unten gezogenen Schultern anheben. Die Übung wie angegeben wiederholen.

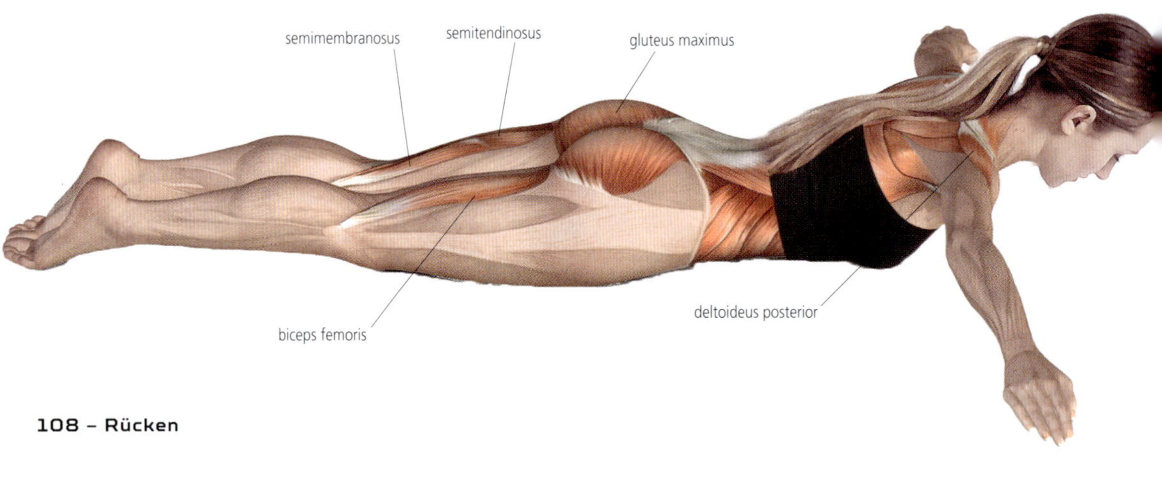

1-MIN-ZIEL

ANFÄNGER:INNEN
15 x pro Seite

FORTGESCHRITTENE
20 x pro Seite

PROFIS
30 x pro Seite

GUT FÜR

- Wirbelsäule
- Schultergürtel
- Bauch

TIPPS

- Das Becken während der gesamten Übung stabil nach vorn richten.
- Die Sitzbeinhöcker fest auf dem Boden verankern.

TWIST MIT GESTRECKTEN ARMEN

Diese Übung dehnt und stärkt den Rücken und ist eine hervorragende Trainingsmöglichkeit, um den Bewegungsradius des Rumpfes und der Wirbelsäule zu vergrößern und so Verletzungen vorzubeugen.

1 Mit ausgestreckten Beinen auf den Boden setzen. Die Beine hüftbreit spreizen, die Zehen anziehen. Den Rücken gerade halten. Die Arme seitlich auf Schulterhöhe ausstrecken.

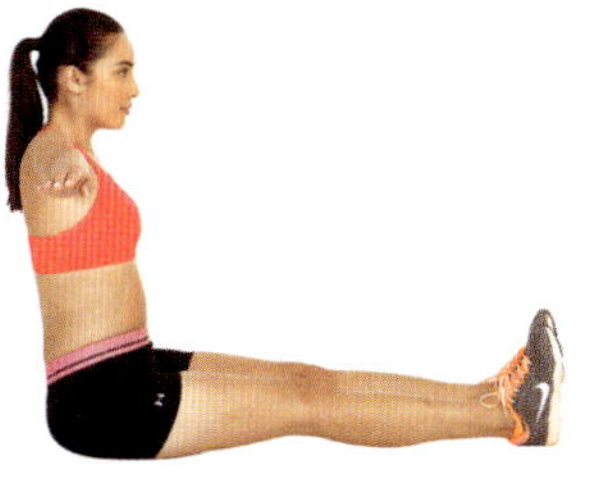

2 Die Bauchmuskulatur aktivieren. Den Oberkörper mit gestreckten Armen aus der Taille heraus in einer fließenden, kontrollierten Bewegung nach rechts und links drehen.

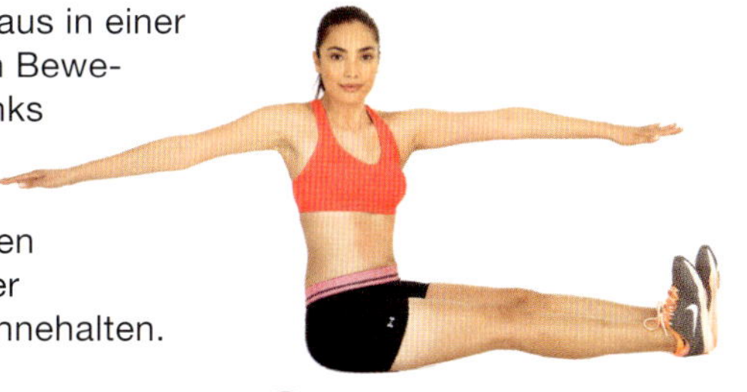

3 Die Übung wie angegeben wiederholen. Dabei in der Ausgangsposition kurz innehalten.

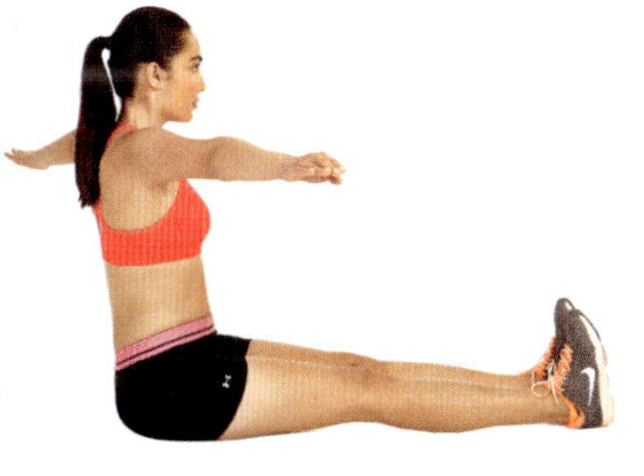

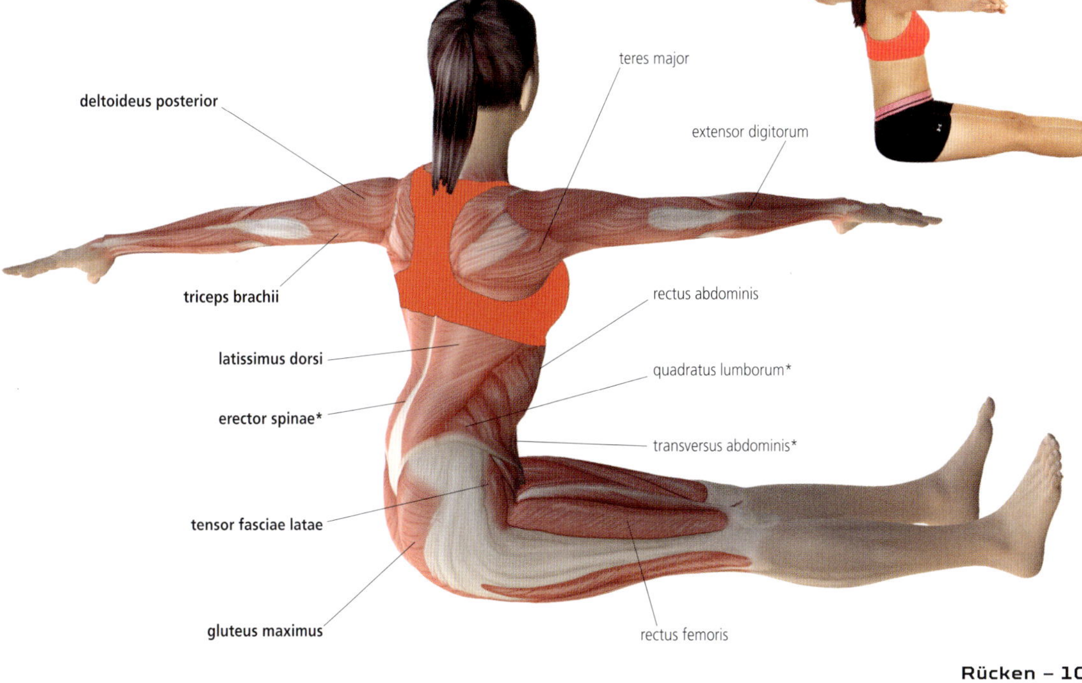

1-MIN-ZIEL

ANFÄNGER:INNEN
4 x 15 Sek halten

FORTGESCHRITTENE
4 x 30 Sek halten

PROFIS
4 x 60 Sek halten

GUT FÜR

- Rautenmuskeln

TIPPS

- Die Knie leicht beugen und darauf achten, sie nicht nach innen zu drehen.
- Das Becken leicht nach vorn kippen, sodass der Oberkörper leicht gekrümmt ist.

RÜCKENDEHNUNG IM STEHEN

Diese Übung dehnt die Rautenmuskeln, die eine wichtige Rolle für eine gute Haltung und einen gesunden oberen Rücken spielen. Sie ist besonders hilfreich, wenn du viel Zeit am Schreibtisch verbringst.

1 In die Vorbeuge im Stehen kommen (siehe Seite 54). Den Körper Wirbel für Wirbel aufrichten, bis sich die Gesäßmuskeln über den Hüften und Oberschenkeln befinden.

2 Die Unterarme kreuzen und die Handflächen auf die Oberschenkel legen. Die Schultern nach vorn runden.

3 Die Position wie angegeben halten und der Schwere des Kopfes nachspüren, während der Schultergürtel und der obere Rücken gedehnt werden.

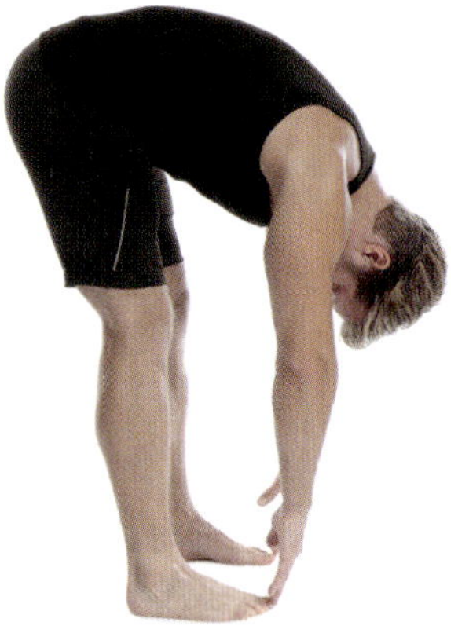

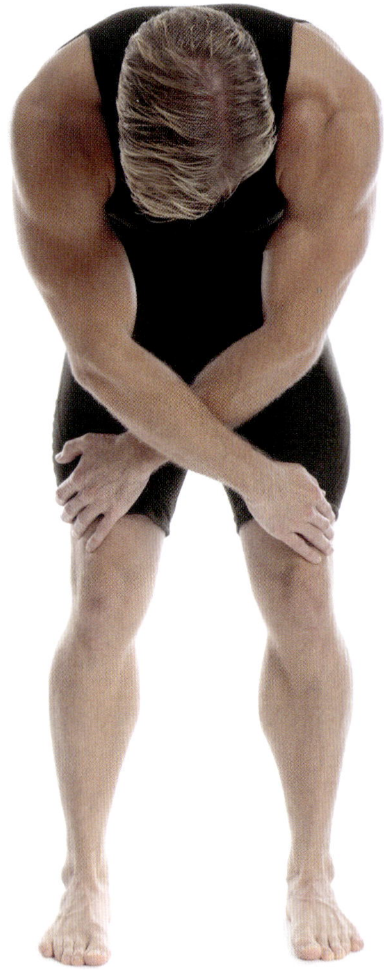

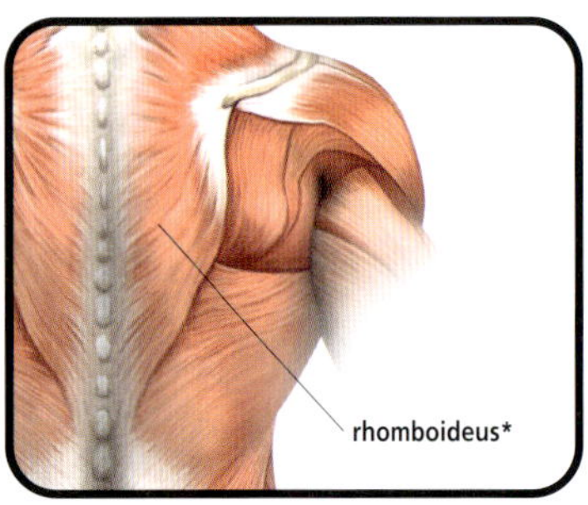

1-MIN-ZIEL

ANFÄNGER:INNEN
15 x pro Seite

FORTGESCHRITTENE
20 x pro Seite

PROFIS
30 x pro Seite

GUT FÜR

- Rücken
- Schultergürtel

TIPPS

- Achte auf eine aufrechte Körperhaltung.
- Den Rumpf weder nach vorn noch nach hinten neigen.

SEITBEUGE

Seitbeugen eignen sich prima zur Dehnung der Sägemuskeln, der schrägen Bauchmuskeln und der Zwischenrippenmuskulatur. Die Übung kann variiert werden, indem du eine Hand auf die Hüfte legst und einen Arm über den Kopf führst. Bleib immer in deiner Komfortzone und intensiviere die Dehnung nur allmählich.

1 Mit geradem Nacken, Schultern und Oberkörper aufrecht hinstellen.

2 Die Arme über dem Kopf ausstrecken. Die Finger verschränken und die Handflächen nach außen drehen.

3 Den Oberkörper aus der Hüfte heraus langsam nach links neigen, bis eine Dehnung in der rechten Seite zu spüren ist.

4 Nun den Oberkörper langsam und kontrolliert nach rechts neigen.

5 Die Sequenz langsam wie angegeben wiederholen.

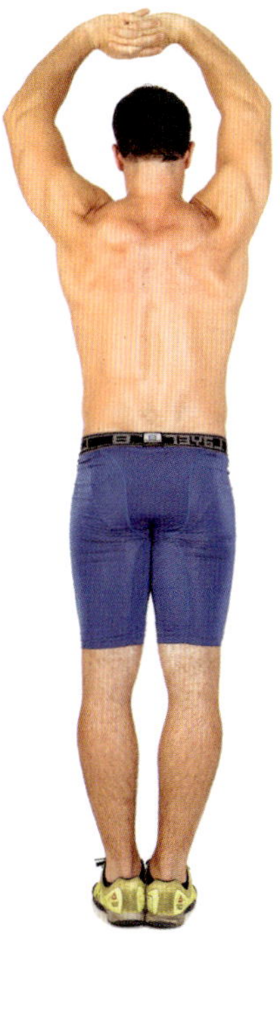

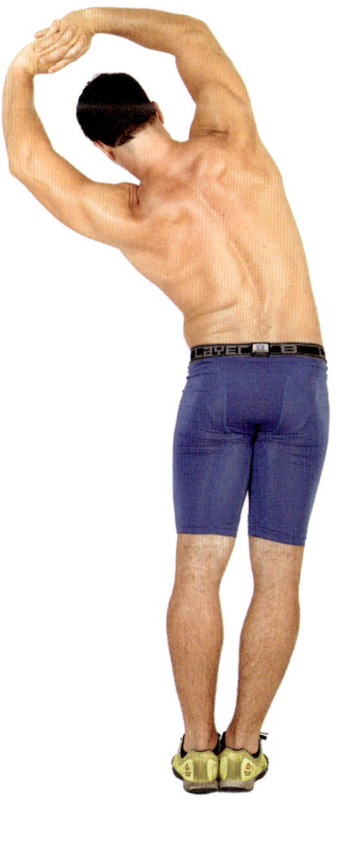

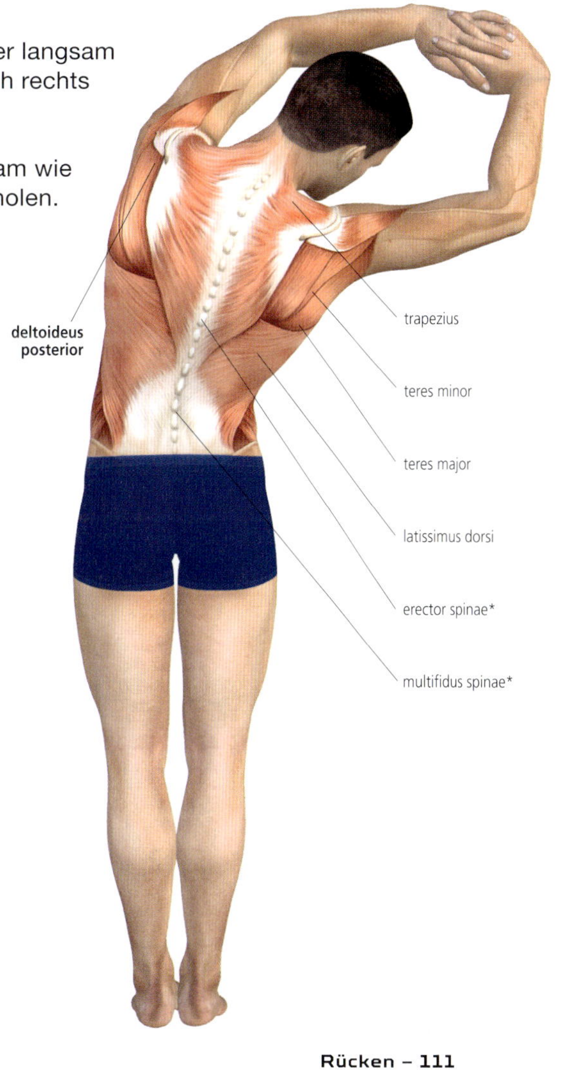

KAPITEL 5

BRUST

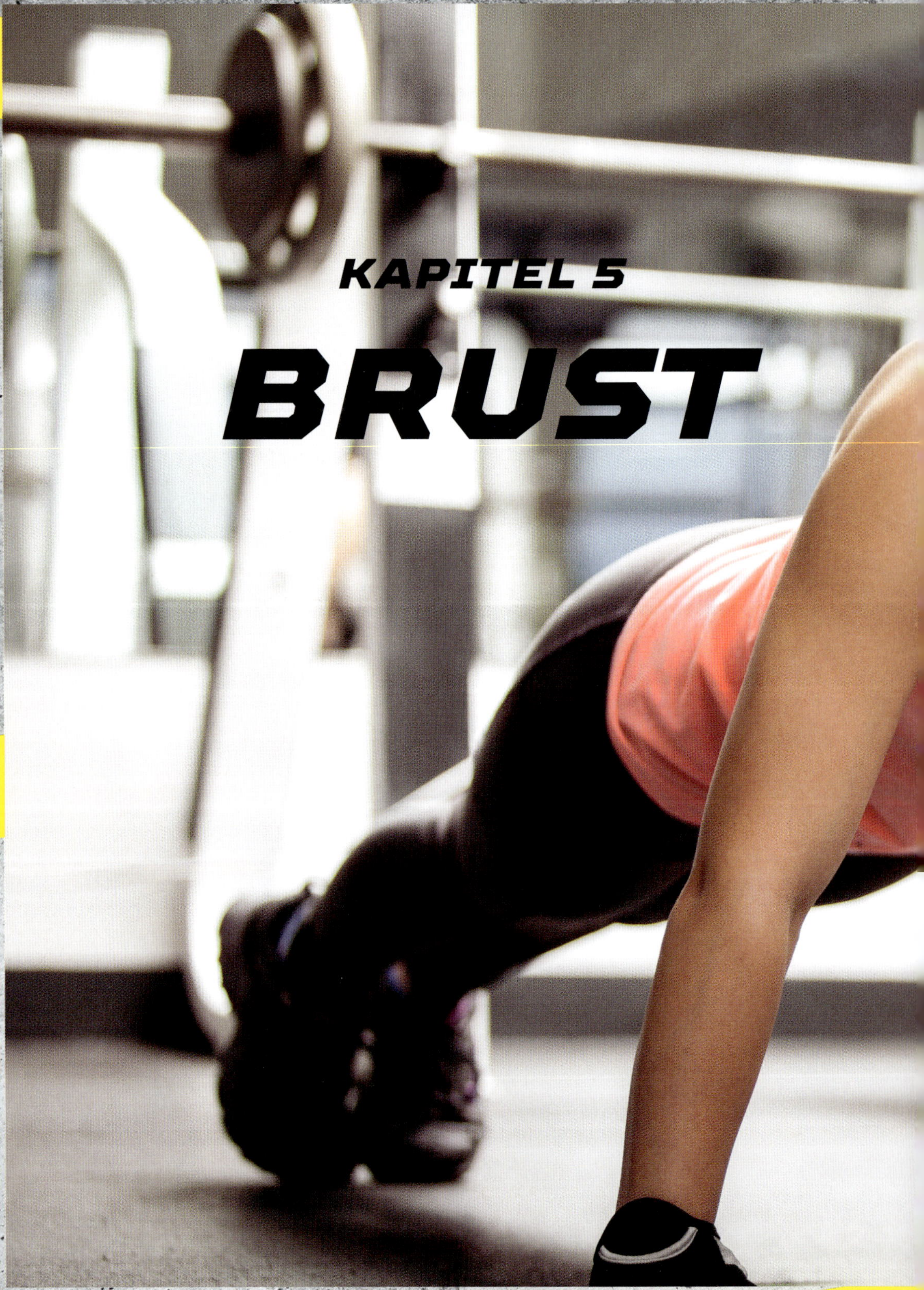

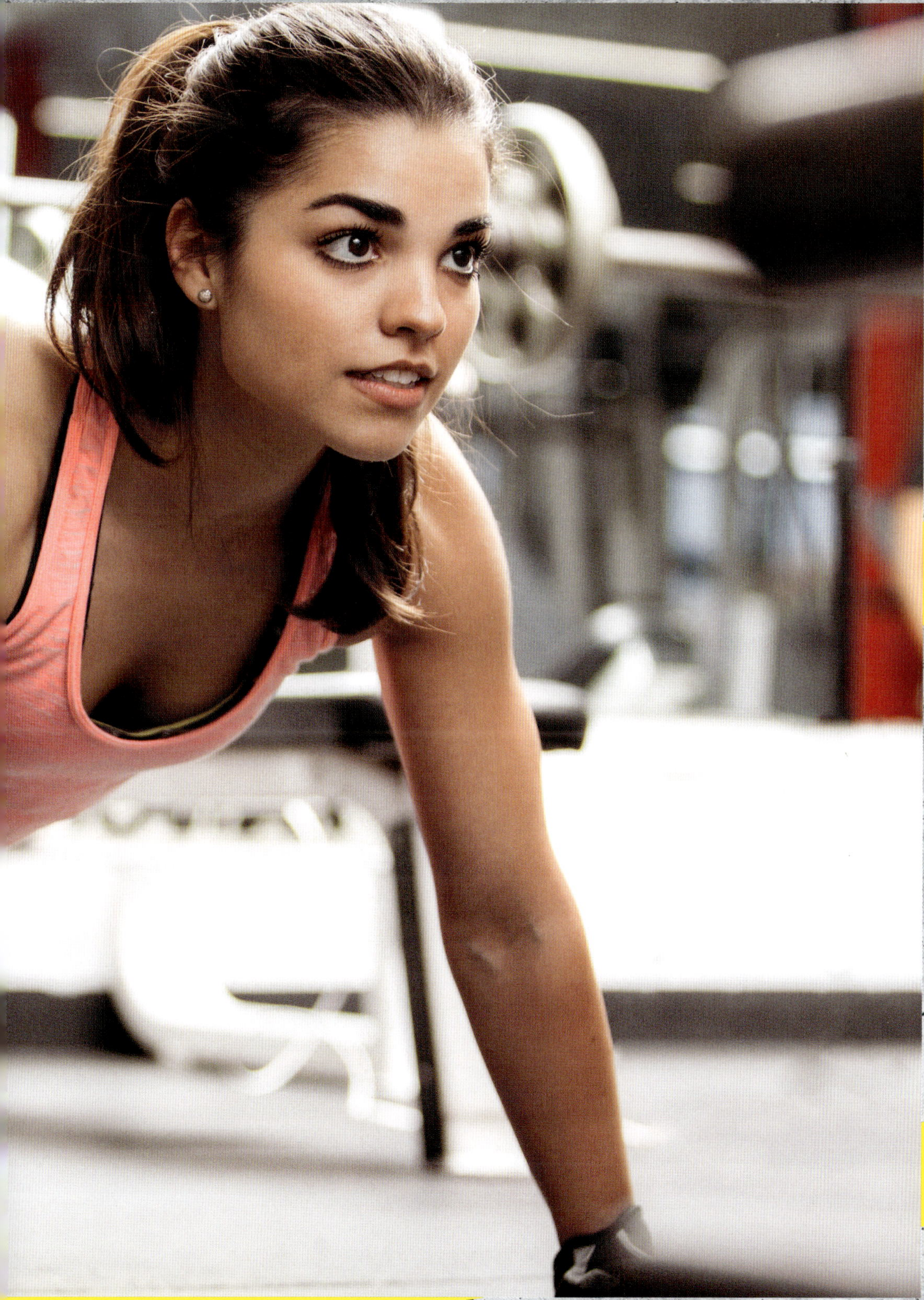

PUSH-UP

1-MIN-ZIEL

ANFÄNGER:INNEN
2 Sets à 8 x

FORTGESCHRITTENE
2 Sets à 16 x

PROFIS
40 x

GUT FÜR

- Schultergürtel
- Bizeps
- Trizeps
- Core

TIPPS

- So tief beugen, dass die Oberschenkel parallel zum Boden sind.
- Bei der Beuge eine Überstreckung der Knie vermeiden.

Der Liegestütz ist in allen sportlichen Disziplinen beliebt – vom militärischen Bootcamp bis hin zum Pilates-Studio – und das liegt an seiner Effektivität, denn beim Push-up wird viel Kraft in Körpermitte, Schultergürtel und Armen aufgebaut.

1 In den Vierfüßlerstand kommen, dabei die Arme etwas weiter als schulterbreit aufstellen.

2 Die Beine nach hinten ausstrecken und in die Plank-Position kommen (siehe Seite 148). Die Beine schließen und das Gewicht auf die Fußballen verlagern. Den Rücken gerade lassen.

3 Die Arme langsam und kontrolliert beugen, dabei den Oberkörper so weit absenken, wie es noch angenehm ist. Die Brust sollte den Boden nicht berühren.

4 Den Rumpf wieder nach oben drücken, um in die Ausgangsposition (Plank) zu kommen. Die Übung wie angegeben wiederholen.

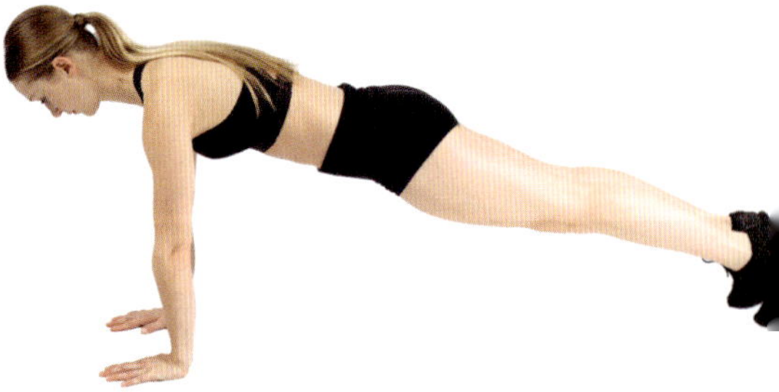

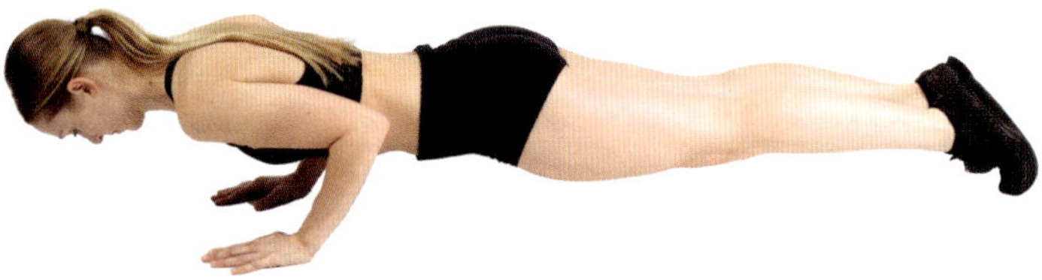

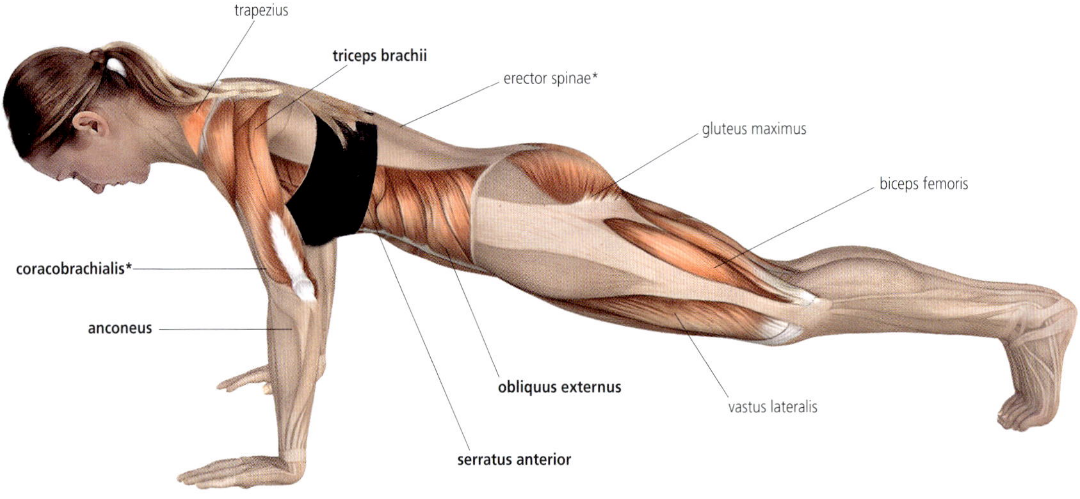

1-MIN-ZIEL

ANFÄNGER:INNEN
4 x 15 Sek halten

FORTGESCHRITTENE
4 x 30 Sek halten

PROFIS
6 x 30 Sek halten

GUT FÜR

- Brust
- Rippen
- Hüfte

TIPPS

- Zur Stabilisierung des unteren Rückens die Bauchmuskeln aktivieren.
- Die Schultern nach unten ziehen.

FISCH

Diese energetische Übung zielt auf die Brustmuskulatur, die Rippenzwischenmuskeln und den Hüftbeuger. Wie auch andere Yoga-Stellungen im Liegen ist der Fisch ein belebender Brustöffner, der hilft, Beklemmungen und Müdigkeit zu lindern.

1 Auf den Rücken legen. Die Beine sind geschlossen und bleiben während der ganzen Übung angespannt auf dem Boden. Die Füße pointen. Die Hände mit den Handflächen nach unten seitlich unter das Gesäß schieben. Handflächen und Unterarme fest in den Boden drücken. Die Schulterblätter zusammenführen.

2 Beim Einatmen mit Armkraft in eine Rückbeuge drücken.

3 Den Brustkorb zur Decke richten und den Hinterkopf auf der Matte aufsetzen. Das Körpergewicht liegt zum Großteil auf den Unterarmen. Die Position wie angegeben halten, dann die Dehnung langsam lösen und in die Ausgangsposition zurückkehren. Die Übung wie angegeben wiederholen.

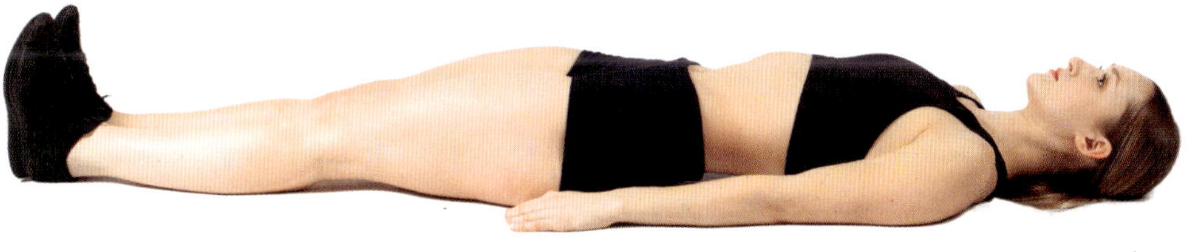

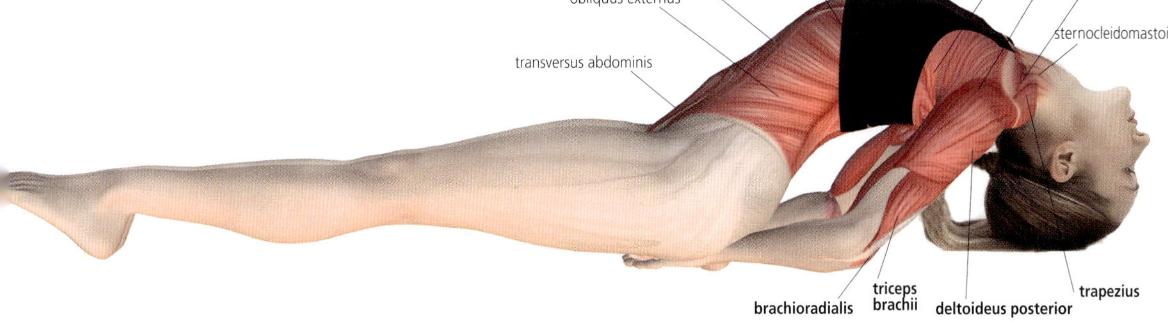

TRIZEPS-PUSH-UP

1-MIN-ZIEL

ANFÄNGER:INNEN
2 Sets à 8 x

FORTGESCHRITTENE
2 Sets à 16 x

PROFIS
40 x

GUT FÜR

- Trizeps
- Bizeps
- Schultergürtel
- Core

TIPPS

- Die Ellbogen nahe am Brustkorb führen und nicht zu weit nach außen drehen; dadurch wird die Schultervorderseite nicht übermäßig belastet.
- Den Rücken gerade halten, sodass der Körper von Steißbein bis Scheitel eine Linie bildet.
- Das Becken nicht nach oben schieben oder durchhängen lassen.

Die Stellung der Hände hat einen großen Einfluss darauf, wie und welche Muskeln beansprucht werden. Ein klassischer Liegestütz geht vor allem auf die Brustmuskeln. Bei dieser Variante stehen die Hände enger zusammen, sodass die Übung vor allem den Trizeps kräftigt.

1 In den Vierfüßlerstand kommen und die Arme schulterbreit, also enger als beim klassischen Liegestütz, aufstellen.

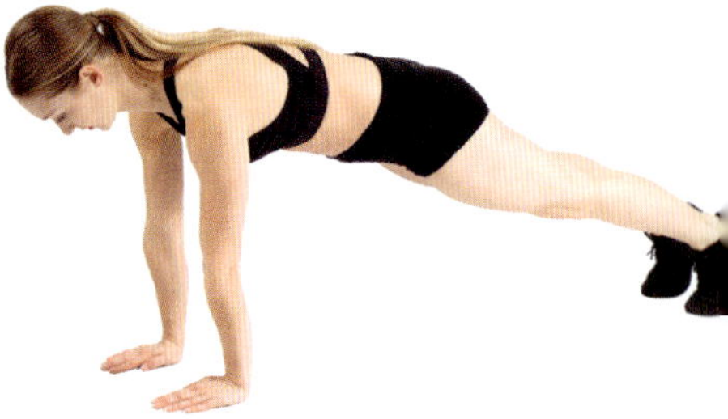

2 Die Beine nach hinten ausstrecken und in die Plank-Position kommen (siehe Seite 148). Die Beine schließen und das Gewicht auf die Fußballen verlagern. Den Rücken gerade lassen. Die Hände sollten direkt unter den Schultern sein. Die Finger zeigen nach vorn.

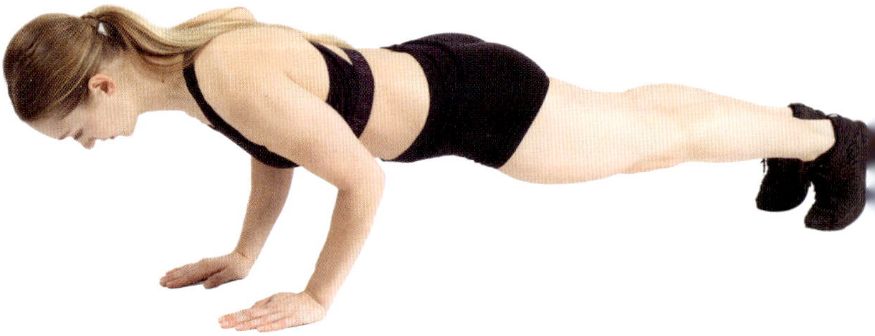

3 Die Arme langsam und kontrolliert beugen und den Oberkörper so tief senken, wie es noch angenehm ist.

4 Den Rumpf wieder nach oben drücken, um in die Ausgangsposition (Plank) zu kommen. Die Übung wie angegeben wiederholen.

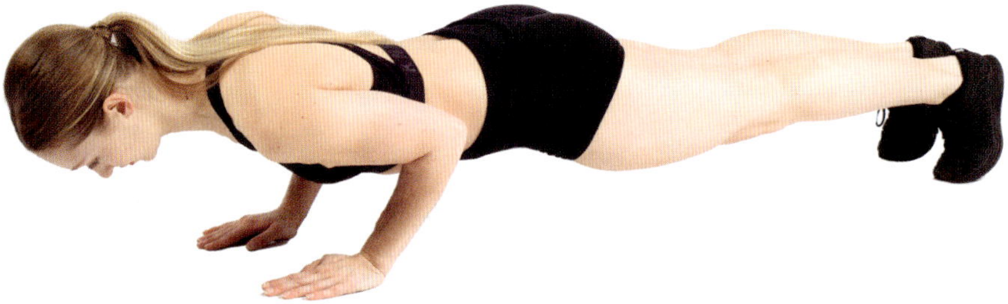

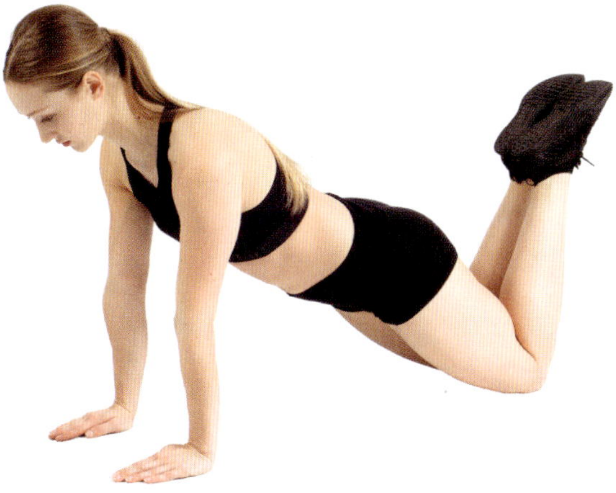

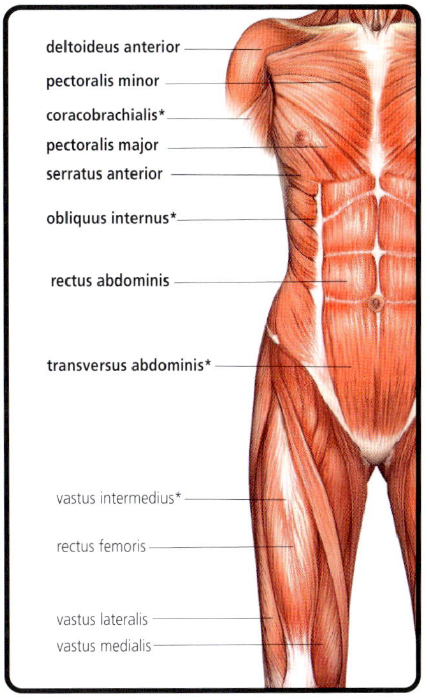

Variante Einfacher: Aus dem Vierfüßlerstand die Füße in Richtung Gesäß heben, bis Waden und Oberschenkel einen rechten Winkel bilden.

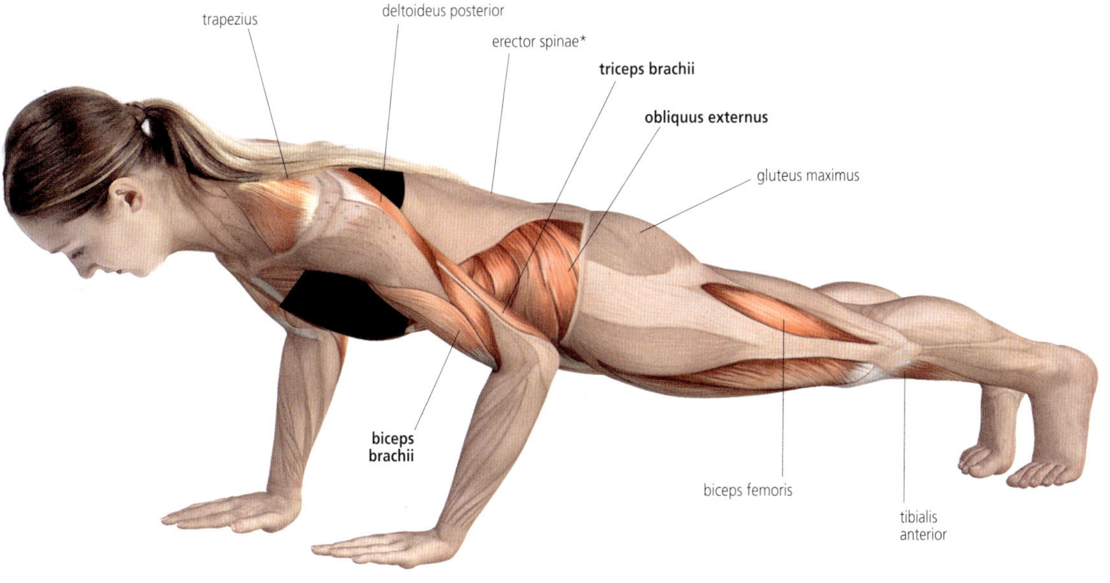

BOGEN

1-MIN-ZIEL

ANFÄNGER:INNEN
4 x 10 Sek halten
+ Pause

FORTGESCHRITTENE
3 x 15 Sek halten
+ Pause

PROFIS
2 x 30 Sek halten

Diese intensive Rückbeuge sorgt für eine bessere Beweglichkeit und Kräftigung der Wirbelsäule. Der Bogen ist eine effektive Gegenübung zur Vorbeuge und stärkt außerdem Arme, Beine und Unterleib.

1 Auf den Bauch legen. Die Arme liegen seitlich. Becken und Unterbauch fest in die Matte drücken.

2 Die maximal hüftbreit gespreizten Beine beugen und die Füße zum Gesäß führen.

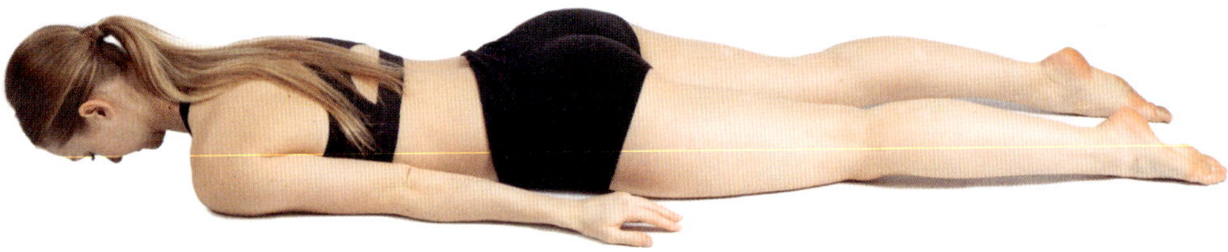

GUT FÜR

- Wirbelsäule
- Arme
- Beine
- Bauch

TIPPS

- Den Lendenwirbelbereich lang machen.
- Die Schulterblätter zusammenziehen, um den Brustkorb zu weiten.
- Brustbereich und Oberschenkel gleichzeitig anheben.
- Die Beine nicht weiter als hüftbreit spreizen.

3 Beim Einatmen die Knöchel von außen umfassen.

4 Beim Ausatmen die Füße gegen die Hände drücken, um die Beugung zu intensivieren. Dabei gleichzeitig Brustkorb und Oberschenkel vom Boden heben. Der Blick ist nach vorn gerichtet.

5 Die Oberschenkel leicht nach innen drehen. Den Bauch stabil halten und das Gewicht darauf konzentrieren, um eine gleichmäßige Dehnung zwischen Brustkorb und Beinen zu erreichen.

6 Die Position wie angegeben halten, dann die Dehnung langsam lösen und die Übung wiederholen.

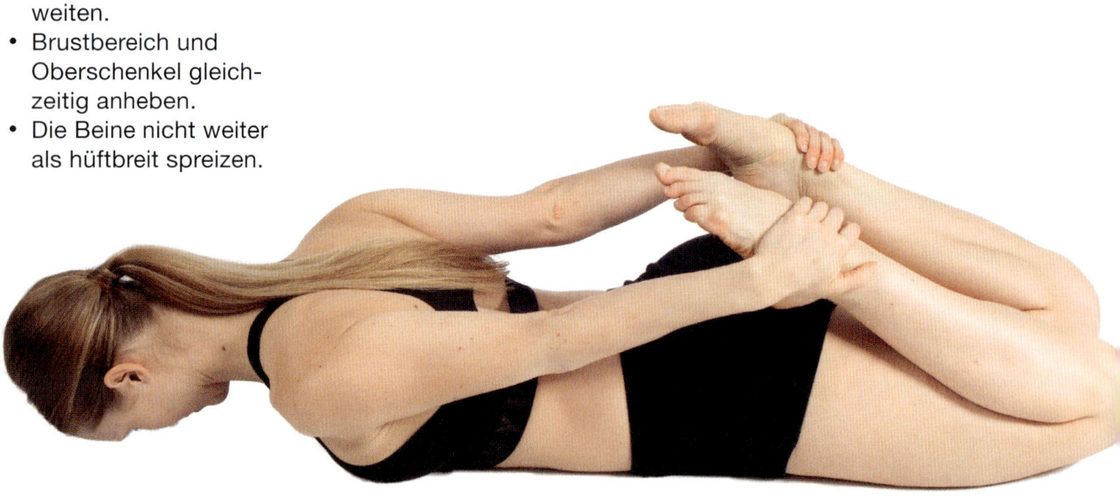

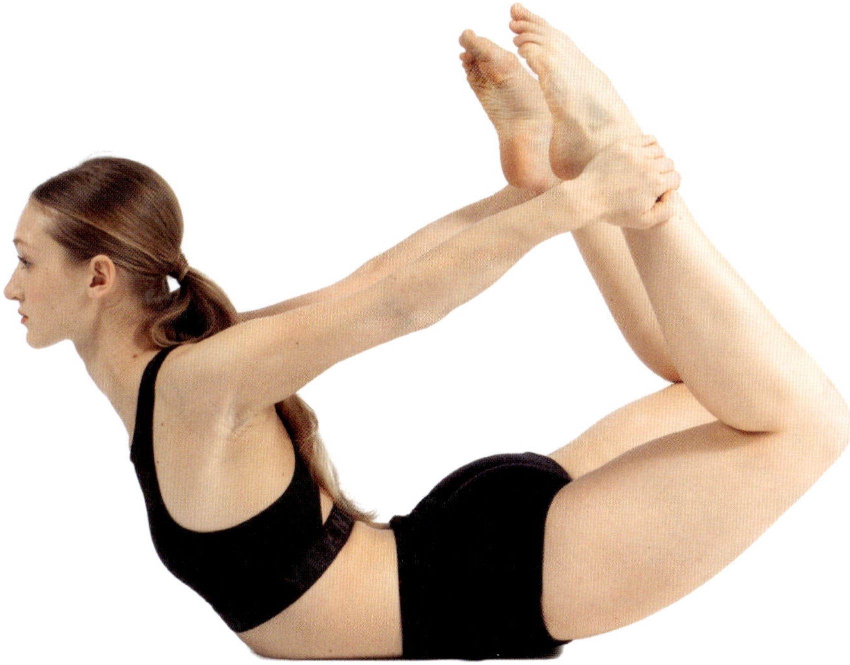

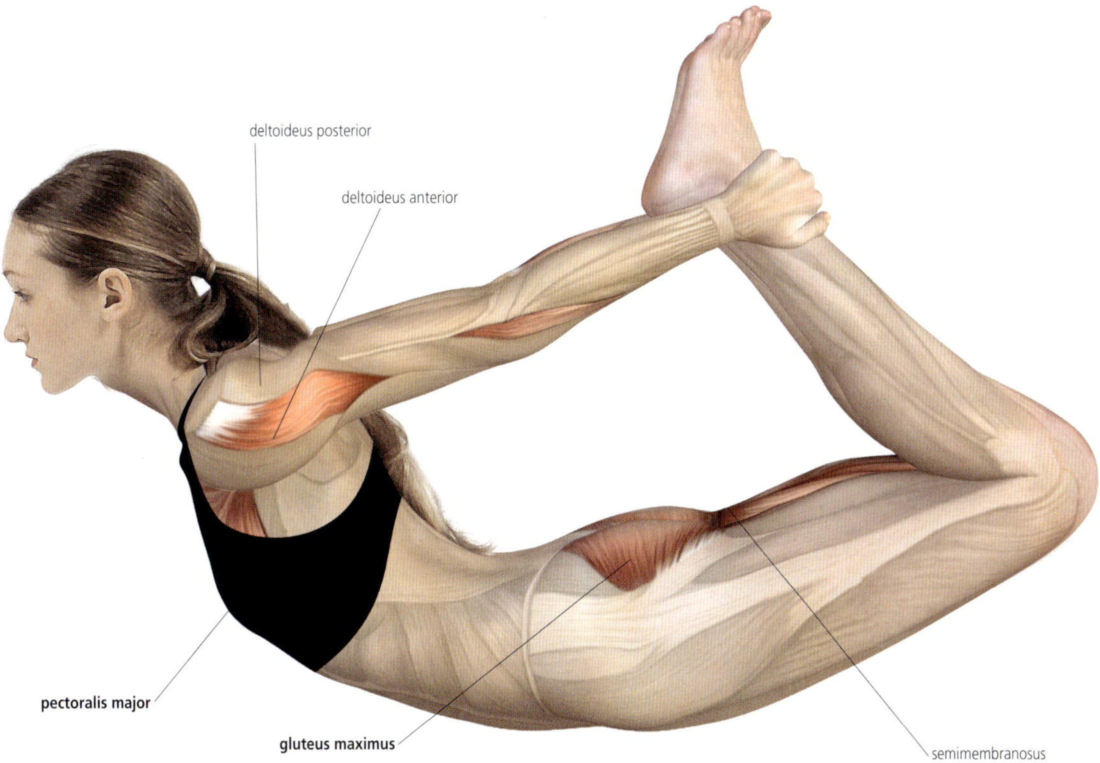
deltoideus posterior
deltoideus anterior
pectoralis major
gluteus maximus
semimembranosus

ANFÄNGER:INNEN
4 x

FORTGESCHRITTENE
6–8 x

PROFIS
> 10 x

GUT FÜR

- Brust
- Schultergürtel
- Rücken
- Arme
- Beine

TIPPS

- Die Hände sollten unter den Schultern sein.
- Die Schultern sollten immer auf einer Höhe sein.
- Das Becken bleibt gerade.
- Den Kopf gerade in Verlängerung des Körpers halten.

PUSH-UP MIT HANDÜBERSETZEN

Die Übung ist eine dynamische Variante des klassischen Liegestützes. Wie bei allen Stützpositionen werden auch hier Brustmuskulatur und Trizeps trainiert. Die zusätzliche Seitbewegung fordert außerdem Koordination sowie Schulter- und Rumpfstabilisatoren.

1 In die Plank-Position kommen (siehe Seite 148). Die Beine hüftbreit spreizen und das Gewicht auf den Fußballen stabilisieren. Die linke Hand auf einer Erhöhung ablegen.

2 Die Core-Muskulatur anspannen und den Rücken gerade halten. Einen Push-up ausführen.

3 Die Arme wieder strecken, um in die Ausgangsposition zurückzukehren.

4 Die rechte Hand neben der linken auf der Erhöhung ablegen.

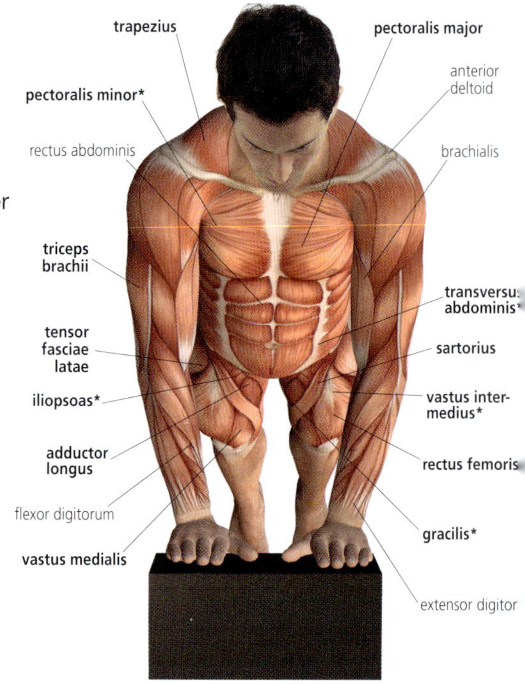

5 Die linke Hand heben, und schulterbreit nach links auf den Boden setzen.

6 Einen weiteren Liegestütz ausführen, diesmal auf der anderen Seite der Erhöhung.

7 Die linke Hand wieder neben der rechten auf der Erhöhung ablegen. Die Übung im Wechsel wie angegeben wiederholen.

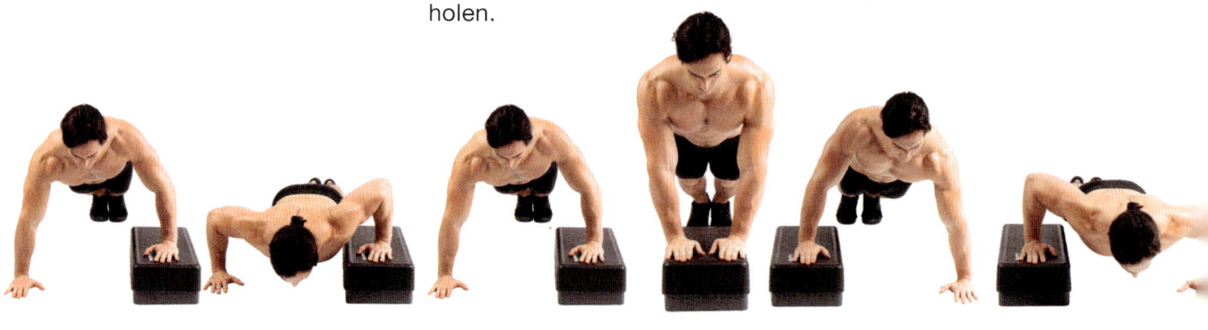

PUSH-UP MIT BALL

1-MIN-ZIEL

ANFÄNGER:INNEN
2 Sets à 8 x

FORTGESCHRITTENE
2 Sets à 16 x

PROFIS
40 x

GUT FÜR

- Oberkörper

TIPPS

- Die Hände stabil auf dem Ball halten, sodass der Ball möglichst ruhig liegt.
- Zur Körperstabilisierung das Gewicht auf die Fußballen verlagern.
- Die Wirbelsäule lang machen und den Rücken gerade halten.
- Den Brustkorb weiten und die Schultern nicht nach vorn ziehen.

Diese Liegestütz-Variante ist etwas fortgeschrittener, da für eine korrekte Ausführung und eine Stabilisierung der Körpermitte zusätzlich Kraft und Gleichgewicht erforderlich sind.

1. In die Plank-Position kommen (siehe Seite 148). Dabei liegen die Hände schulterbreit auf einem Gymnastikball.
2. Den Körper in einer geraden Linie halten. Einen Push-up ausführen, bei dem die Brust fast den Ball berührt.
3. Die Arme wieder strecken und in die Plank-Position zurückkehren.
4. Die Übung wie angegeben wiederholen.

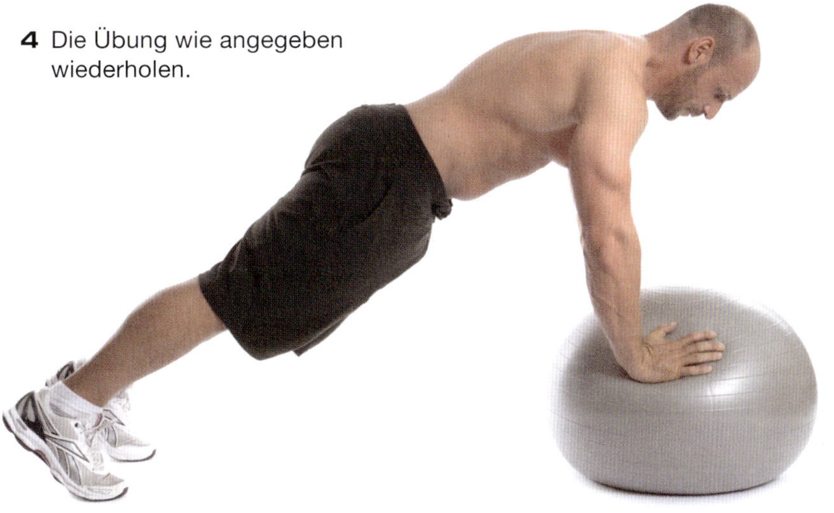

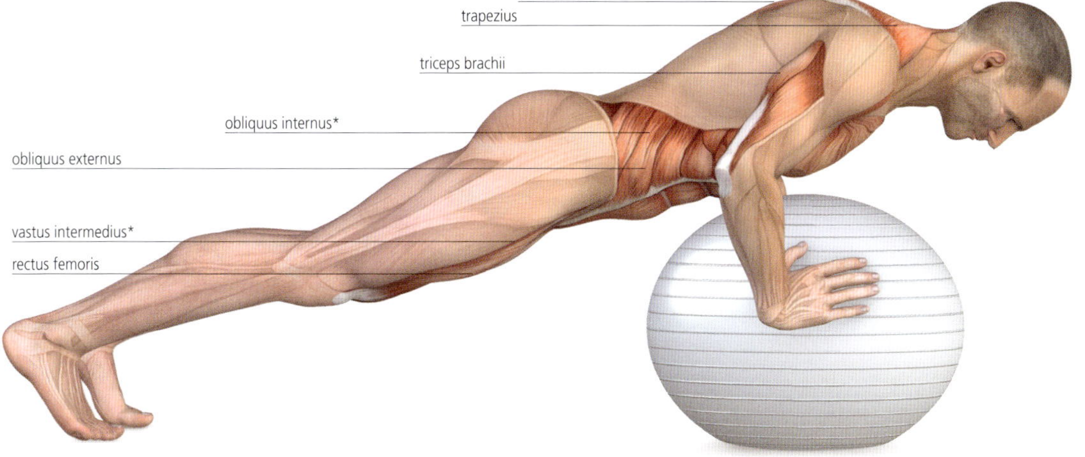

1-MIN-ZIEL

ANFÄNGER:INNEN
3 Sets

FORTGESCHRITTENE
5 Sets

PROFIS
10 Sets

GUT FÜR

- Schultergürtel
- Bauch
- Brust
- Arme

TIPPS

- Den Ball so ruhig und stabil wie möglich halten.
- Beine, Rumpf und Nacken sollten eine gerade Linie bilden.
- Den Blick nach unten richten.
- Nur so große Bewegungen mit den Händen machen, dass der Ball nicht wegrollt.

WANDERN AUF DEM BALL

Diese Übung ist eine echte Herausforderung für die Rumpfstabilität und trainiert außerdem Arme und Gleichgewicht.

1 In die Plank-Position kommen (siehe Seite 148), wobei die Unterschenkel auf einem Gymnastikball liegen.

2 Nacheinander die Hände zur Seite bewegen und so den Körper in einem Halbkreis drehen.

3 Die Hände in die entgegengesetzte Richtung bewegen, bis der Körper wieder in der Ausgangsposition ist.

4 Die Übung wie angegeben wiederholen.

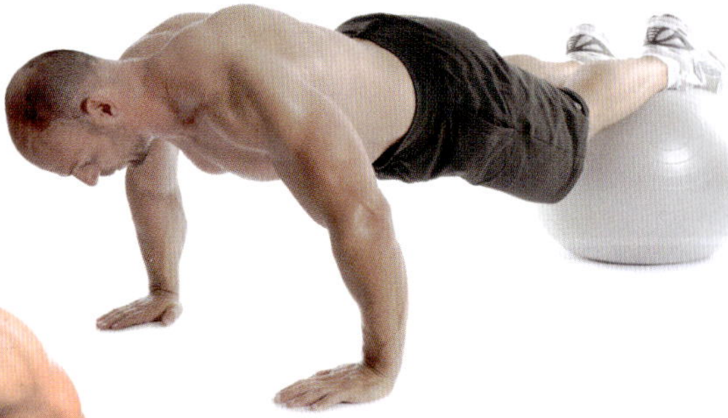

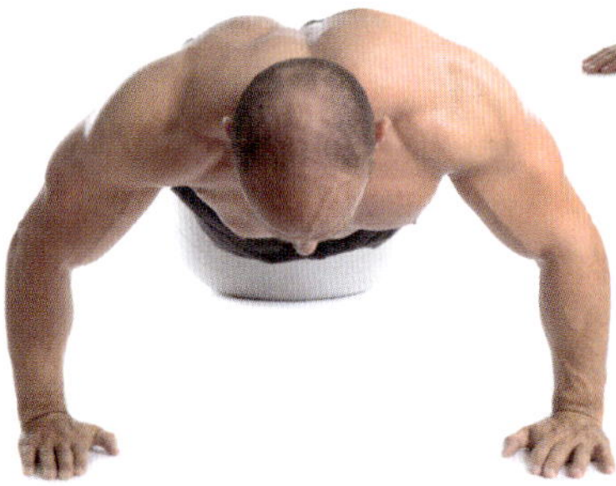

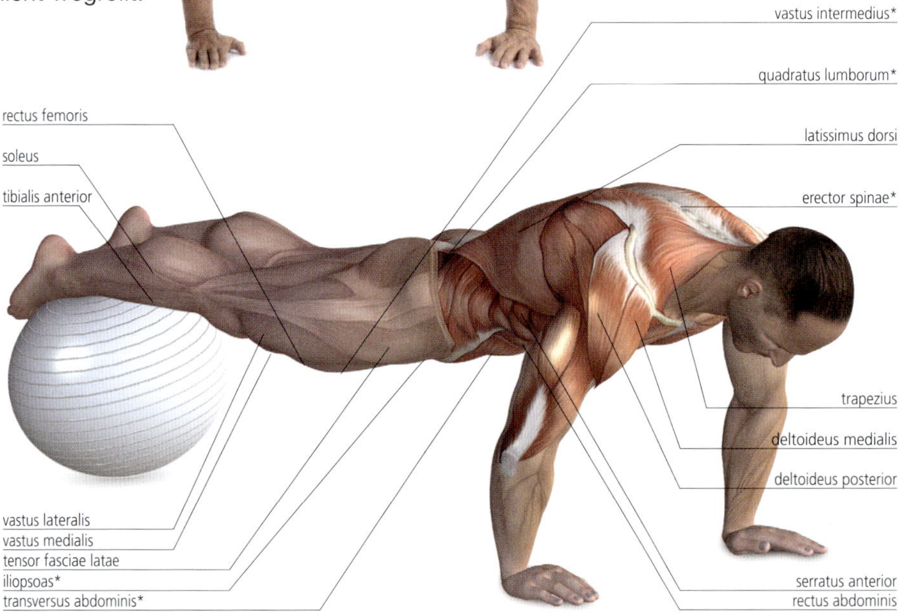

GLEITENDER PUSH-UP

1-MIN-ZIEL

ANFÄNGER:INNEN
3 Sets à 8 x

FORTGESCHRITTENE
5 Sets à 8 x

PROFIS
10 Sets à 8 x

GUT FÜR

- Brust
- Schultergürtel
- Bauch

TIPPS

- Für mehr Spannung und Stabilität die Ellenbogen und Knie leicht nach außen rotieren.
- Die Wirbelsäule lang machen und den Rücken gerade halten.
- Den Brustkorb weiten und die Schultern nicht nach vorn ziehen.

Diese Übung ist eine fortgeschrittene Abwandlung des klassischen Liegestützes, bei der die Arme nicht gebeugt und gestreckt, sondern seitlich bewegt werden. Durch dein Eigengewicht wird die Brustmuskulatur effizient gekräftigt, aber auch Arme, Rücken und Bauch werden zur Körperstabilisierung beansprucht. Versuche, bis zu 20 Push-ups zu schaffen, um eine hohe Intensität zu erreichen. Du kannst ein großes oder zwei kleine Handtücher oder Pappteller verwenden – eben alles, was auf dem Boden gleitet.

1 In die Plank-Position kommen (siehe Seite 148), wobei die Hände auf einem großen oder zwei kleinen Handtüchern abgelegt werden.

2 Die Bauchmuskulatur aktivieren. Das Körpergewicht zur Stabilisierung auf die Fußballen verlagern. Die Hände mit leicht gebeugten Armen gleitend zusammenführen, sodass sich das Handtuch faltet.

3 Die Arme wieder nach außen bewegen und durchstrecken, sodass das Handtuch wieder glatt ist. Die Übung wie angegeben wiederholen.

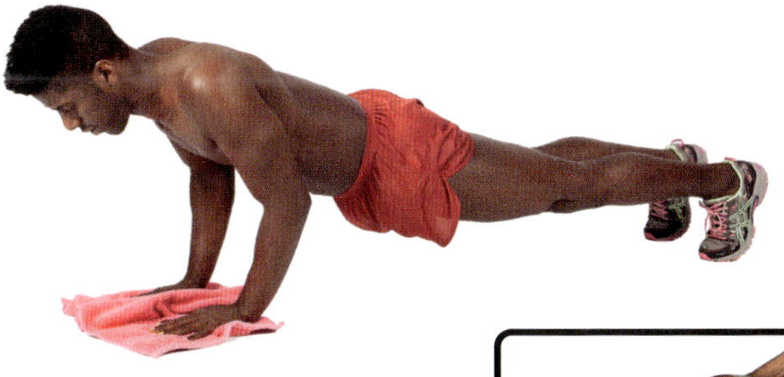

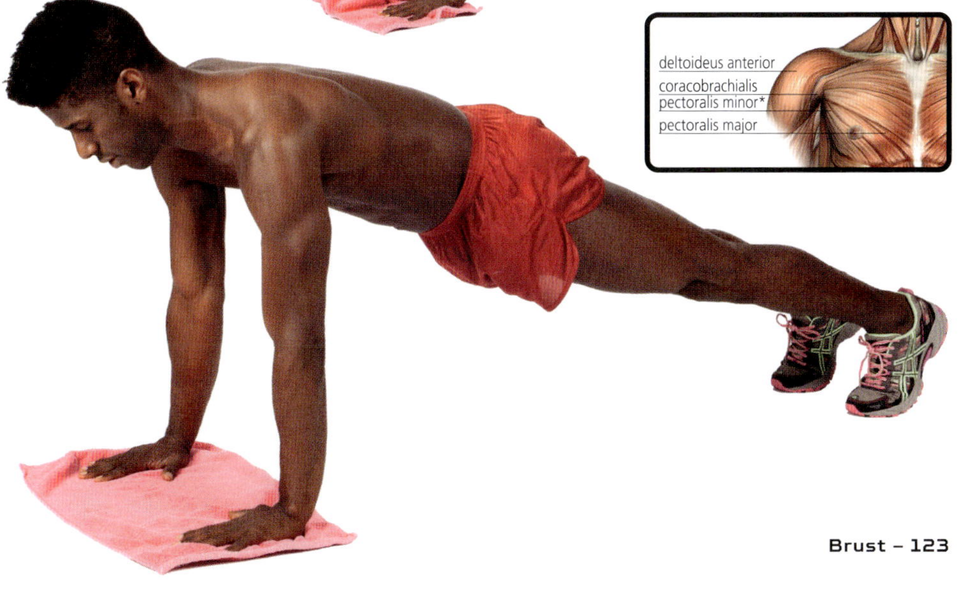

1-MIN-ZIEL

ANFÄNGER:INNEN
8 x

FORTGESCHRITTENE
12 x

PROFIS
20 x

GUT FÜR

- Arme
- Core
- Schultergürtel
- Bauch

TIPPS

- Die Bewegung kontrolliert, ohne Schwung durchführen, um die Gelenke zu schonen.
- Die Bauchmuskulatur angespannt halten.
- Abrupte Bewegungen vermeiden. Für eine fließende Bewegung im 4er-Takt zählen: 1, 2 – Plank – 3, 4 – Unterstütz.

PLANK TO PUSH-UP

Dieser dynamische Stütz ist eine fortgeschrittene Variante des klassischen Push-up und eine gute Übung zur Stabilisierung der Körpermitte. Versuche, die Armwechsel in einer kontrollierten, fließenden Bewegung durchzuführen.

1 In den Vierfüßlerstand kommen und die Unterarme auf der Matte ablegen. Die Ellbogen befinden sich unter den Schultern.

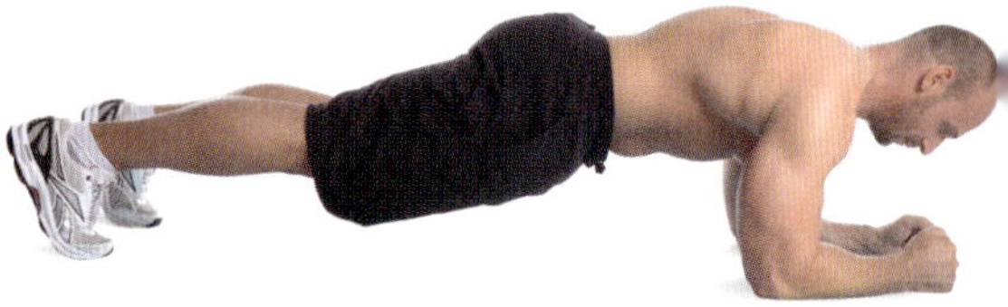

2 Die Beine ausstrecken. Das Gewicht auf die Fußballen verlagern. Die Core-Muskulatur aktivieren, damit der Rücken gerade und in einer Linie mit den Beinen bleibt.

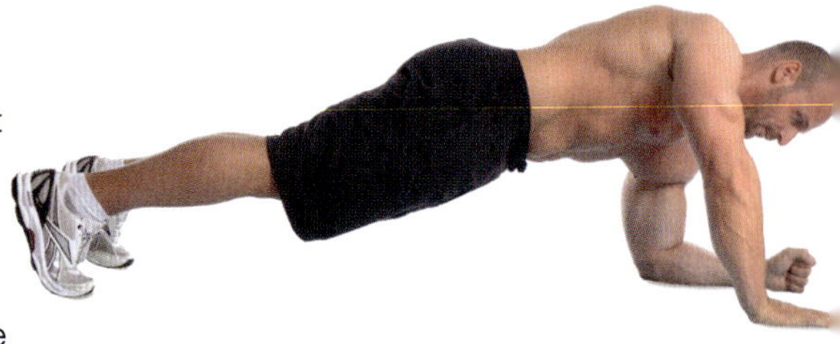

3 Die Arme nacheinander strecken, um in die klassische Plank-Position zu kommen. Nacheinander wieder auf den Unterarmen abstützen, um in die Ausgangsposition zurückzukehren. Den nächsten Durchgang mit dem anderen Arm beginnen. Die Übung wie angegeben wiederholen.

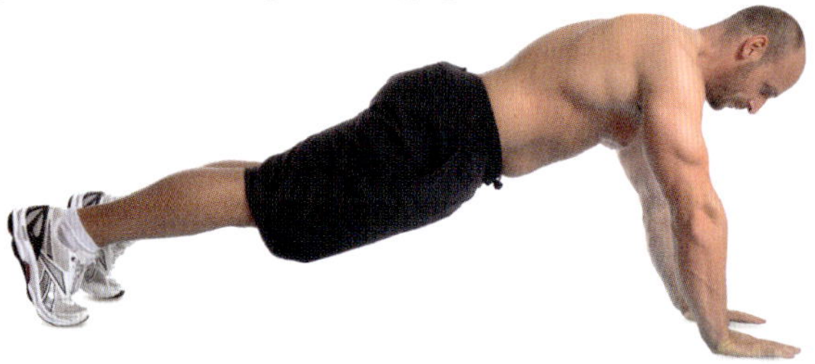

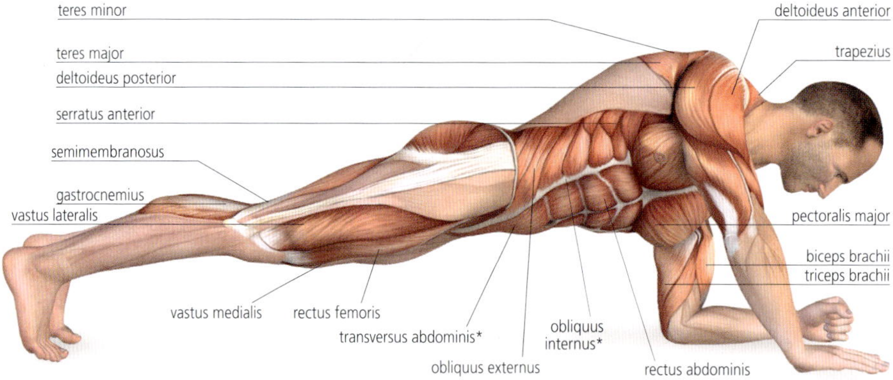

1-MIN-ZIEL

ANFÄNGER:INNEN

8 x

FORTGESCHRITTENE

12 x

PROFIS

20 x

GUT FÜR

- Bauch
- Unteren Rücken

TIPPS

- Die Bauchmuskulatur während der ganzen Übung angespannt halten.
- Den Rücken während der ganzen Übung gerade und lang gestreckt halten und nicht ins Hohlkreuz fallen.

DYNAMISCHER PUSH-UP MIT BALL

Der Stütz mit Gymnastikball stabilisiert die Core-Muskulatur und bereitet so auf viele Alltagsbewegungen vor. Bei dieser Übung werden die gerade und schräge Bauchmuskulatur effektiver trainiert als bei Squats und Crunches.

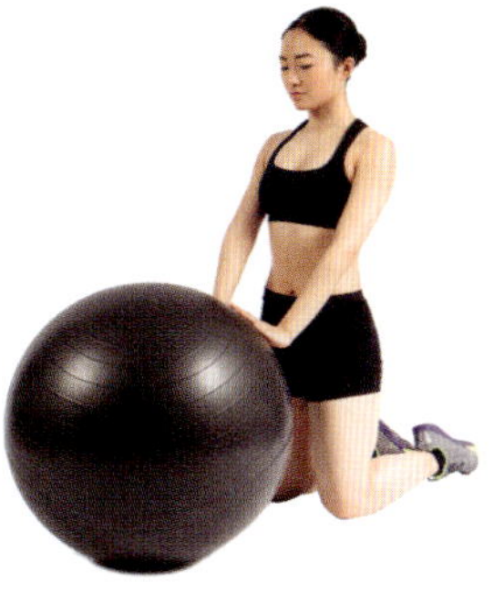

1. Vor dem Gymnastikball in den Kniestand kommen und die Hände etwa auf Hüfthöhe auf den Ball legen.
2. Den Ball langsam nach vorn rollen, bis Rumpf und Oberschenkel eine diagonale Linie bilden und die Unterarme auf dem Ball liegen. Dabei den Rücken gerade lassen. Zur Körperstabilisierung Knie und Fußballen fest in den Boden drücken.
3. Bauch- und untere Rückenmuskulatur aktiviert halten und zurück in die Ausgangsposition rollen. Die Übung wie angegeben wiederholen.

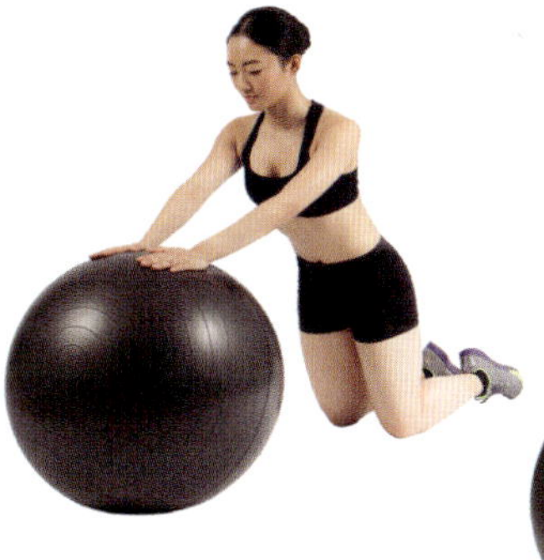

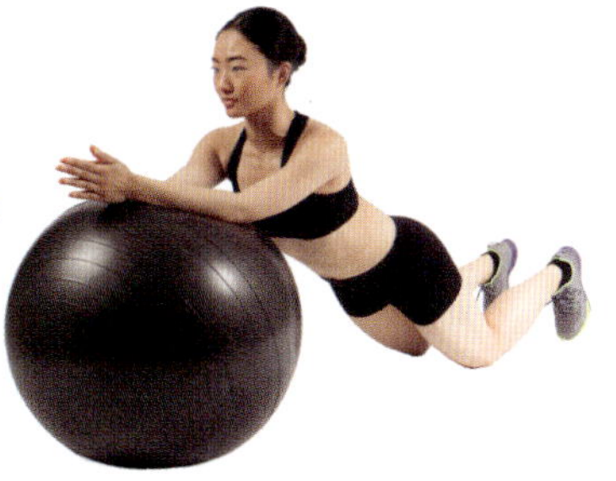

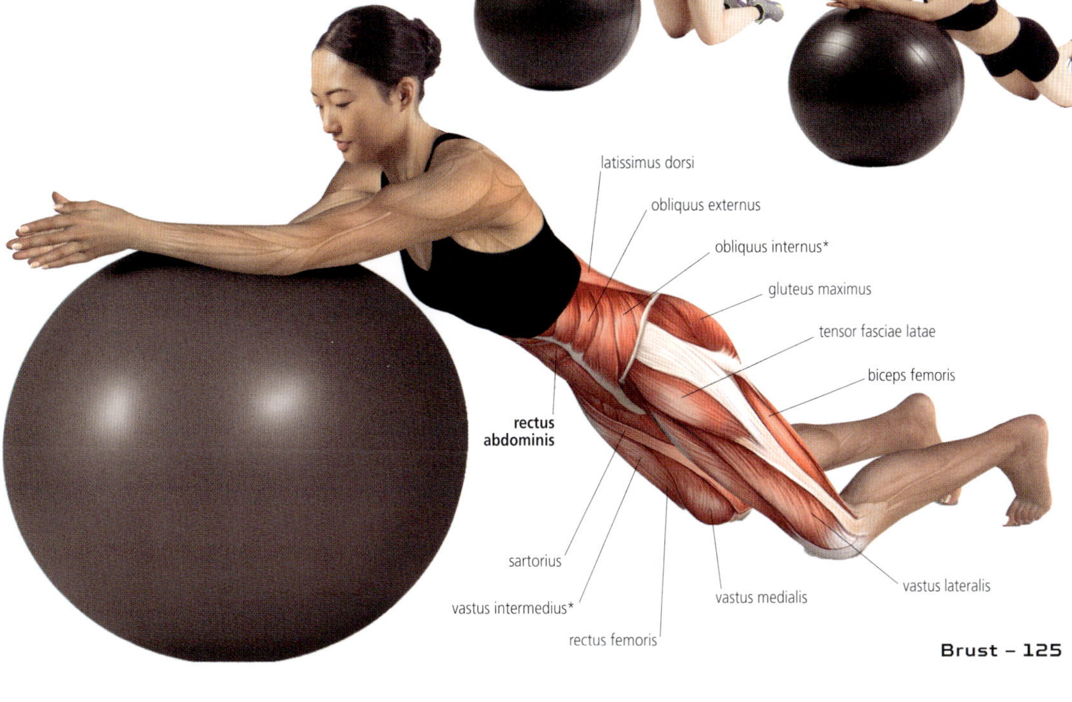

KAPITEL 6

ARME UND SCHULTERN

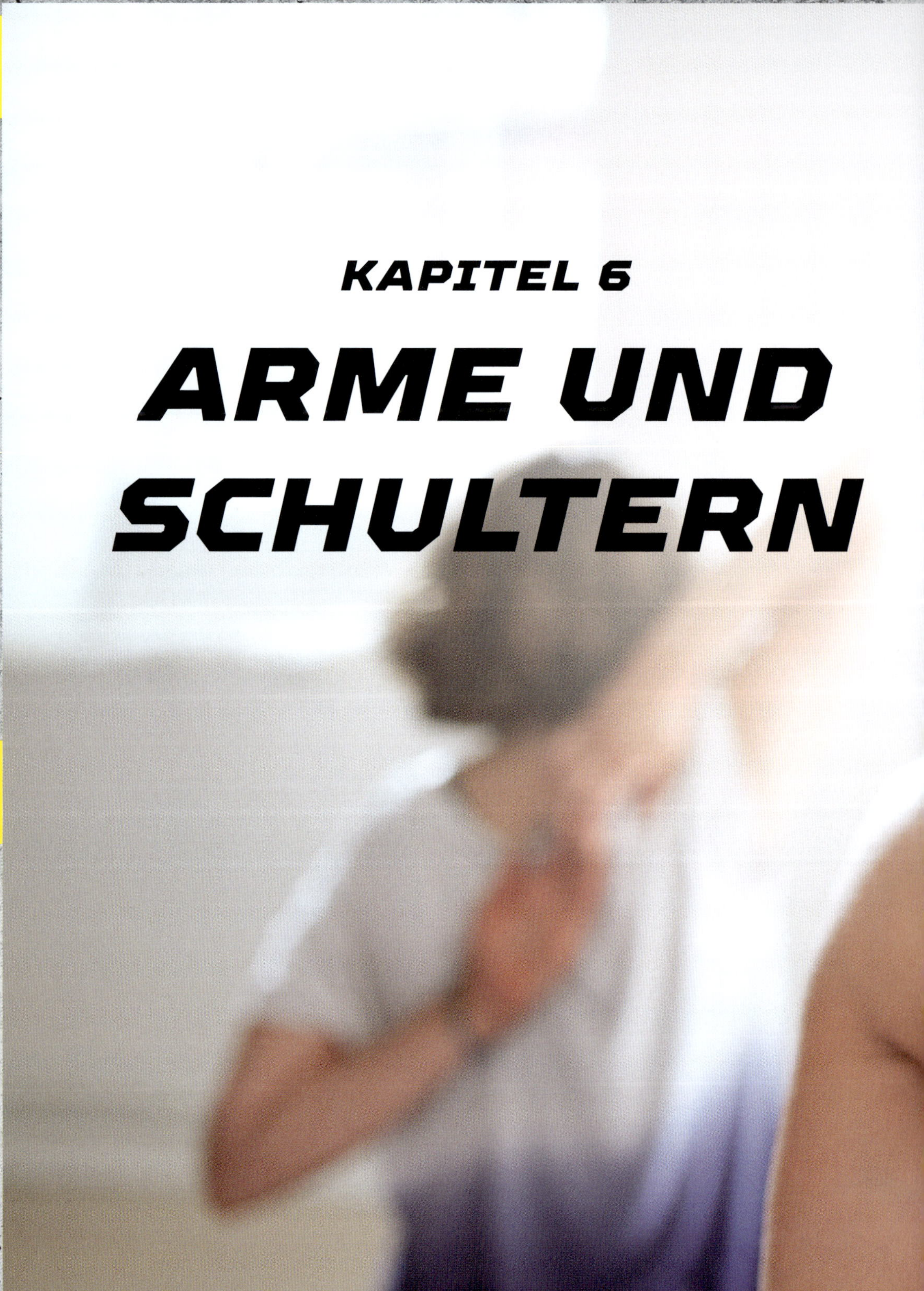

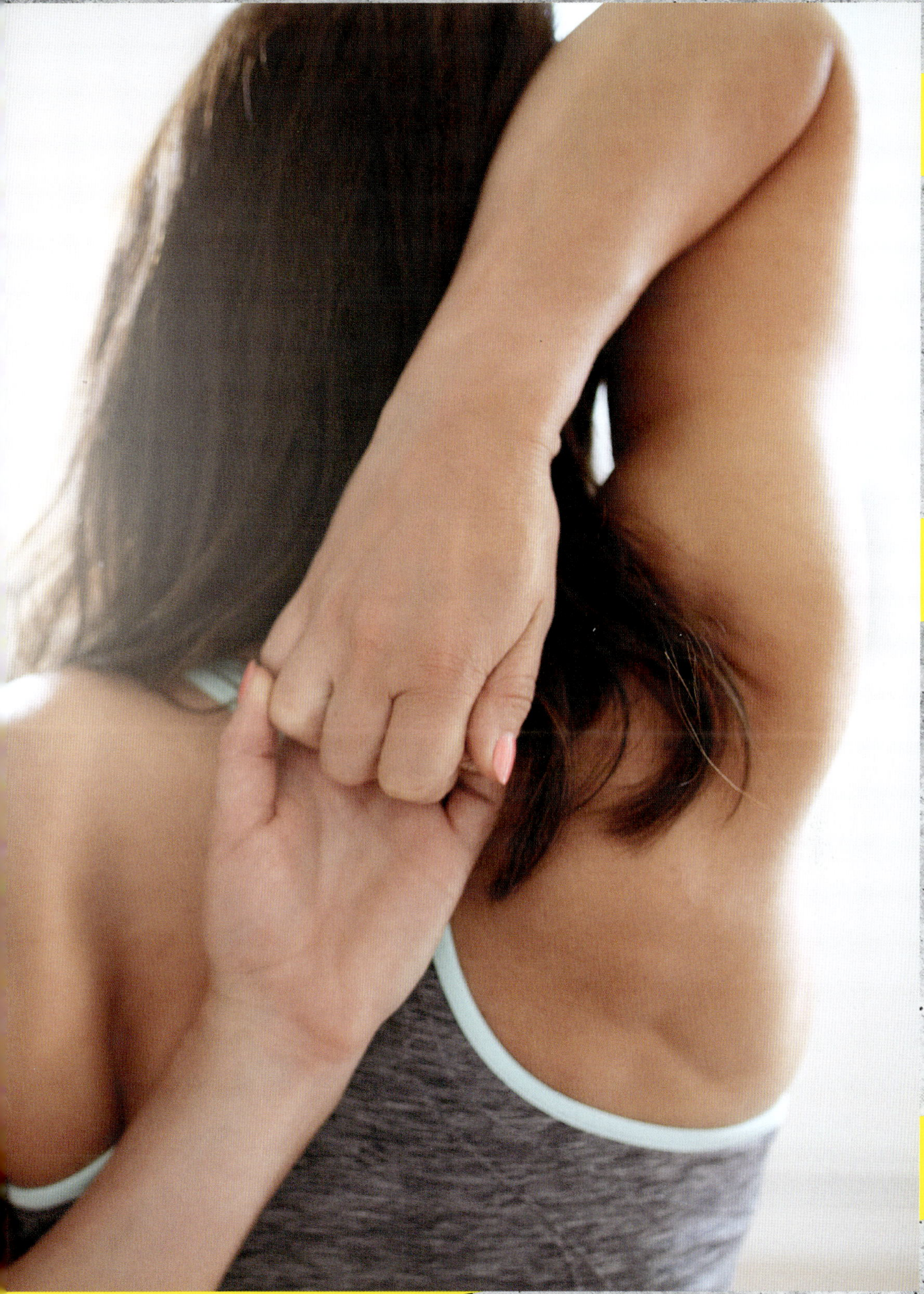

BENCH-DIP

1-MIN-ZIEL

ANFÄNGER:INNEN
2 Sets à 8 x

FORTGESCHRITTENE
2 Sets à 15 x

PROFIS
30 x

GUT FÜR

- Trizeps
- Schultergürtel
- Core

TIPPS

- Den Oberkörper nahe am Stuhl halten.
- Die Wirbelsäule in einer neutralen Position lassen.
- Die Schultern nicht nach oben ziehen.
- Die Füße bleiben fest auf dem Boden.
- Beim Absenken den Rücken gerade lassen.
- Hauptsächlich aus der Kraft der Arme und nicht aus den Beinen heraus nach oben drücken.

Dieser Dip am Stuhl ist eine klassische Übung, bei der du mit dem eigenen Körpergewicht den schwer zu isolierenden Trizeps trainieren kannst. Hier wird die Hantelbank durch einen Stuhl ersetzt.

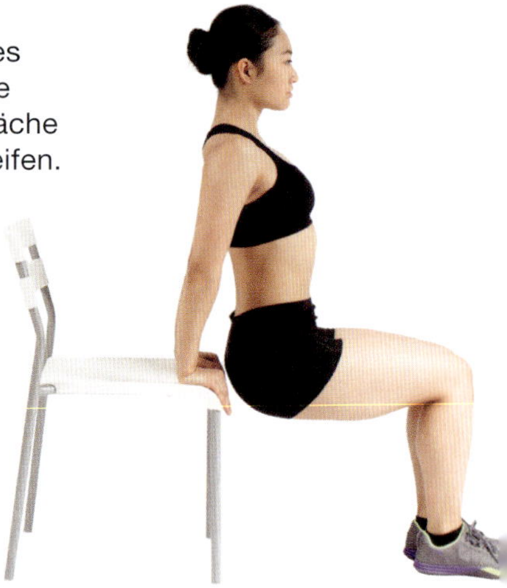

1 Aufrecht auf die Vorderkante eines stabilen Stuhls setzen. Die Hände neben den Hüften auf die Stuhlfläche legen und die Vorderkante umgreifen.

2 Die Beine etwas nach vorne schieben und die Füße fest auf dem Boden aufsetzen. Den Körper von der Stuhlkante nach vorn schieben, sodass die Knie direkt über den Füßen sind. Das Gesäß von der Stuhlfläche nach unten absenken.

3 Die Arme nah am Körper im rechten Winkel nach hinten beugen, nicht mit den Ellbogen zur Seite ausweichen.

4 Mit der Armkraft den Körper wieder in die Ausgangsposition drücken. Die Übung wie angegeben wiederholen.

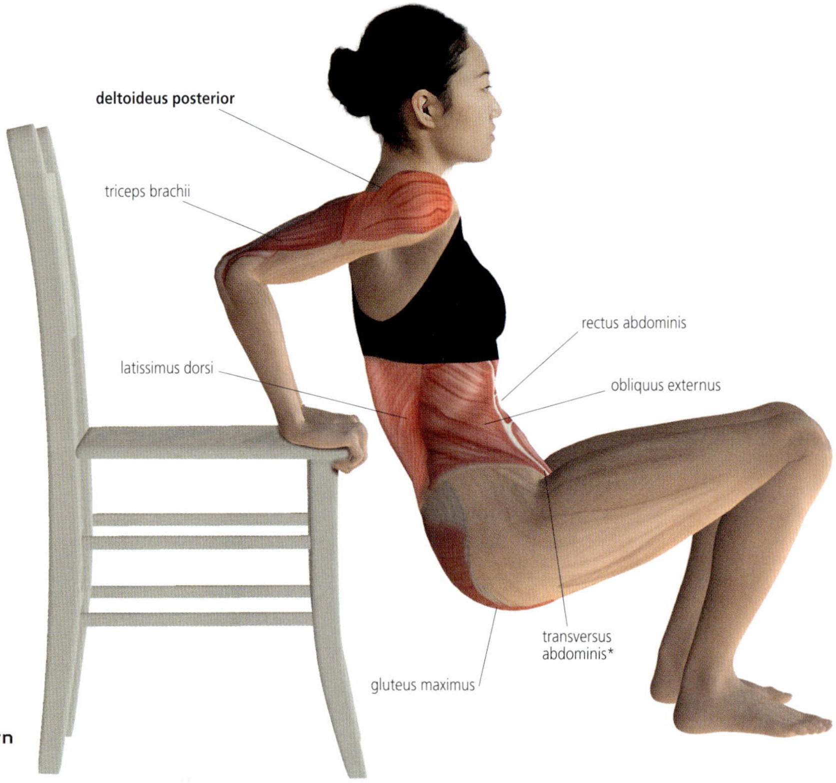

TRIZEPS-DIP

1-MIN-ZIEL

ANFÄNGER:INNEN
2 Sets à 8 x

FORTGESCHRITTENE
2 Sets à 15 x

PROFIS
30 x

GUT FÜR

- Trizeps
- Deltamuskel
- Brustmuskulatur
- Großer Rückenmuskel

TIPPS

- Den Brustkorb heben und öffnen.
- Die Schultern nach unten ziehen.
- Den Rücken gerade lassen.
- Die Bewegung langsam und kontrolliert durchführen.

Diesen klassischen Trizeps-Dip solltest du auf der Armrückseite spüren. In der Halteposition werden auch viele andere Muskelpartien des Körpers beansprucht.

1 Auf den Boden setzen und die Beine anziehen. Den Oberkörper leicht nach hinten neigen. Die Hände unter den Schultern fest auf den Boden setzen. Die Ellbogen sind gebeugt, die Finger zeigen nach vorn.

2 Das Gesäß mit Armkraft ein paar Zentimeter vom Boden abheben. Dabei die Zehen anziehen und die Fersen fest in die Matte drücken. Den Brustkorb weiten. Der Kopf ist in Verlängerung der Wirbelsäule, sodass der Blick nach schräg oben geht.

3 Die Arme langsam beugen und den Körper leicht absenken, aber nicht auf dem Boden absetzen. Die Arme wieder strecken und den Körper anheben, wobei die Zehen die ganze Zeit nach oben zeigen. Die Übung wie angegeben wiederholen.

4 In die Ausgangsposition zurückkehren. Die Sets wie angegeben wiederholen.

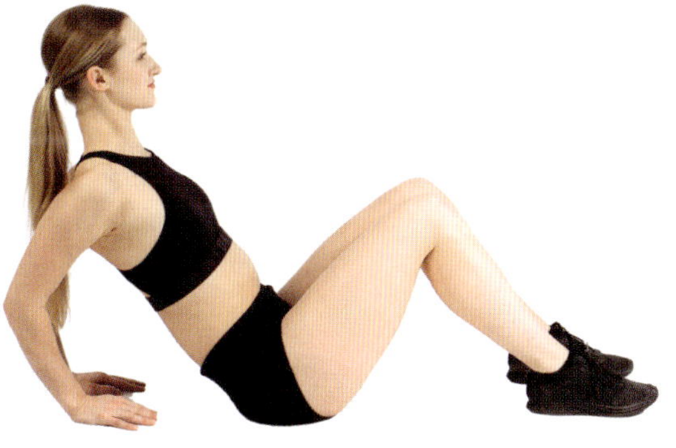

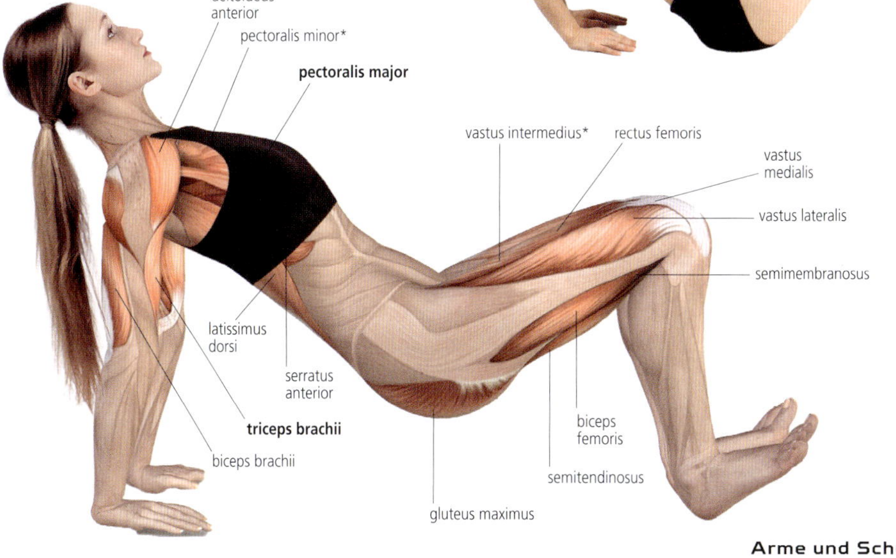

HIGH PLANK

1-MIN-ZIEL

ANFÄNGER:INNEN
2 x 25 Sek halten

FORTGESCHRITTENE
2 x 60 Sek halten

PROFIS
3 Min halten

GUT FÜR

- Oberschenkel
- Schultergürtel
- Wirbelsäule

TIPPS

- Den Rücken gerade lassen und die Bauchmuskulatur angespannt halten.
- Die Beine durchstrecken, sodass die Dehnung in der Oberschenkelrückseite und in den Waden zu spüren ist.
- Gleichmäßig atmen.
- Schultern und Nacken entspannt lassen.

Diese energetisierende Umkehrübung fördert die Durchblutung und kann Nackenverspannungen lösen. Dabei wird die Wirbelsäule gestreckt, indem der Zwischenwirbelbereich geöffnet und der Druck auf die Wirbel gemindert wird. Wie alle Stützübungen ist sie ein hervorragendes Ganzkörpertraining.

1 In die Plank-Position kommen (siehe Seite 148). Die Beine hüftbreit spreizen und das Gewicht auf die Fußballen verlagern.

2 Das Gesäß nach hinten, oben schieben, sodass Arme, Oberkörper und Beine ein umgekehrtes V bilden. Die Fersen gehen Richtung Boden, müssen ihn aber nicht erreichen. Die Position wie angegeben halten.

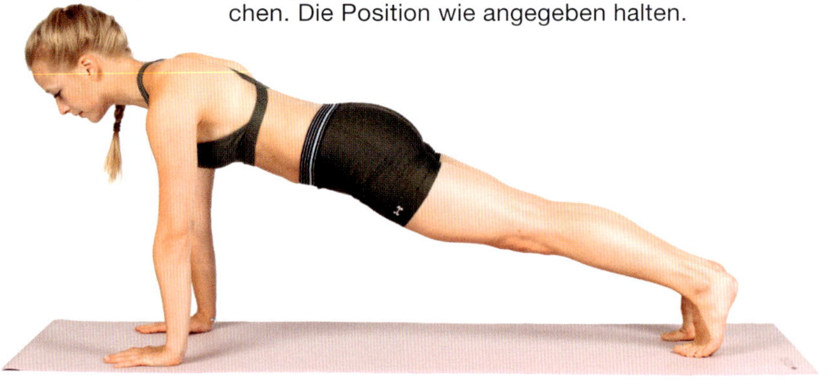

3 In die Plank-Position zurückkehren, sodass Rücken und Beine eine gerade Linie bilden. Die Übung wie angegeben wiederholen.

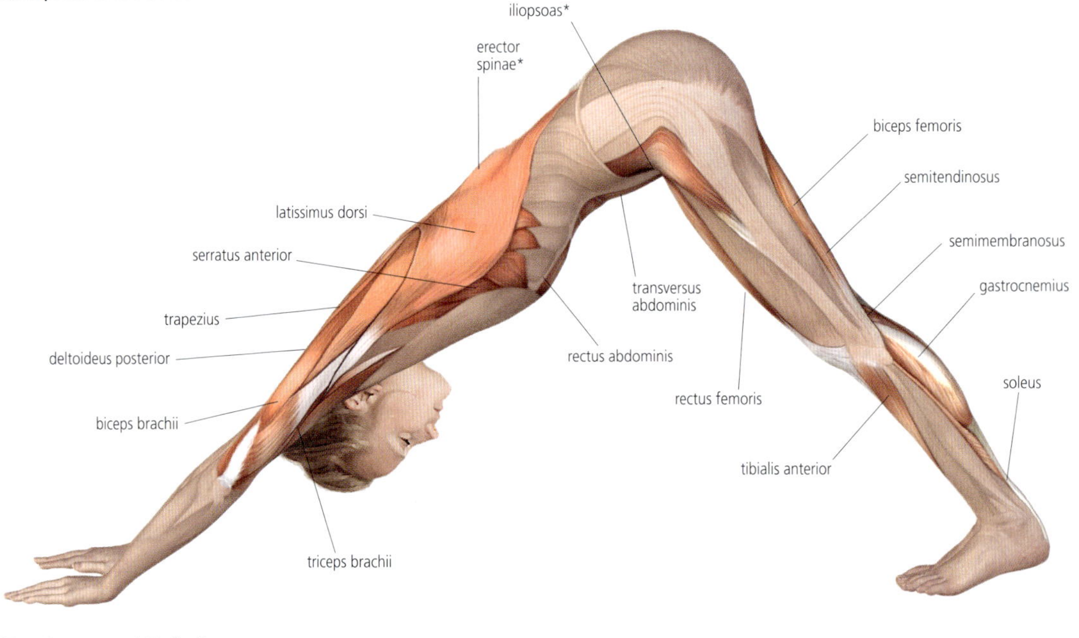

POWER-PUNCH

1-MIN-ZIEL

ANFÄNGER:INNEN
30 Sek pro Seite

FORTGESCHRITTENE
60 Sek pro Seite

PROFIS
2 Min pro Seite

GUT FÜR

- Oberkörper

TIPPS

- Fäuste oben halten.
- Für eine schwungvollere Bewegung den Oberkörper drehen.
- Die Grundspannung halten und auf ein gleichmäßiges, nicht übertriebenes Tempo achten.

Boxen ist ein toller Sport, um Kraft und Ausdauer zu steigern und Kalorien zu verbrennen. Um das Maximum aus einem hochintensiven Boxtraining herauszuholen, solltest du die wichtigsten Schläge kennen: Jab, Cross und (Aufwärts-) Haken. Übungen wie der Power-Punch legen den Grundstein für weitere Übungen mit Kombinationsschlägen. Du kannst allein trainieren, dich an einem Boxsack austoben oder mit einem Sparringspartner arbeiten.

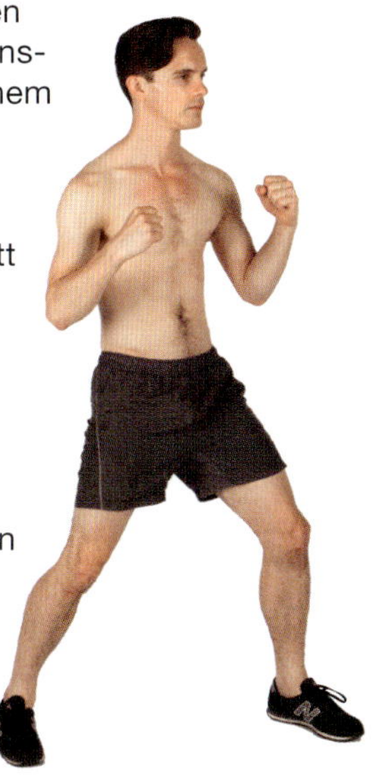

1 Für die Grundhaltung im leichten Ausfallschritt die Füße schulterbreit aufstellen. Dabei das Körpergewicht hauptsächlich auf das hintere Bein verlagern. Die Arme vor dem Körper anwinkeln und die Hände zu Fäusten ballen.

2 Das Gewicht nun auf das vordere Bein verlagern und gleichzeitig den Arm auf der anderen Seite gerade nach vorn führen. Dabei den Oberkörper nach innen drehen, um dem Schlag mehr Dynamik zu verleihen.

3 Die Übung wie angegeben wiederholen, dann die Seite wechseln.

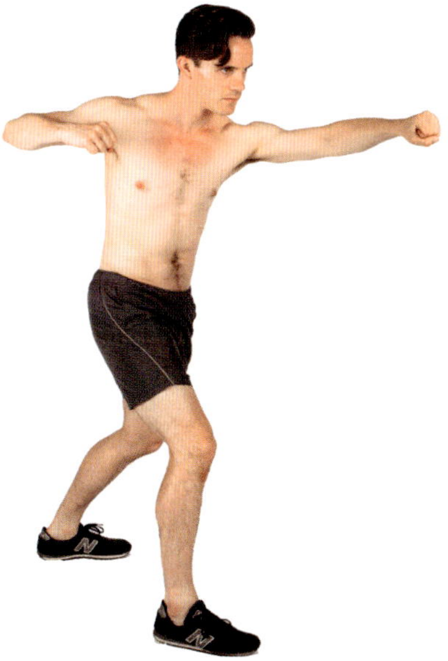

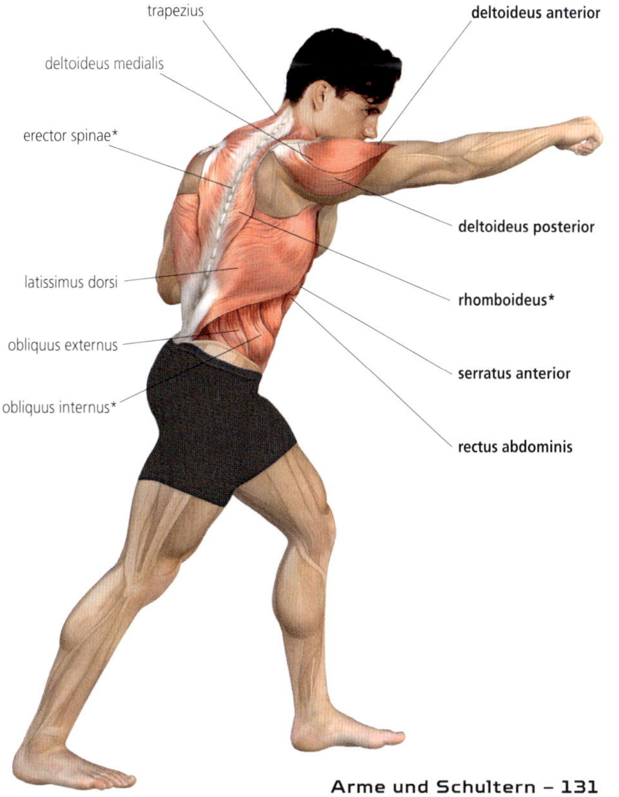

1-MIN-ZIEL

ANFÄNGER:INNEN
2 x

FORTGESCHRITTENE
4 x

PROFIS
8 x

GUT FÜR

- Oberarme
- Rücken
- Beine
- Gesäß

TIPPS

- Die Beine spreizen, wenn du Schwierigkeiten hast, den Boden mit den Händen zu erreichen.
- Die Bauchmuskulatur angespannt halten.
- Die Bewegung langsam und kontrolliert durchführen.
- In der Plank-Position auf einen geraden Rücken achten.

HANDLAUF

Diese Übung, auch als »Inchworm« oder »Monkey Walk« bekannt, ist eine Ganzkörperdehnung, die deine Beweglichkeit auf die Probe stellt und ein guter Gradmesser für deine allgemeine Fitness ist, denn sie erfordert Kraft in der ganzen Körpermitte.

1 Die Füße hüftbreit aufstellen. Den Oberkörper nach vorn beugen und in den Herabschauenden Hund kommen (siehe Seite 138). Die Handflächen liegen flach auf dem Boden.

2 Die Hände langsam nach vorn wandern, bis sie unter den Schultern sind, und in die Plank-Position kommen (siehe Seite 148). Rücken und Beine bilden eine Linie. Den Bauchnabel zur Wirbelsäule und die Schultern nach hinten ziehen.

3 Das Gesäß nach hinten oben drücken und mit den Händen langsam zurück zu den Beinen wandern. Dabei das Gewicht auf die Fersen verlagern. Die Position einige Sekunden halten.

4 Wirbel für Wirbel wieder in die Ausgangsposition zurückkehren, kurz innehalten, dann die Übung wie angegeben wiederholen.

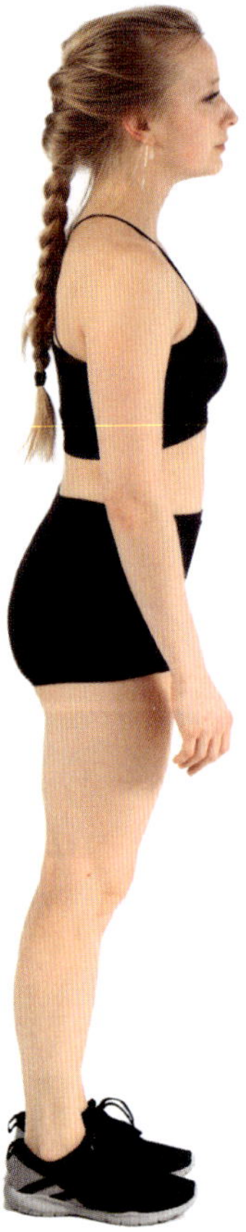

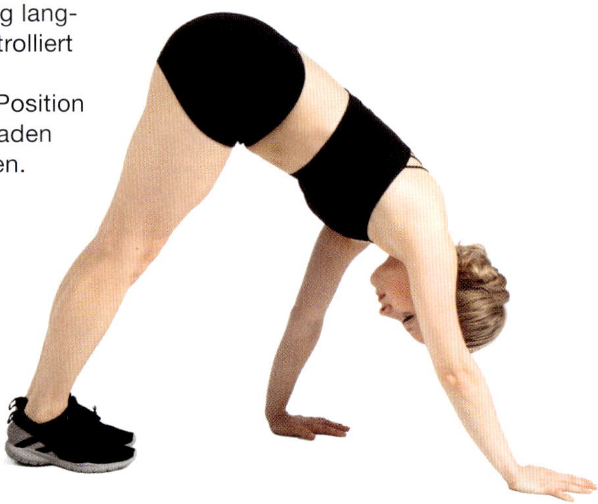

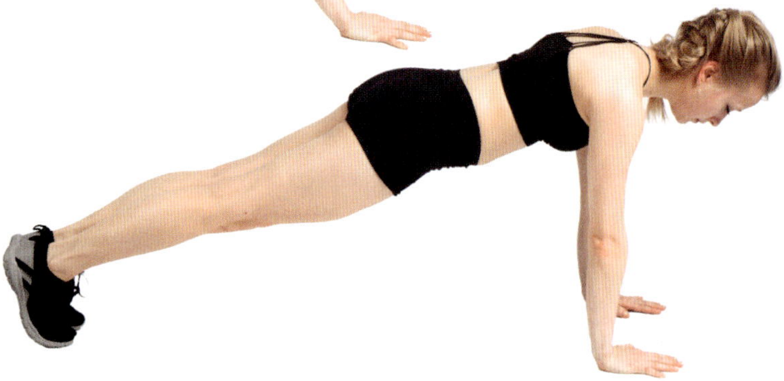

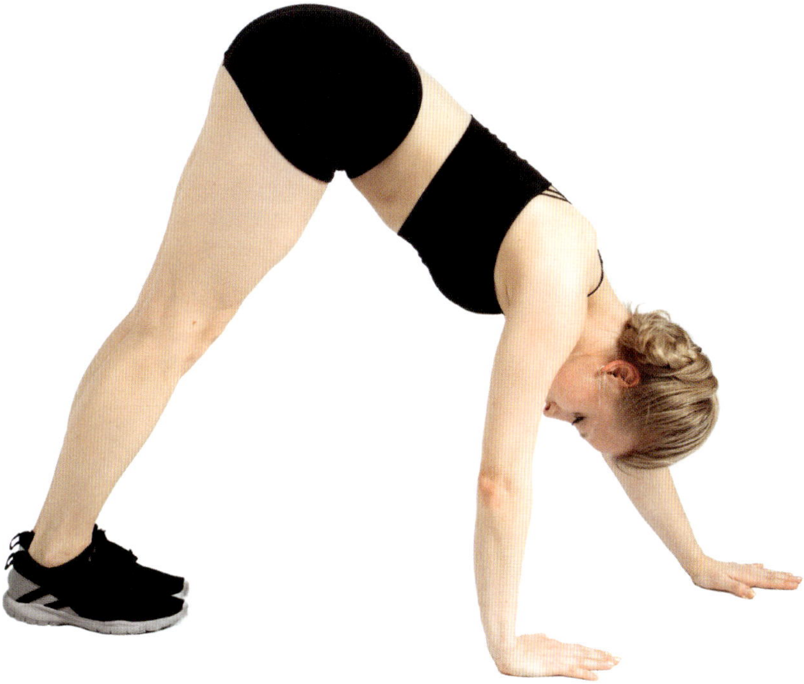

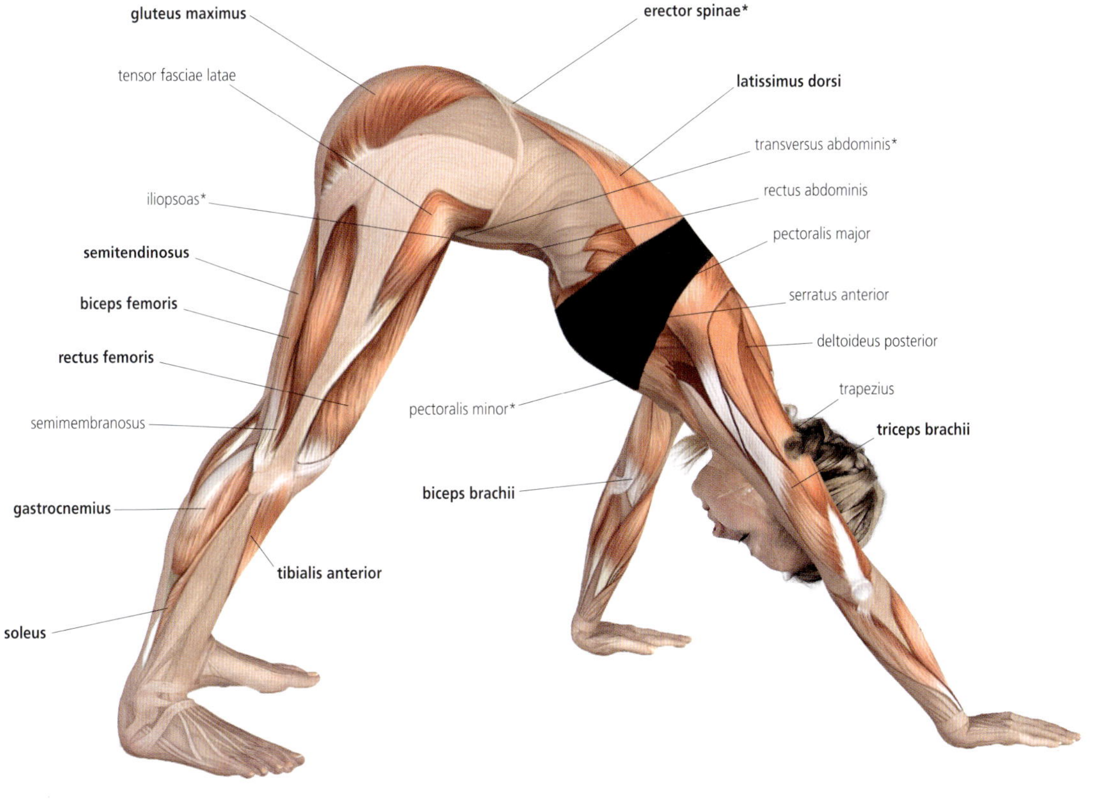

gluteus maximus
erector spinae*
tensor fasciae latae
latissimus dorsi
transversus abdominis*
rectus abdominis
iliopsoas*
pectoralis major
semitendinosus
serratus anterior
biceps femoris
deltoideus posterior
rectus femoris
trapezius
pectoralis minor*
semimembranosus
triceps brachii
biceps brachii
gastrocnemius
tibialis anterior
soleus

LIFTING-UP

1-MIN-ZIEL

ANFÄNGER:INNEN
4 x 5 Sek halten

FORTGESCHRITTENE
4 x 10 Sek halten

PROFIS
4 x 20 Sek halten

GUT FÜR

- Schultergürtel
- Bauch
- Beine

TIPPS

- Die Bewegung gleichmäßig und kontrolliert ausführen.
- Die Schultern nach hinten, unten ziehen.

Diese Übung ist eine gute Vorbereitung für Stütz- und Umkehrübungen. Sie verbessert nicht nur die Kraft im Schulterbereich, sondern trainiert auch Bauchmuskulatur und Beine.

1 Im Schneidersitz beginnen. Die Schulterblätter nach hinten, unten ziehen und aktivieren, dann wieder entspannen.

2 Die Hände seitlich flach auf den Boden legen und die Arme strecken. Die Schultern nach hinten, unten ziehen, sodass der Brustkorb sich weitet. Die Schultern nach unten drücken und das Gesäß leicht vom Boden heben. Wieder in die neutrale Position zurückkehren.

3 Mit den Armen in den Boden drücken und das Gesäß heben, wobei die Füße auf dem Boden bleiben. Das Gesäß wieder senken und in die neutrale Position zurückkehren.

4 Um die Füße anzuheben, zunächst ein Knie heben, dann den Fuß, dann das andere Knie und den anderen Fuß. Das Gesäß wieder absenken und in die neutrale Position zurückkehren.

5 Die Sequenz wie angegeben wiederholen.

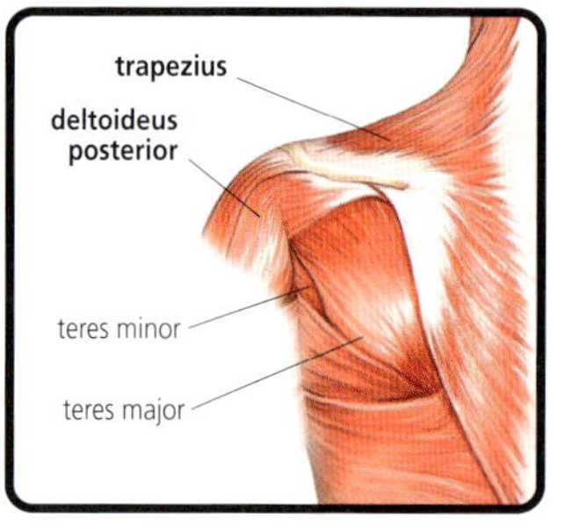

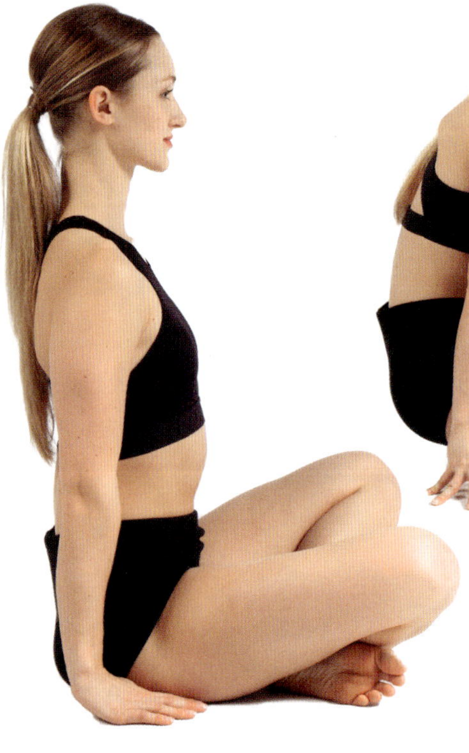

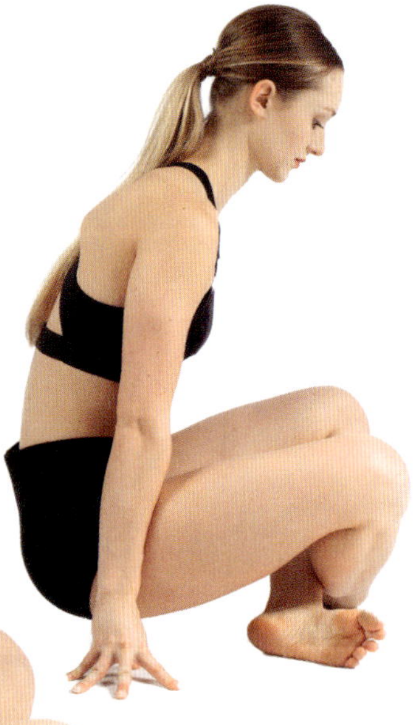

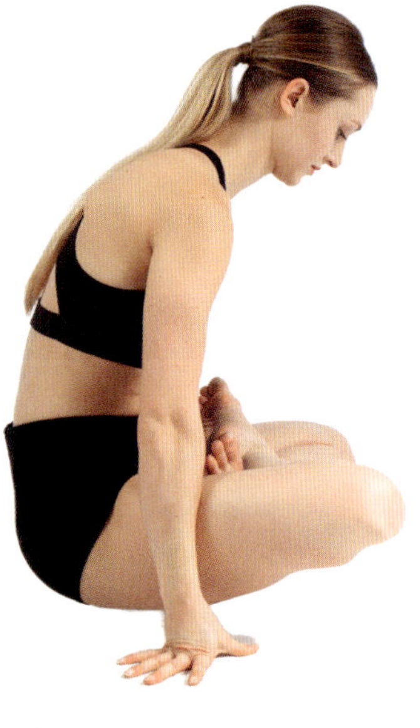

1-MIN-ZIEL

ANFÄNGER:INNEN
2 x 25 Sek halten

FORTGESCHRITTENE
2 x 60 Sek halten

PROFIS
3 Min halten

GUT FÜR

- Core
- Trizeps
- Schultergürtel

TIPPS

- Es darf kein Gefühl der Enge im unteren Rücken entstehen.
- Den Blick beim Aufrichten leicht nach oben richten.
- Die Bewegung langsam und kontrolliert durchführen.
- Die Schultern nicht nach oben ziehen.

HINAUFSCHAUENDER HUND

Diese relativ einfache Übung kräftigt nicht nur Trizeps und Schultern, sondern dehnt auch Rücken und Brustkorb und festigt gleichzeitig Bauchmuskulatur und Adduktoren.

1 Auf den Bauch legen. Die Hände neben der Brust auf dem Boden platzieren. Die Ellbogen zum Körper ziehen. Die Beine hüftbreit spreizen, die Zehen pointen, sodass der Fußrücken auf dem Boden liegt.

2 Beim Einatmen Hände und Fußrücken in den Boden drücken und den Oberkörper bis zum Becken vom Boden heben. Die Oberschenkel aktivieren und das Steißbein in Richtung Schambein drücken.

3 Den Oberkörper aufrichten und die Arme voll durchstrecken, sodass die Beuge im Rücken zu spüren ist. Die Schultern nach hinten, unten ziehen. Der Nacken ist in Verlängerung der Wirbelsäule, der Blick geht leicht nach oben.

4 Die Position wie angegeben halten. Beim Ausatmen wieder in die Ausgangsposition zurückkehren.

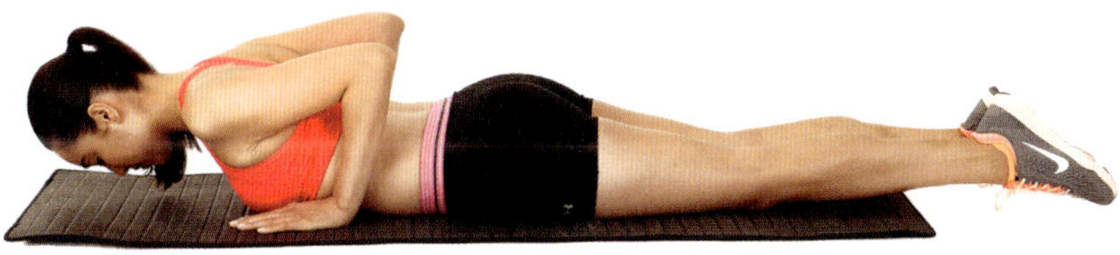

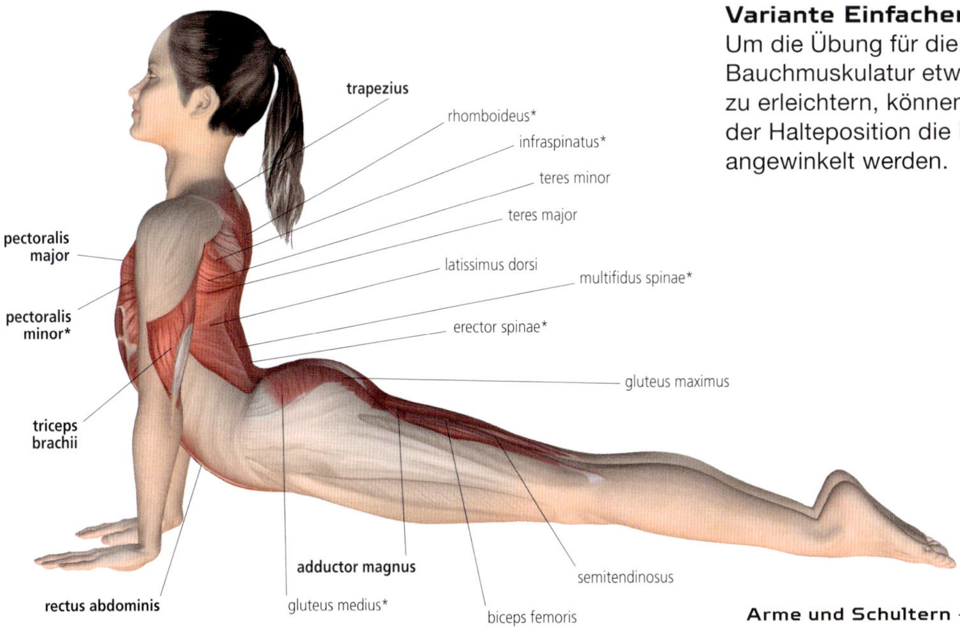

Variante Einfacher: Um die Übung für die Bauchmuskulatur etwas zu erleichtern, können in der Halteposition die Knie angewinkelt werden.

KRÄHE

1-MIN-ZIEL

ANFÄNGER:INNEN
1 x 5 Sek halten

FORTGESCHRITTENE
2 x 10 Sek halten

PROFIS
2 x 20 Sek halten

GUT FÜR

- Arme
- Schultergürtel
- Bauch

TIPPS

- Um das Gleichgewicht zu halten, einen Punkt auf dem Boden fixieren.
- Wenn du Angst davor hast, nach vorn zu kippen, lege eine gefaltete Decke oder ein Kissen vor den Kopf.
- Die Füße nacheinander vom Boden heben, nicht springen.
- Den Kopf nicht hängen lassen.

Die Krähe stärkt und strafft den Oberkörper und dient als Vorbereitung für noch anspruchsvollere Stützpositionen. Diese Yoga-Übung wird oft mit dem Kranich verwechselt. Der Hauptunterschied zwischen den beiden liegt in den Armen: Die Krähe wird mit gebeugten, der Kranich mit gestreckten Armen ausgeführt.

1 In die tiefe Hocke gehen. Dabei Füße und Knie weiter als hüftbreit nach außen stellen.

2 Den Oberkörper nach vorn lehnen und die Hände mit gespreizten Fingern leicht nach innen gedreht vor dem Körper auf der Matte platzieren.

3 Die Ellbogen beugen und die Knie an den Oberarmen abstützen.

4 Auf die Fußballen kommen und den Oberkörper weiter nach vorn neigen. Die Oberschenkel zur Brust und die Schienbeine zu den Oberarmen führen. Wenn das Gewicht auf die Hände verlagert wird, den Rücken leicht runden. Die Position wie beschrieben halten.

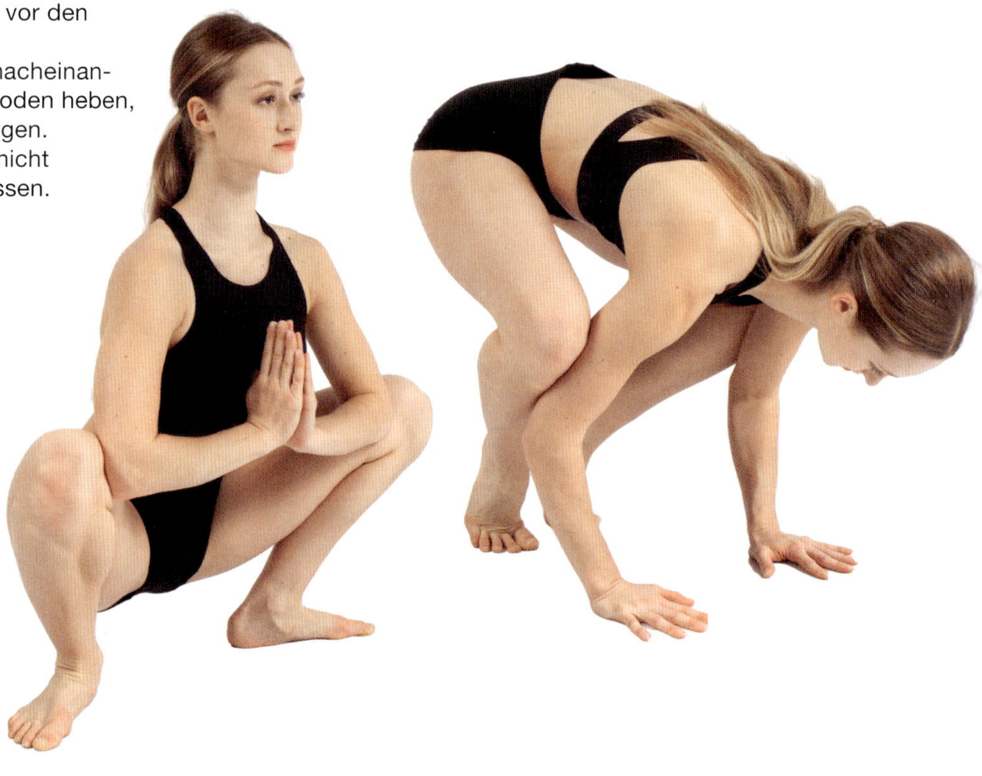

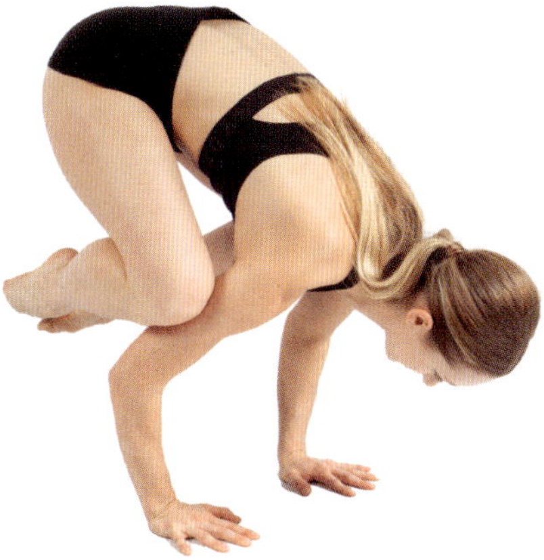

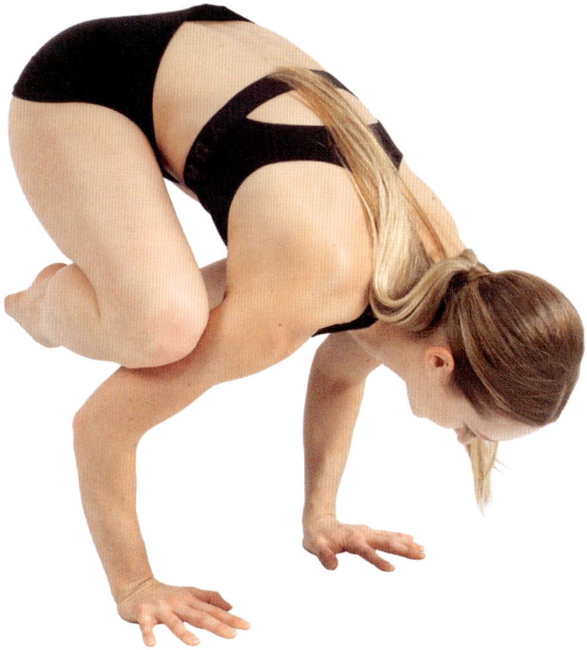

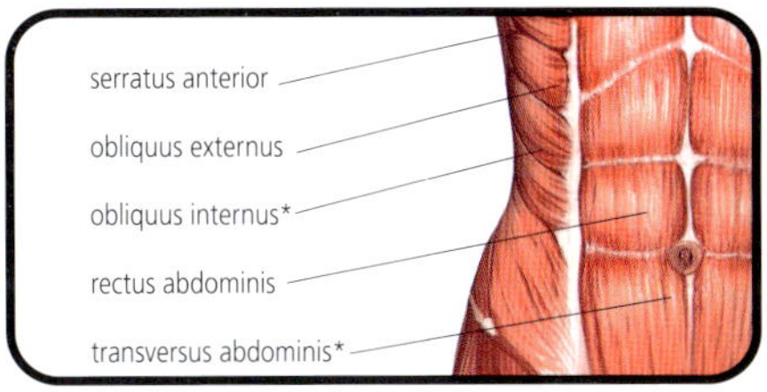
serratus anterior
obliquus externus
obliquus internus*
rectus abdominis
transversus abdominis*

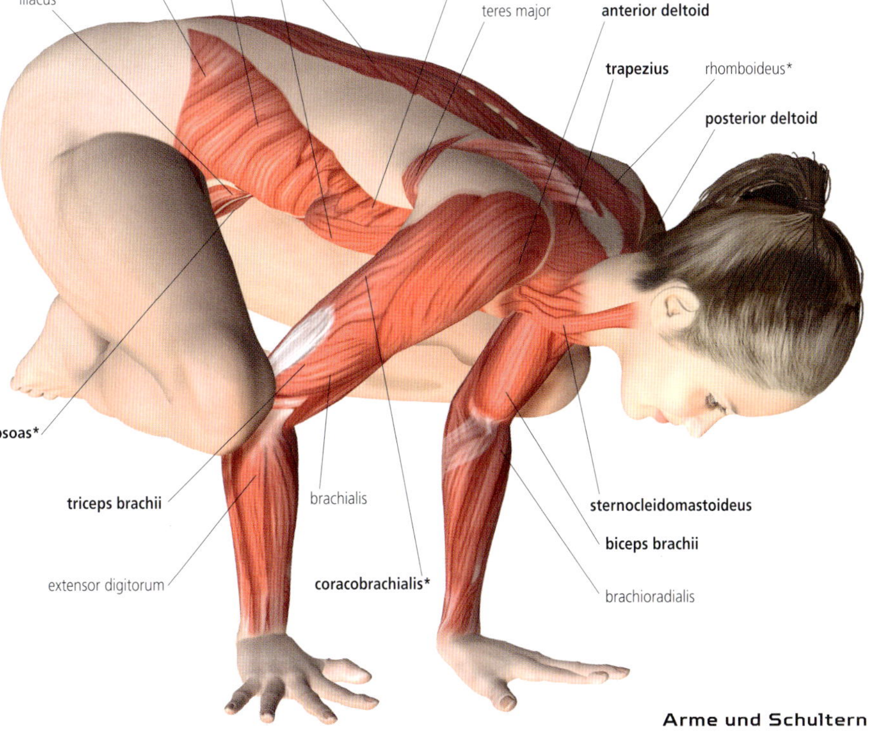
obliquus internus*
pectoralis major
obliquus externus
latissimus dorsi
infraspinatus*
iliacus*
teres major
anterior deltoid
trapezius
rhomboideus*
posterior deltoid
iliopsoas*
triceps brachii
brachialis
sternocleidomastoideus
biceps brachii
extensor digitorum
coracobrachialis*
brachioradialis

HERABSCHAUEN-DER HUND

1-MIN-ZIEL

ANFÄNGER:INNEN
2 x 25 Sek halten

FORTGESCHRITTENE
2 x 60 Sek halten

PROFIS
3 Min halten

GUT FÜR

- Schultergürtel
- Oberschenkelrückseite
- Waden
- Wirbelsäule

TIPPS

- Das Körpergewicht immer mit den gesamten Handflächen abstützen, um eine Überlastung der Handgelenke zu vermeiden.
- Die Knie dürfen leicht gebeugt sein.
- Den Rücken gerade halten und den Brustkorb öffnen.
- Nicht den Atem anhalten! Den Kiefer entspannen und normal atmen.

Bei dieser Umkehrübung wird der Körper durch Arm- und Beinkraft gestützt und gleichzeitig die Wirbelsäule gründlich gestreckt. Außerdem werden Beckenmuskulatur, Oberschenkelrückseite und Waden gedehnt sowie Oberschenkelvorderseite und Fußgelenke gestärkt. Die Übung weitet Brustkorb und Schultern und strafft Arme und Bauchmuskeln.

1 In den Vierfüßlerstand kommen. Die Hände sind unter den Schultern, die Knie unter dem Becken.

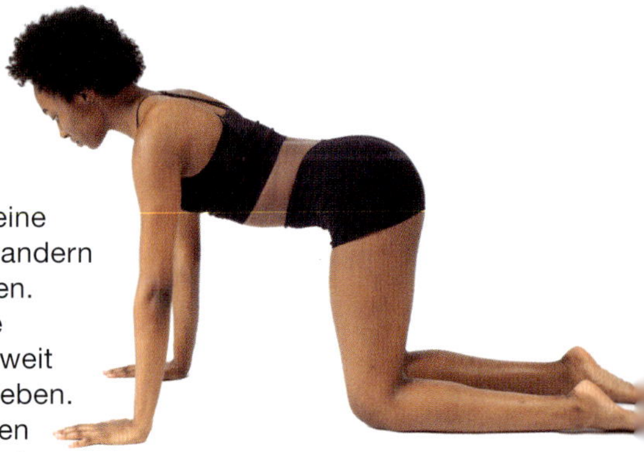

2 Mit den Händen etwa eine Handbreit nach vorn wandern und die Zehen aufsetzen. Die Knie von der Matte heben und das Gesäß weit nach hinten, oben schieben. Dabei die Beine strecken und die Fersen zum Boden ziehen. Hände und Fußballen sind in der Matte verankert.

3 Die Brust in Richtung Oberschenkel drücken. Nach unten blicken, der Kopf ist in Verlängerung der Wirbelsäule. Der Rücken ist so gerade wie möglich (gedachtes Hohlkreuz). Die Oberschenkel leicht nach innen drehen, sodass das Becken neutral ist. Die Position wie angegeben halten.

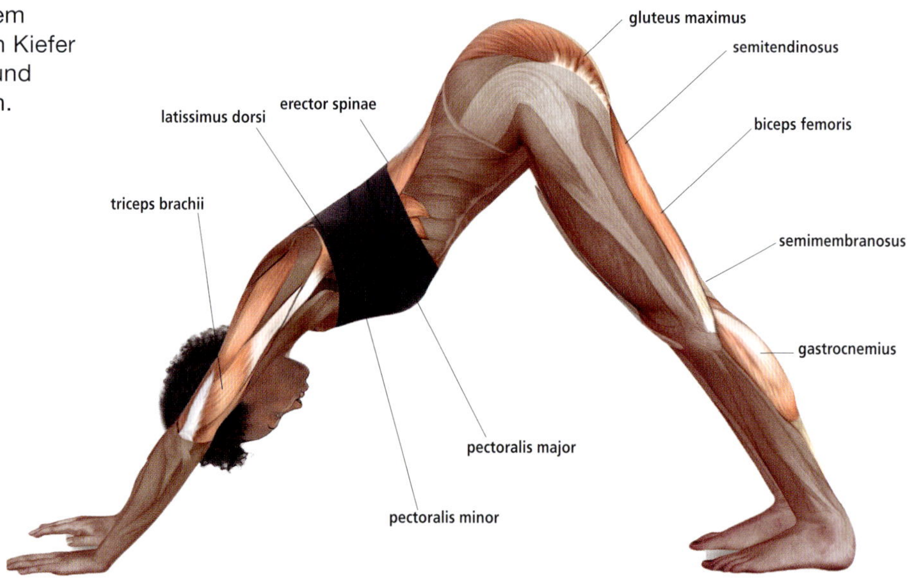

HEUSCHRECKE

1-MIN-ZIEL

ANFÄNGER:INNEN
4 x 5 Sek halten

FORTGESCHRITTENE
4 x 10 Sek halten

PROFIS
4 x 20 Sek halten

GUT FÜR

- Brust
- Schultergürtel
- Hüfte
- Wirbelsäule

TIPPS

- Den Nacken lang machen.
- Den Brustkorb öffnen, um die Beuge auf den ganzen Rücken zu erweitern.
- Die Beine durchgestreckt lassen.

Diese vom Yoga inspirierte Übung beinhaltet eine leichte Rückbeuge, bei der gleichzeitig Brustkorb, Schultern und Bauchmuskulatur geweitet und gedehnt werden. Außerdem stärkt die Heuschrecke den oberen und unteren Rücken und bereitet den Körper auf intensivere Rückbeugen vor.

1 Auf den Bauch legen. Die Arme seitlich am Körper ausstrecken. Die Handflächen zeigen nach unten. Die Beine leicht nach innen drehen, sodass die Knie auf den Boden zeigen.

2 Die Gesäßmuskulatur aktivieren. Beim Einatmen Kopf, Brustkorb, Arme und Beine anheben. Arme und Beine nach hinten strecken, wobei die Arme parallel zum Boden ausgerichtet sind. Beine und Oberkörper so weit anheben, wie Bauch- und Beckenmuskulatur den Körper stabilisieren können. Den Kopf in neutraler Position halten.

3 Die Position wie angegeben halten. Die Dehnung langsam lösen und die Übung wiederholen.

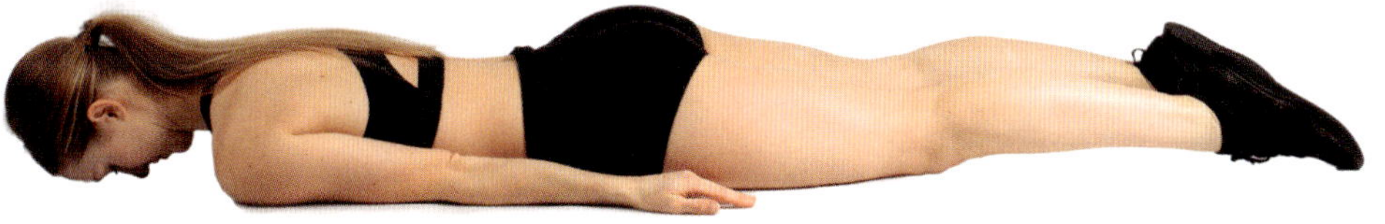

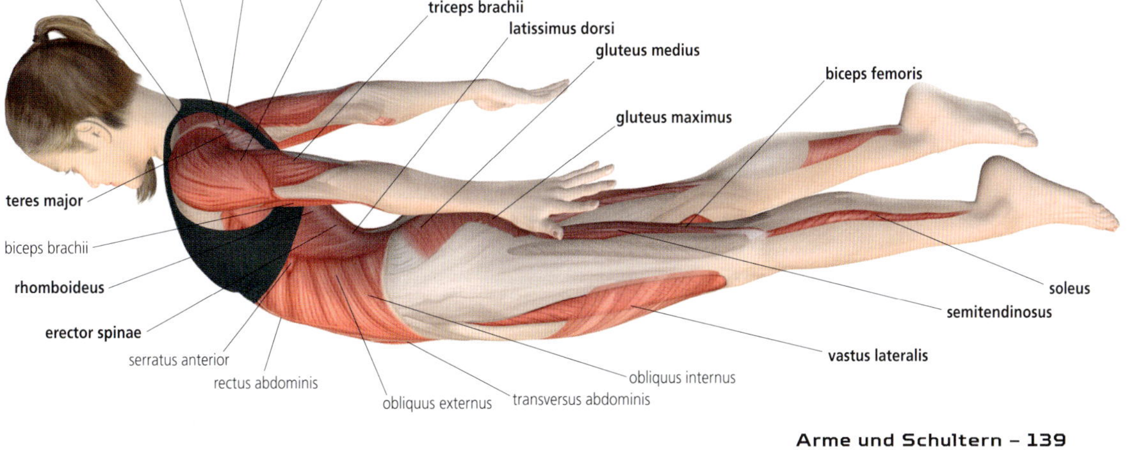

KAPITEL 7

GANZER KÖRPER

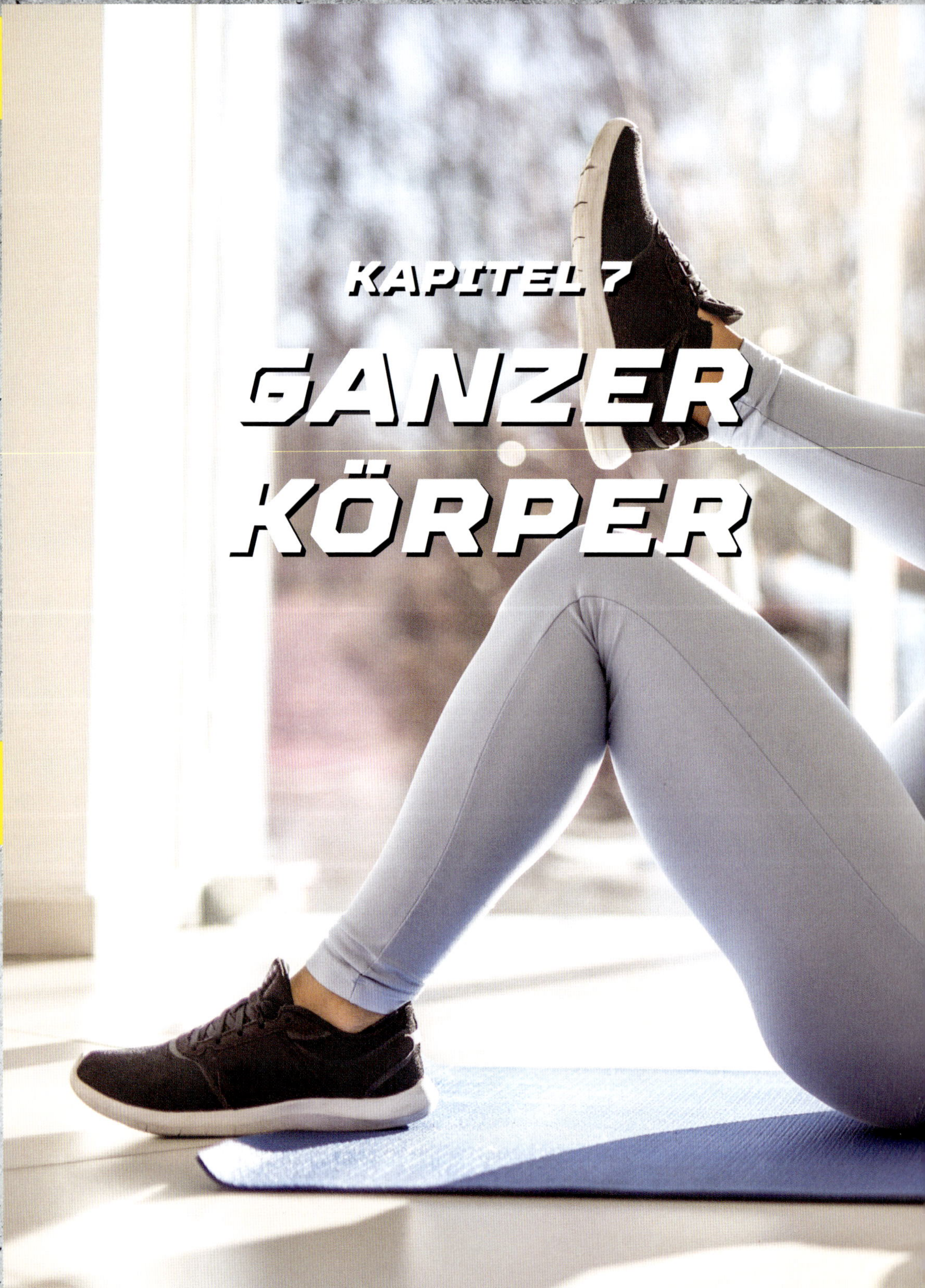

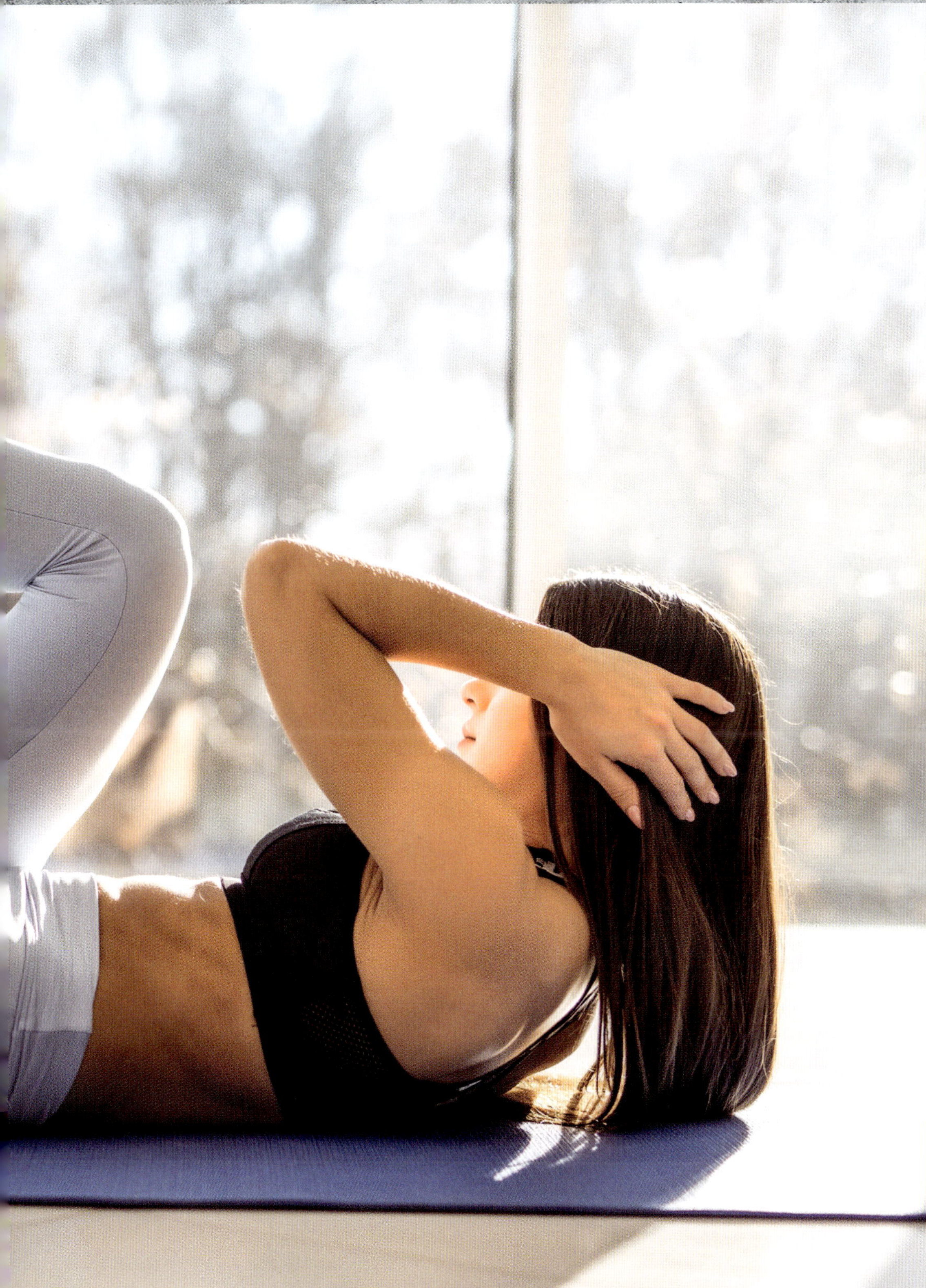

STAR JUMP

1-MIN-ZIEL

ANFÄNGER:INNEN
4 Sets à 10 Sprünge

FORTGESCHRITTENE
4 Sets à 15 Sprünge

PROFIS
4 Sets à 25 Sprünge

GUT FÜR

- Schultergürtel
- Bauch
- Oberschenkel
- Gesäß

TIPPS

- Zur Schonung der Gelenke die Übung auf einer weichen Unterlage (z. B. Gymnastikmatte, Teppichboden) durchführen.
- Die Beine so weit wie möglich spreizen.
- Möglichst gerade springen; eine Körperrotation während des Sprungs könnte beim Aufkommen auf dem Boden zu Verletzungen führen.

Der Sternsprung ist eine super Übung zur Verbesserung der Beinkraft und der Kondition. Die Bewegung ist nicht so einfach, wie sie aussieht – schließlich musst du hoch genug springen, um gleichzeitig Beine und Arme nach außen zu strecken.

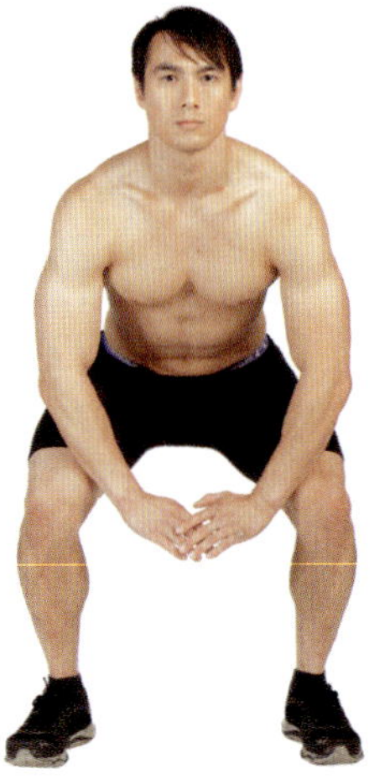

1 Die Beine hüftbreit nebeneinanderstellen. Dann in die Hocke gehen, sodass die Knie über den Zehen sind.

2 Kraftvoll und dynamisch möglichst hoch springen und dabei Arme und Beine so weit wie möglich auseinanderziehen, sodass der Körper ein X bildet.

3 Den Sprung beim Aufkommen auf dem Boden mit leicht gebeugten Knien abfedern. Wieder in die Hocke gehen und die Übung wie angegeben wiederholen.

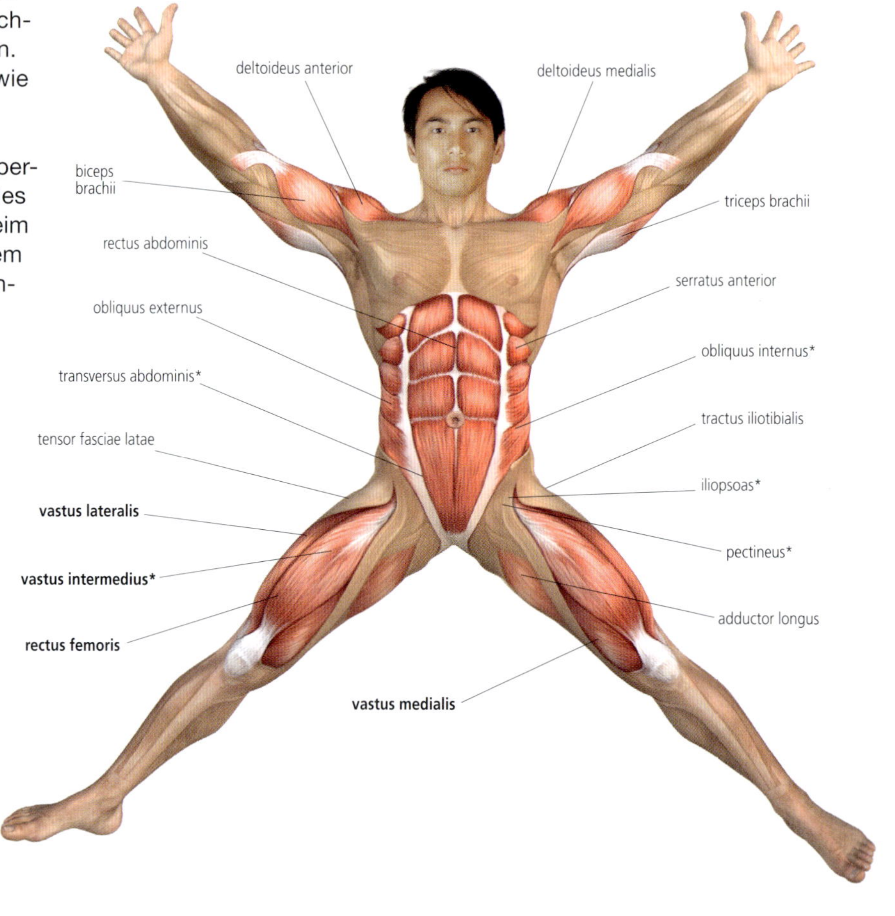

BEAR CRAWL

1-MIN-ZIEL

ANFÄNGER:INNEN
1 Min

FORTGESCHRITTENE
2 Min

PROFIS
3 Min

GUT FÜR

- Arme
- Schultergürtel
- Oberschenkelvorderseite

TIPPS

- Möglichst im gleichmäßigen Tempo bewegen.
- Nicht das gesamte Körpergewicht auf Arme und Schultern verlagern, um eine Überbeanspruchung der Rotatorenmanschette zu vermeiden.
- Die Knie sollten nicht den Boden berühren.

Krabbelübungen wie der »Bear Crawl« können anstrengend sein, sind aber ein super Training für mehr Beweglichkeit und Kraft im Oberkörper und zur Verbesserung des Herz-Kreislauf-Systems. Es handelt sich um anaerobe Übungen, bei der Milchsäure in den Muskeln ausgeschüttet wird und dabei Kraft, Tempo und Leistung gefördert werden.

1 In den Vierfüßlerstand kommen. Die Zehen aufstellen und die Knie vom Boden heben.

2 Den linken Arm und das rechte Bein nach vorn setzen, dann den rechten Arm und das linke Bein.

3 Auf diese Weise weiter vorwärts und rückwärts bewegen. Den Nacken in neutraler Position halten. Das Körpergewicht gleichmäßig zwischen Armen und Beinen verlagern.

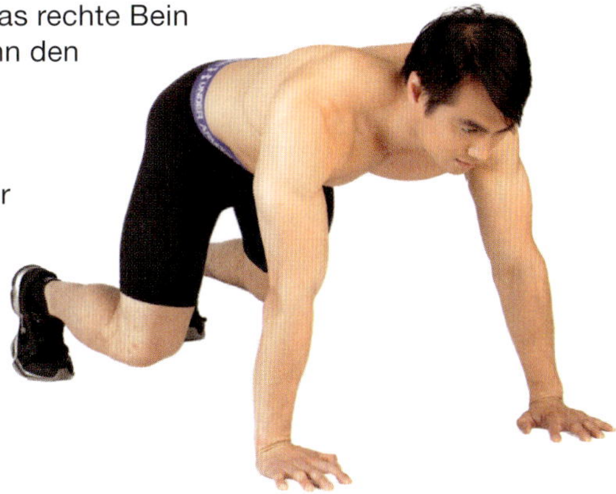

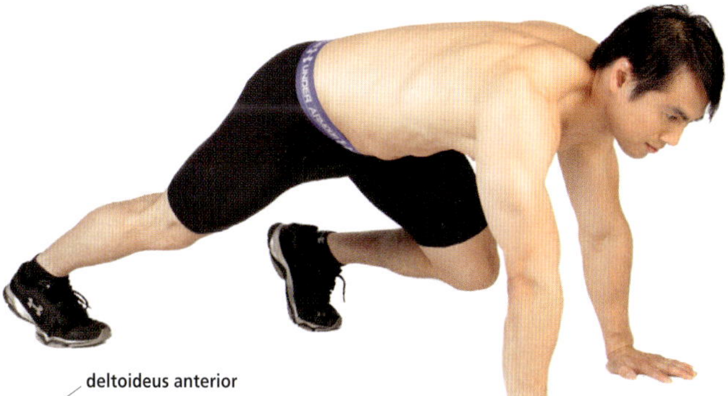

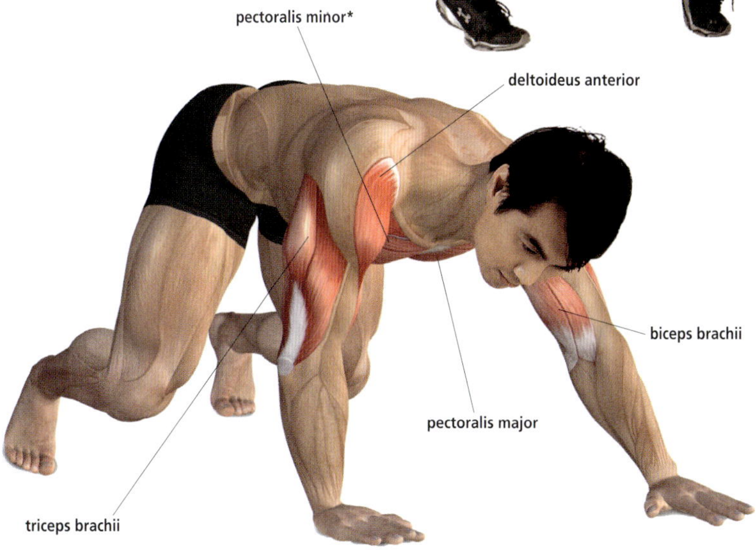

1-MIN-ZIEL

ANFÄNGER:INNEN
1 Min

FORTGESCHRITTENE
2 Min

PROFIS
3 Min

GUT FÜR

- Brust
- Deltamuskel
- Rücken
- Bizeps
- Trizeps

TIPPS

- Die Arme während der gesamten Übung im rechten Winkel gebeugt halten und eine Streckung vermeiden.
- Das Becken nicht anheben.

ALLIGATOR

Bei dieser lustig anmutenden, aber anspruchsvollen Übung wird der Gang eines Alligators, der sich an seine Beute heranschleicht, nachempfunden. Dabei werden insbesondere Brust, Schultern, Rücken und Arme trainiert.

1 In die Plank-Position kommen (siehe Seite 148). Die Handflächen liegen mit gespreizten Fingern fest auf dem Boden. Der Rücken ist gerade und bildet mit Nacken und Beinen eine Linie.

2 In eine Liegestützposition kommen. Dabei den Rücken gerade halten, das Becken nicht anheben oder absenken.

3 Mit dem Körper tief über dem Boden das rechte Knie zum rechten Ellbogen führen, gleichzeitig den linken Arm nach vorn setzen.

4 Mit linkem Bein und rechtem Arm gegengleich nachziehen.

5 Auf diese Weise die angegebene Zeit fortbewegen.

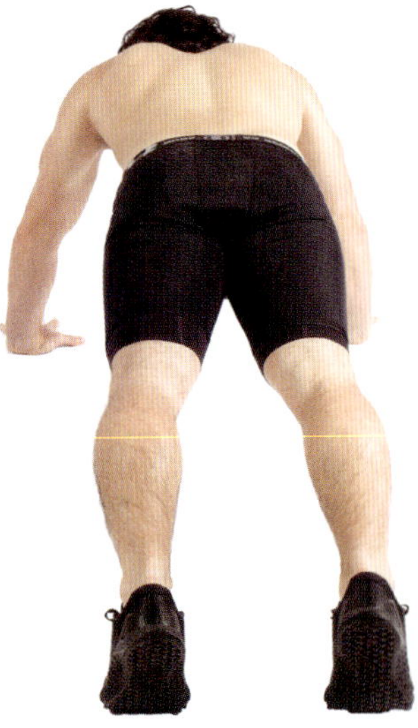

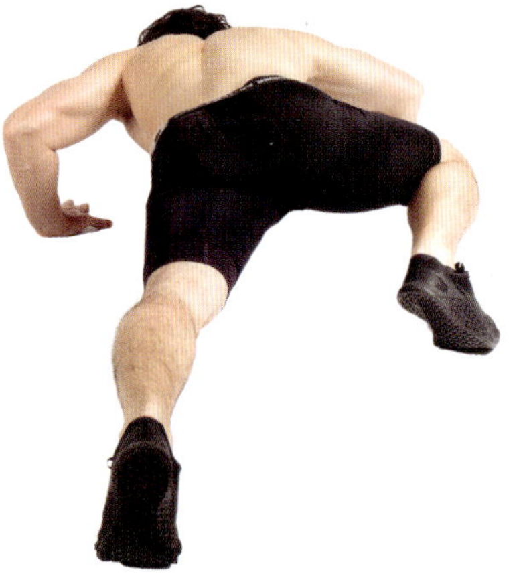

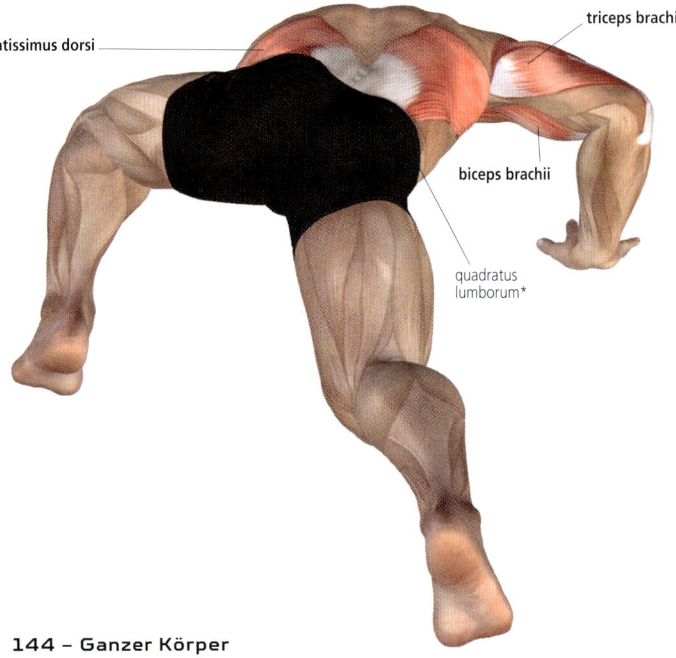

GESTRECKTER PUSH-UP

1-MIN-ZIEL

ANFÄNGER:INNEN
3 Sets à 4 x

FORTGESCHRITTENE
3 Sets à 10 x

PROFIS
30 x

GUT FÜR

- Gesamten Körper

TIPPS

- Die Körpermitte aktiviert halten.
- Eine übermäßige Rückbeuge vermeiden.

Diese Übung hat es in sich und bedeutet eine intensive Aktivität für Rücken- und Bauchmuskulatur. Lass dich nicht von der Bezeichnung »Push-up« irritieren; es handelt sich hier nicht um eine klassische Fitnessübung für die Brustmuskulatur, sondern für den Trizeps und den großen Rückenmuskel.

1 Mit geschlossenen Beinen auf den Bauch legen. Die Zehen aufstellen und die Arme nach vorn ausstrecken. Den Beckenboden aktivieren und den Bauchnabel aktiv Richtung Wirbelsäule ziehen.

2 Die Körpermitte angespannt halten und den Körper vom Boden heben.

3 Den Körper kontrolliert wieder in die Ausgangsposition absenken. Die Übung wie angegeben wiederholen.

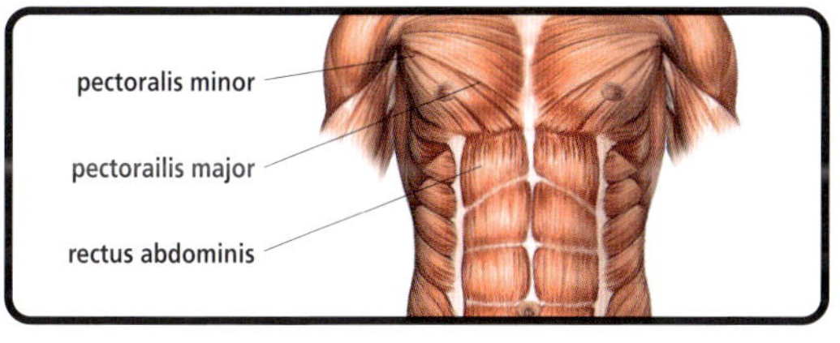

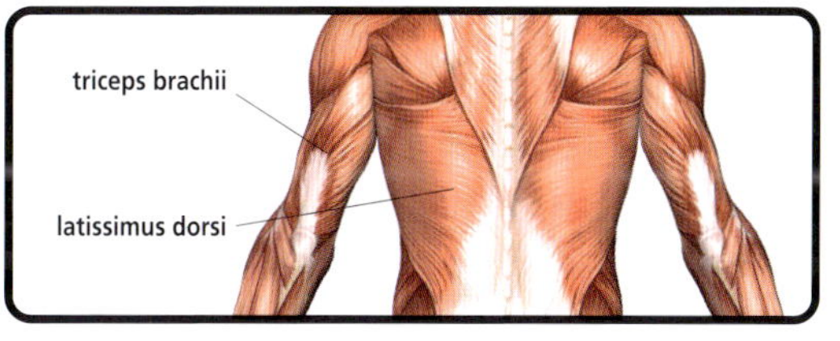

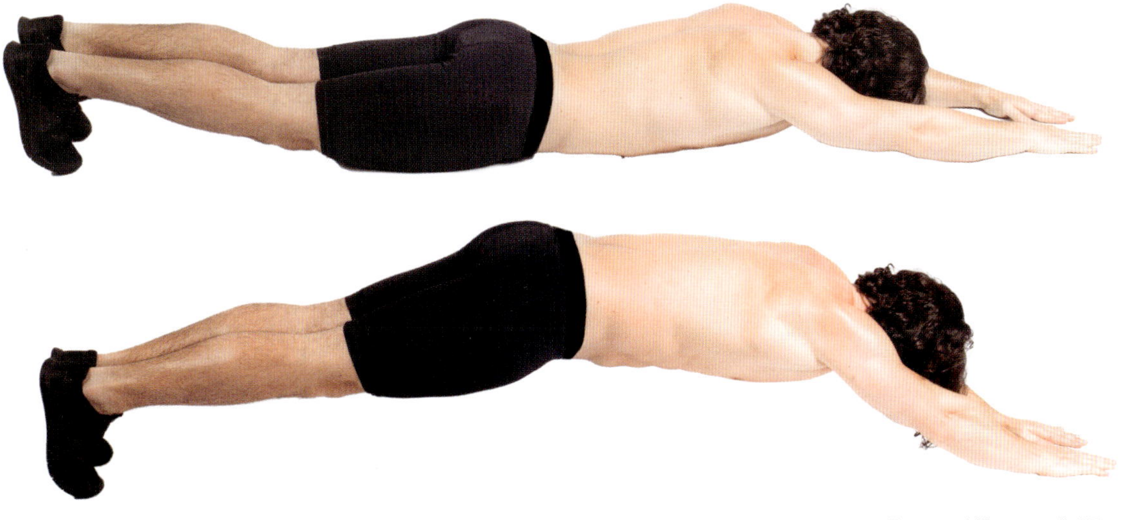

1-MIN-ZIEL

ANFÄNGER:INNEN
3 x

FORTGESCHRITTENE
5 x

PROFIS
10 x

GUT FÜR

- Gesamten Körper

TIPPS

- Die Bauchmuskulatur während der gesamten Übung aktiviert halten.
- Die Bewegung langsam und kontrolliert ausführen.

TURKISH GET-UP

Der TGU ist eine einfache und sehr effektive Übung, die vor allem den Schultergürtel, die Körpermitte, Oberschenkel, Rücken, Gesäß und Arme trainiert. Außerdem werden Beckenstabilität, Gleichgewicht und Koordination verbessert.

1 Mit geschlossenen Beinen auf den Rücken legen. Den rechten Arm über der Schulter gestreckt zur Decke heben. Den linken Arm seitlich ablegen.

2 Das rechte Bein anwinkeln und den Fuß neben dem linken Knie flach auf dem Boden absetzen.

3 Den Oberkörper leicht nach links eindrehen und die Schultern vom Boden heben. Auf dem linken Arm abstützen und in eine stabile Sitzposition kommen. Den rechten Arm ausgestreckt halten.

4 Das Becken nach oben drücken. Das linke Bein unter den Körper führen und das Knie nahe der Stützhand absetzen.

5 Die linke Hand vom Boden lösen. Den Oberkörper gerade aufrichten und aus dem Kniestand durch Druck auf das vordere rechte Bein in eine stehende Position kommen. Die Übung wie angegeben wiederholen.

❶

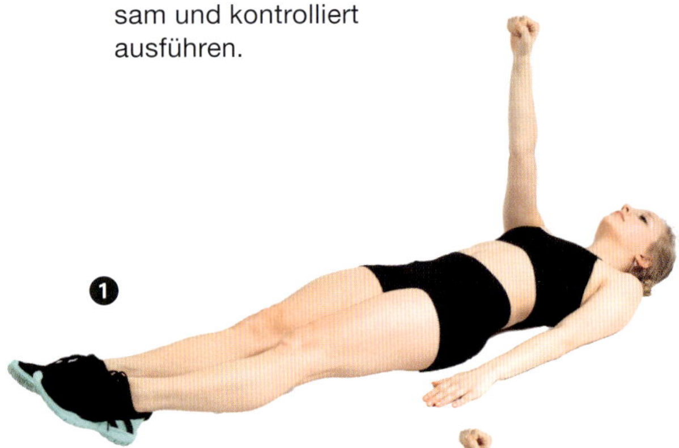

❷

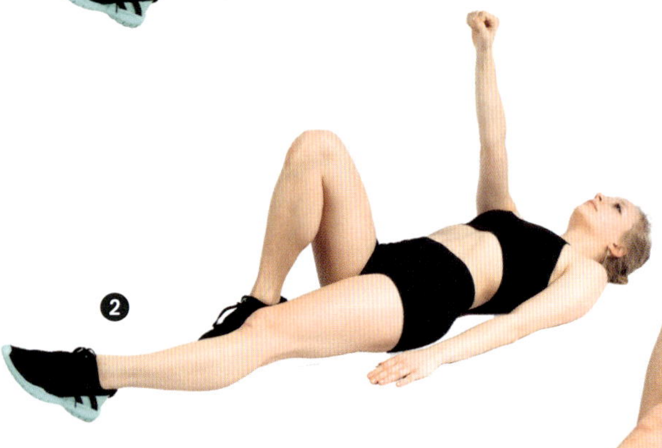

❸

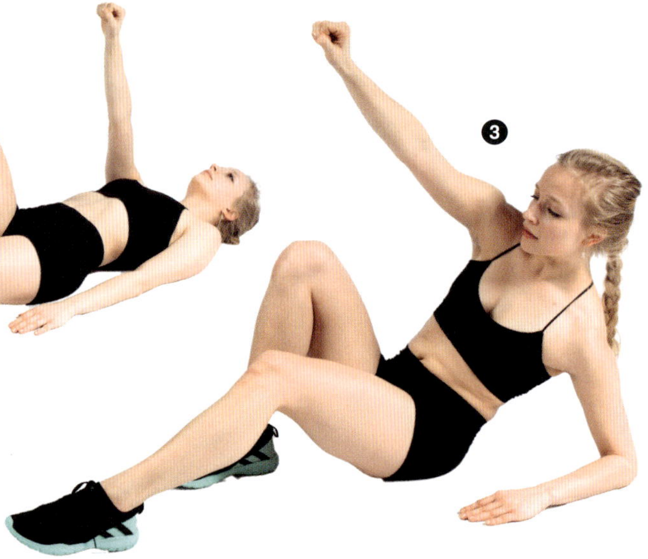

❹

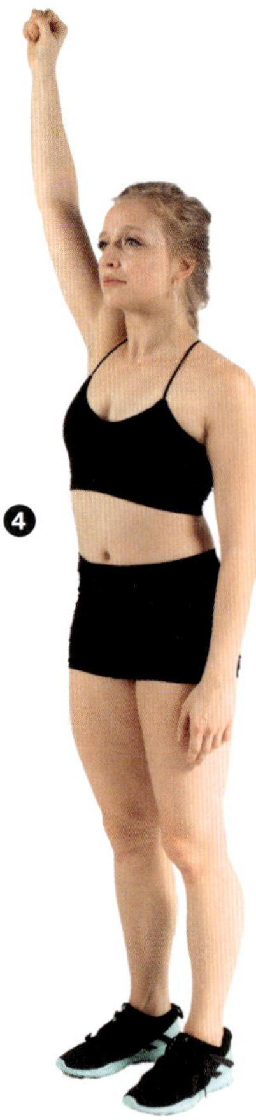

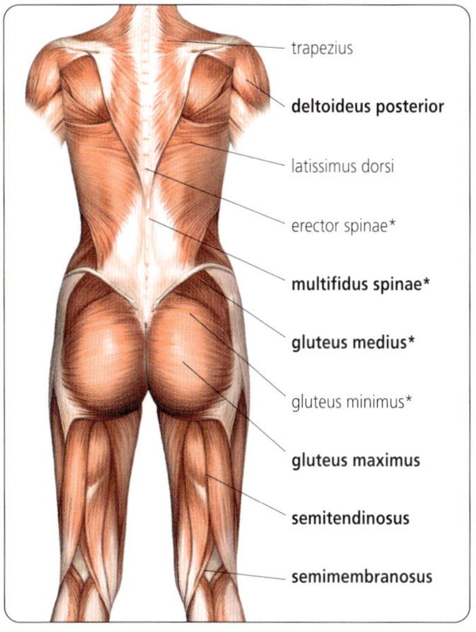

Variante Schwieriger: Führe die Übung mit einem Kettlebell oder einer Kurzhantel in der gestreckten Hand aus.

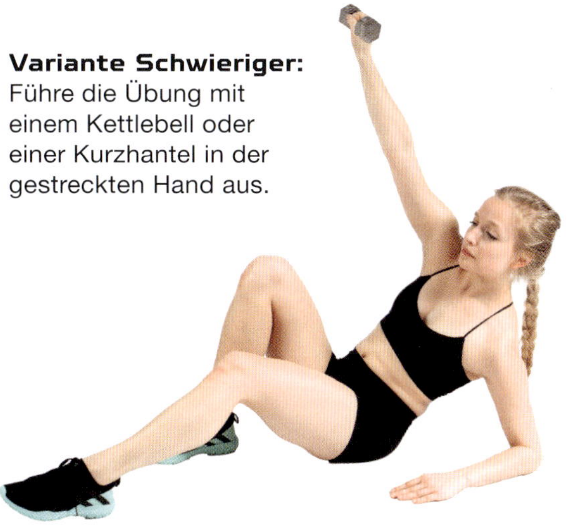

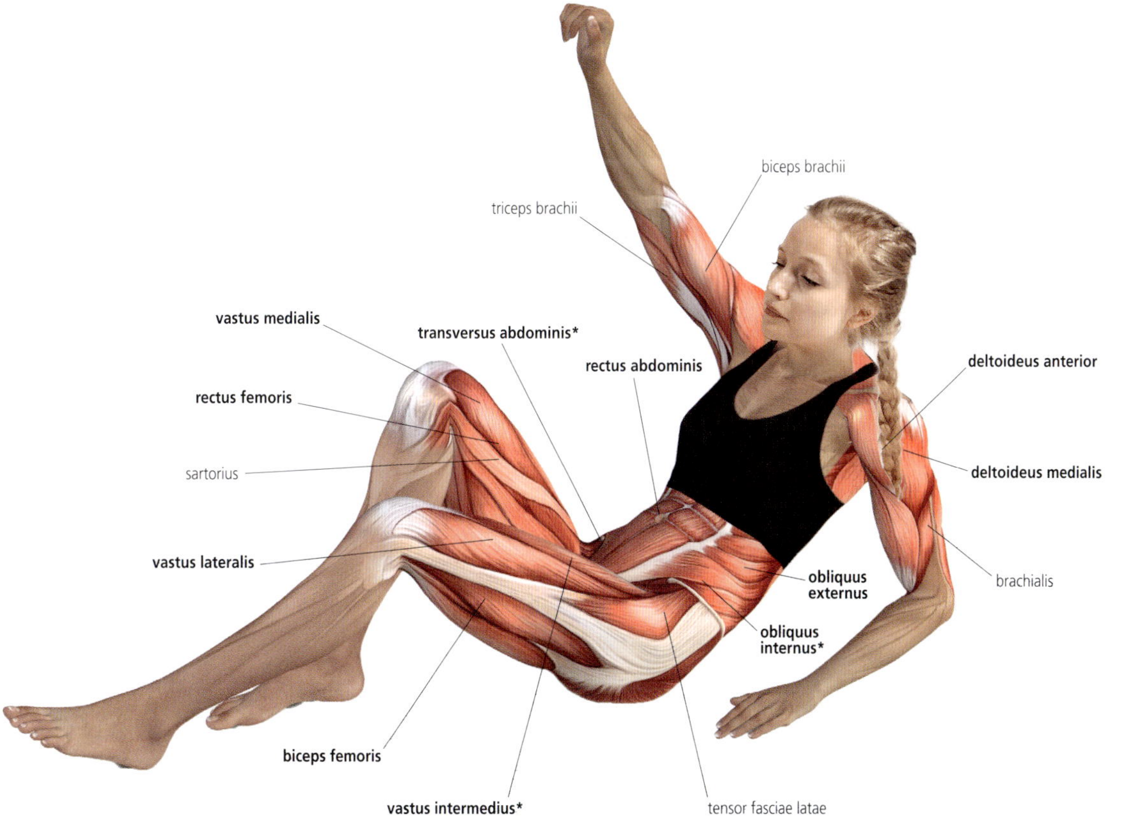

PLANK

1-MIN-ZIEL

ANFÄNGER:INNEN
3 x 15 Sek halten

FORTGESCHRITTENE
4 x 20 Sek halten

PROFIS
2 x 2 Min halten

GUT FÜR

- Gesamten Körper

TIPPS

- Das Körpergewicht gleichmäßig verteilen. Die Fersen geschlossen halten.
- Den Kopf in Verlängerung der Wirbelsäule halten.

Diese Übung, auch Plank(e) genannt, ist ein effektives Ganzkörpertraining, das Körpermitte, Schultern, Arme, Beine und Gesäß kräftigt. Da der ganze Körper beansprucht wird, müssen bei dieser Übung alle Muskelgruppen koordiniert aktiviert werden. Trainiere so lang, bis du die Plank-Position mindestens eine Minute halten kannst.

1 In den Vierfüßlerstand kommen und die Hände etwas weiter als schulterbreit aufstellen.

2 Die Beine nach hinten ausstrecken und die Zehen aufstellen. Der Körper sollte von der Ferse bis zum Scheitel eine gerade Linie bilden.

3 Die Bauchmuskulatur anspannen und die Position wie angegeben halten.

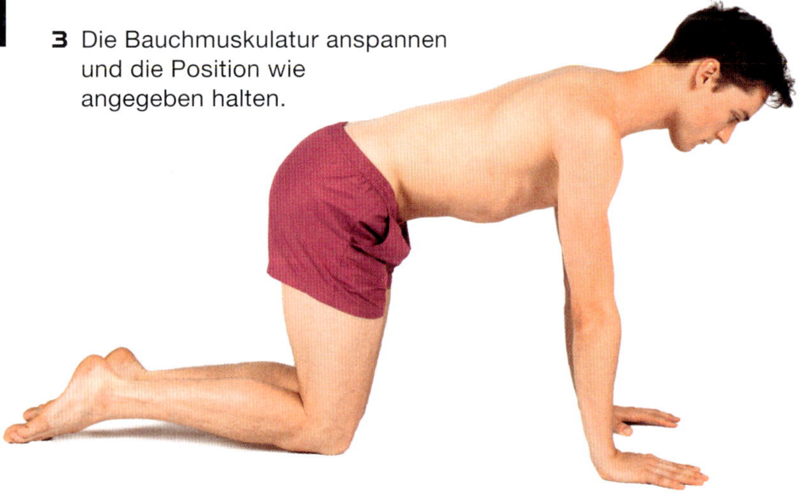

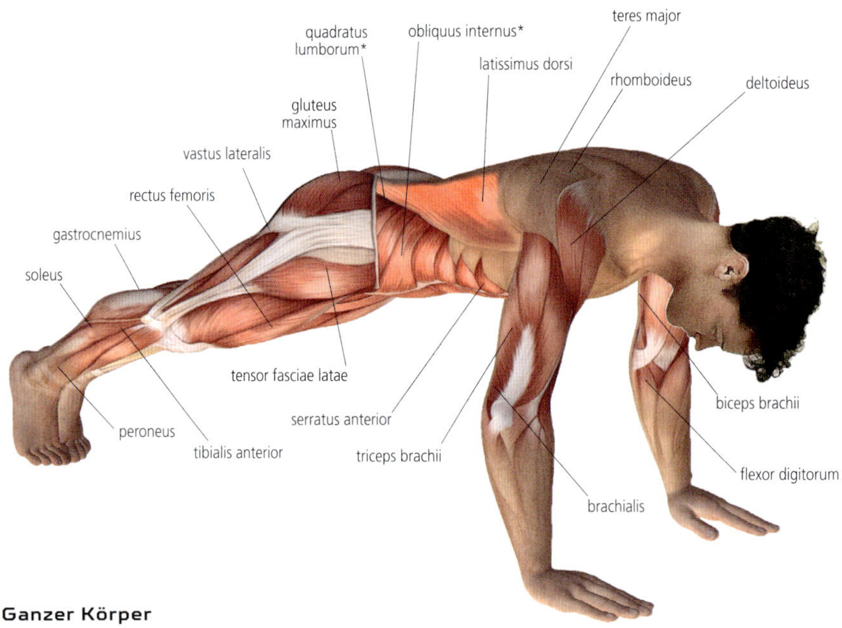

UNTERARMSTÜTZ

1-MIN-ZIEL

ANFÄNGER:INNEN
3 x 15 Sek halten

FORTGESCHRITTENE
4 x 20 Sek halten

PROFIS
2 x 2 Min halten

GUT FÜR

- Gesamten Körper

TIPPS

- Die Bauchmuskulatur angespannt halten.
- Nacken, Rücken und Beine bilden eine Linie.

Stützpositionen sind isometrische Übungen zur Stabilisierung der Körpermitte, die den gesamten Körper trainieren und deshalb in vielen Workout-Disziplinen beliebt sind. Sie sind eine effektive Methode, um die Ausdauer der Bauch- und Rückenmuskulatur sowie der Stabilisatoren zu trainieren.

1 Auf die Matte knien und in den Vierfüßlerstand kommen. Die Hände sind unter den Schultern aufgestellt.

2 Die Unterarme nebeneinander parallel auf der Matte platzieren.

3 Die Beine nach hinten ausstrecken und die Zehen aufstellen. Nacken, Rücken und Beine bilden eine Linie. Die Position wie angegeben halten.

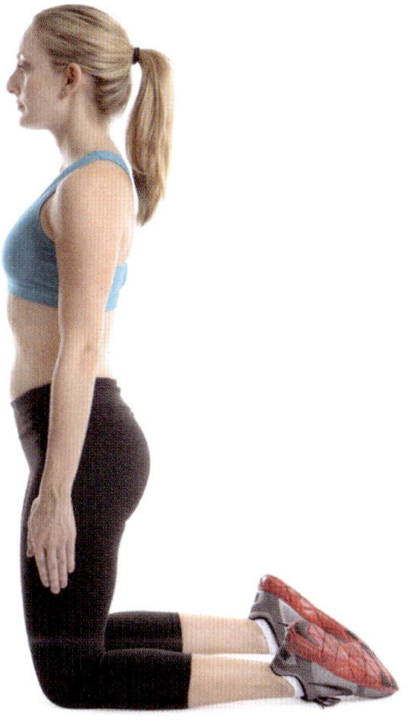

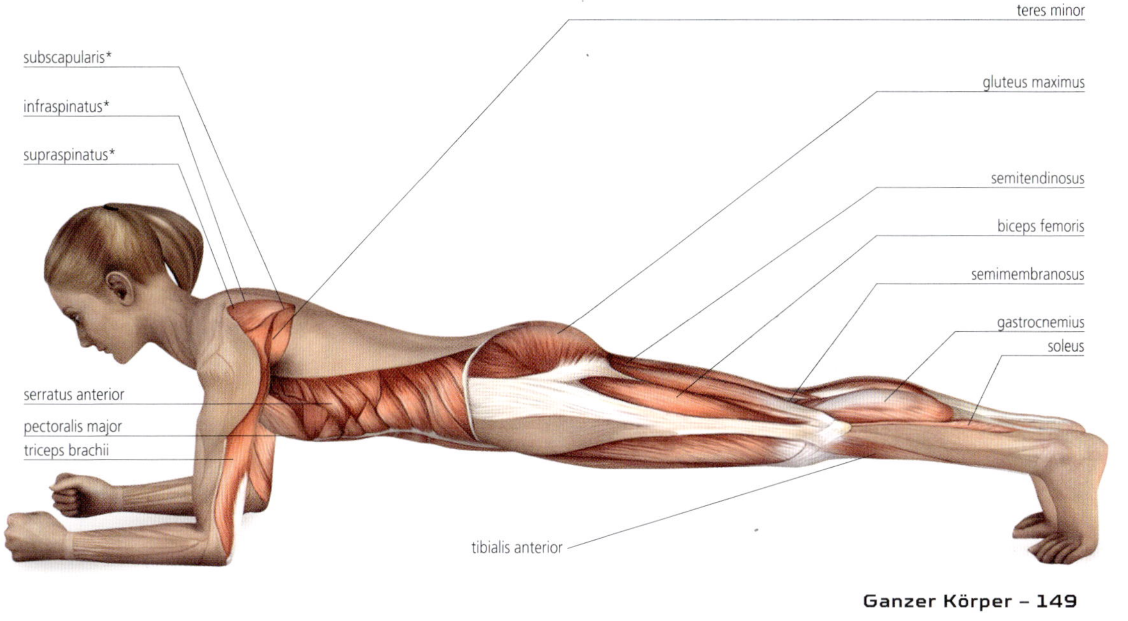

UNTERARMSTÜTZ MIT ARMHEBEN

1-MIN-ZIEL

ANFÄNGER:INNEN
3 x 15 Sek halten

FORTGESCHRITTENE
4 x 20 Sek halten

PROFIS
2 x 2 Min halten

GUT FÜR

- Gesamten Körper

TIPPS

- Die Bauchmuskulatur angespannt halten, damit der Rücken gerade bleibt.
- Das Becken weder absenken noch nach oben schieben.

Bei dieser Position sind die oberen Bauchmuskeln zusätzlich gefordert, um den Rumpf zu stabilisieren und im Gleichgewicht zu halten. Lege bei Bedarf ein Handtuch unter die Ellbogen.

1 Auf den Bauch legen, dann auf Unterarme und Knie stützen.

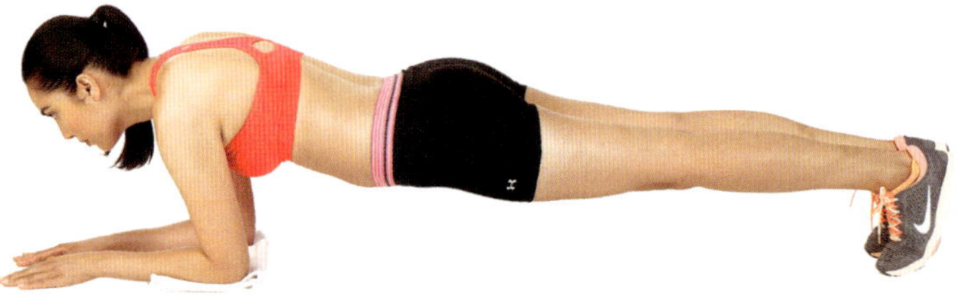

2 Nacheinander die Beine ausstrecken und die Zehen aufstellen, um in den Unterarmstütz zu kommen. Die Bauchmuskulatur aktivieren; die Wirbelsäule neutral halten. Die Position stabilisieren und langsam den rechten Arm heben und zur Seite ausstrecken.

3 Wie angegeben halten. Wieder in den Unterarmstütz zurückkehren.

4 Die Übung mit dem linken Arm wiederholen. Die Haltezeit nach und nach steigern.

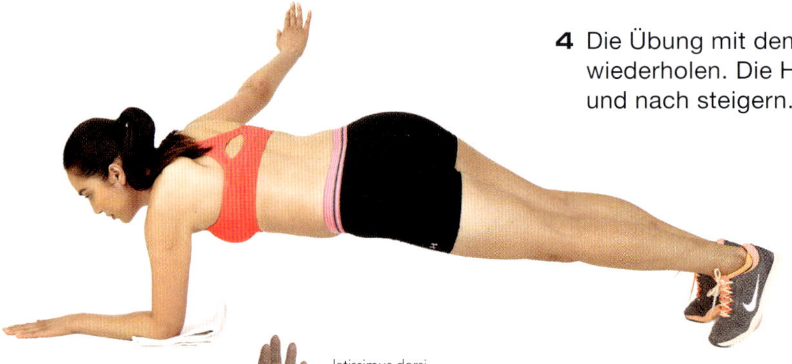

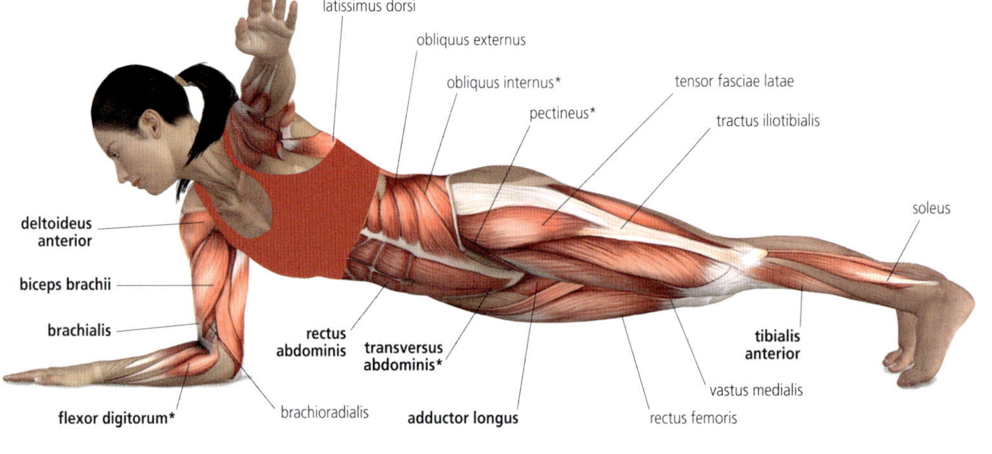

SEITSTÜTZ

1-MIN-ZIEL

ANFÄNGER:INNEN
3 x 15 Sek halten

FORTGESCHRITTENE
4 x 20 Sek halten

PROFIS
2 x 2 Min halten

GUT FÜR

- Gesamten Körper

TIPPS

- Arme und Beine so lang wie möglich machen.
- Der obere Fuß ruht auf dem unteren. Die Zehen sind angezogen.
- Oberkörper und Beine in einer Linie halten.

Die Schwierigkeit des Seitstützes liegt darin, Rücken und Beine entgegen der Schwerkraft gerade zu halten. Achte darauf, dass die Wirbelsäule gerade bleibt, das Becken nicht nach vorn kippt oder sinkt bzw. zu hoch ist. Mit der Zeit wird der Seitstütz einfacher – versprochen!

1 In die Plank-Position kommen (siehe Seite 148). Die Hände sind unter den Schultern, die Arme durchgestreckt. Nacken, Rücken und Beine bilden eine Linie. Die Beine sind geschlossen und die Zehen aufgestellt.

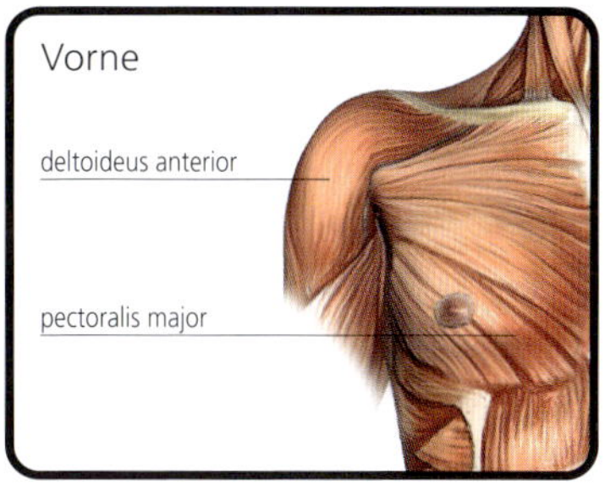

2 Das Körpergewicht auf die rechte Seite verlagern. Beim Ausatmen den linken Arm langsam und kontrolliert vom Boden lösen. Den Körper nach links aufdrehen und den Arm senkrecht zur Decke strecken. Den oberen Fuß auf dem unteren ablegen. Den Körper strecken, sodass er vom Kopf bis zu den Fersen eine Linie bildet. Den Blick nach oben zur ausgestreckten Hand richten.

3 Die rechte Hand flach in den Boden drücken, um die Position zu stabilisieren. Die Position wie angegeben halten. Die Übung auf der anderen Seite wiederholen.

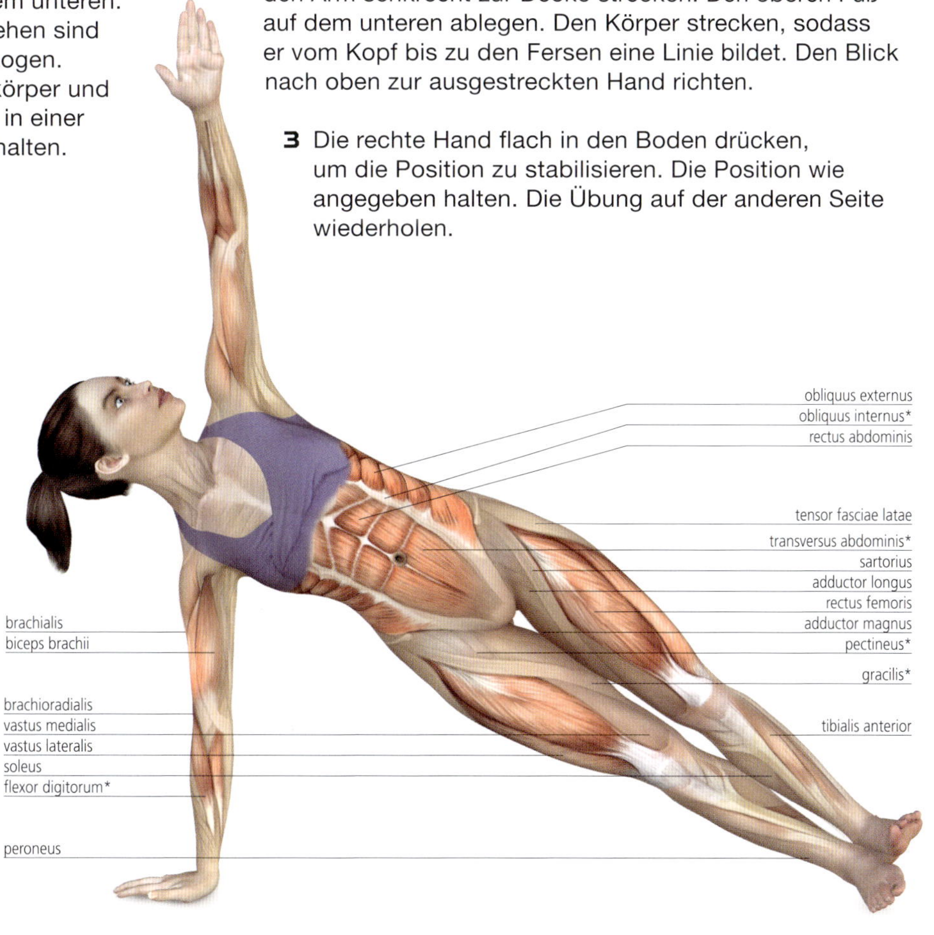

JACKKNIFE

1-MIN-ZIEL

ANFÄNGER:INNEN
3 x 15 Sek halten

FORTGESCHRITTENE
4 x 20 Sek halten

PROFIS
2 x 2 Min halten

GUT FÜR

- Gesamten Körper

TIPPS

- Vor dem Anheben der Beine die Bauchmuskulatur aktivieren, damit der ganze Rücken flach auf der Matte liegt.
- Die Beine nur so weit absenken, dass der Lendenwirbelbereich den Kontakt zum Boden nicht verliert.

Diese Übung ist recht anspruchsvoll. Um die Beine aus der Rückenlage über den Kopf zu heben, sind Bauchmuskelkraft, Gleichgewicht und eine bewegliche Wirbelsäule erforderlich. Durch den Einbau dieser Übung in dein tägliches Workout verbesserst du Core und Wirbelsäulenflexibilität und beruhigst das Nervensystem durch die Kopfüberstellung.

1 Auf den Rücken legen. Die Beine gerade über dem Becken ausstrecken.

2 Die untere Bauchmuskulatur aktivieren und die Beine mit gepointeten Füßen in Richtung Boden bewegen. Nur so weit absenken, dass der Lendenwirbelbereich noch auf der Matte liegt.

3 Den Rücken flach auf dem Boden und die Hüften stabil halten. Die Bauchmuskeln aktivieren und Beine und Becken in einer fließenden, kontrollierten Bewegung in Richtung Decke bis über den Kopf bewegen. Dabei den unteren Rücken vom Boden lösen.

4 Die Position wie angegeben halten, dann Wirbel für Wirbel kontrolliert wieder in die Ausgangsposition zurückrollen. Die Übung wie angegeben wiederholen.

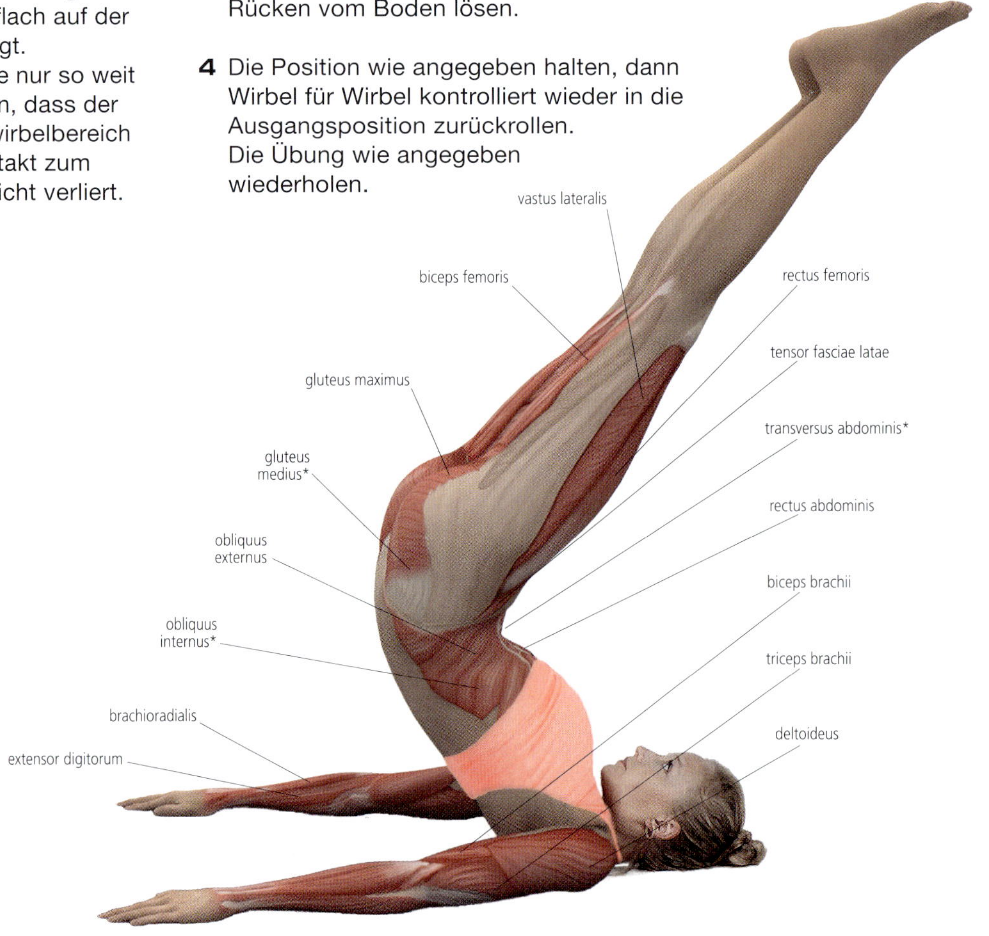

1-MIN-ZIEL

ANFÄNGER:INNEN
3 x 15 Sek halten

FORTGESCHRITTENE
4 x 20 Sek halten

PROFIS
2 x 2 Min halten

GUT FÜR

- Gesamten Körper

TIPPS

- Körpermitte und Gesäßmuskulatur aktivieren, um die Position zu halten und zu stabilisieren.
- Wirbelsäule, Nacken und Arme lang machen.
- Bei Schulter- und Handgelenksbeschwerden nicht durchführen.

UMGEKEHRTE PLANK-POSITION

Bei dieser Variante der Plank-Position ist der Blick nicht nach unten, sondern nach oben gerichtet. Hierbei wird der Rücken gebeugt und die Rumpf-, Schulter-, Arm-, Handgelenk- und Beinmuskulatur gestärkt und gedehnt. Die Übung sorgt außerdem für eine Verbesserung des Gleichgewichts und der Beweglichkeit.

1 Mit ausgestreckten Beinen auf den Boden setzen. Die Handflächen mit den Fingern nach vorn seitlich am Körper ablegen.

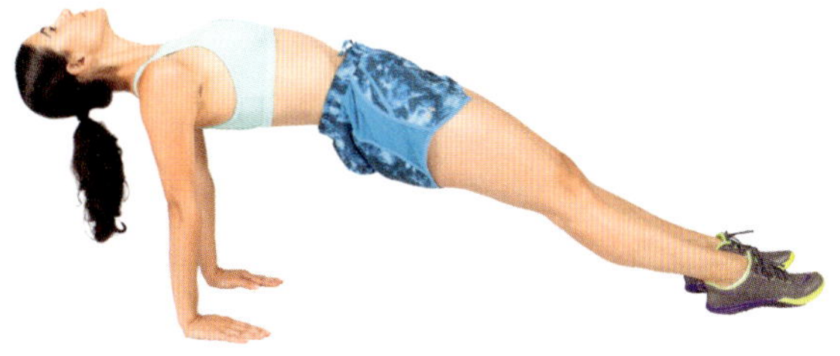

2 Die Beine so anwinkeln, dass die Fersen etwa 30 cm vom Gesäß entfernt sind.

3 Hände und Füße fest in den Boden drücken und das Gesäß heben, bis Rücken und Oberschenkel eine waagerechte Linie bilden. Die Handgelenke unter den Schultern platzieren.

4 Ohne die Hüften abzusenken, die Beine nacheinander durchstrecken. Den Brustkorb weiten und die Schulterblätter zusammenführen und so das Becken noch etwas höher schieben. Den Hals vorsichtig strecken, sodass der Nacken in Verlängerung der Wirbelsäule ist.

5 Die Position wie angegeben halten, dann langsam und kontrolliert wieder in die Ausgangsposition zurückkehren. Die Übung wie angegeben wiederholen.

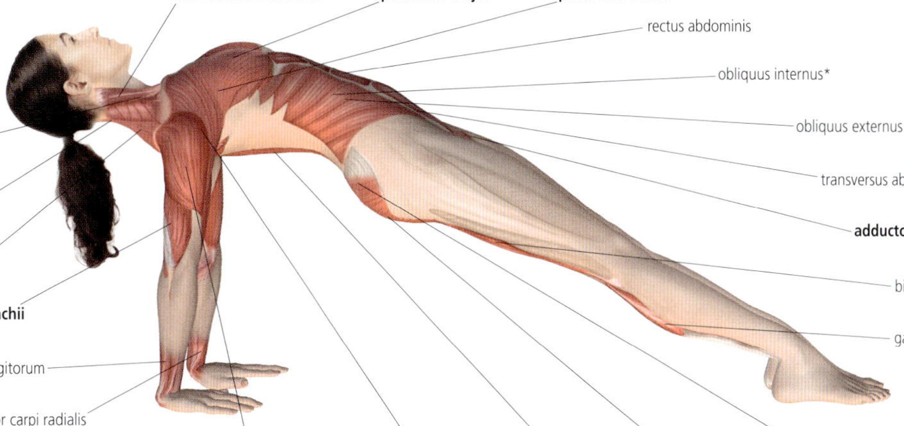

1-MIN-ZIEL

ANFÄNGER:INNEN
3 x 15 Sek halten

FORTGESCHRITTENE
4 x 20 Sek halten

PROFIS
2 x 2 Min halten

GUT FÜR

- Gesamten Körper

TIPPS

- Den Nacken lang lassen. Dazu den Blick leicht über den Mattenrand hinaus richten.
- Die Ellbogen nur so weit beugen, dass der Brustkorb nicht zusammenfällt und die Schultern nach vorn gehen.
- Die Hüften nicht tiefer als die Schultern absenken.

CHATURANGA-PLANK

Dieser klassische Yoga-Stütz beansprucht die Körpermitte und sorgt für eine bessere Stabilität. Außerdem ist er eine effektive Übung zur Kräftigung von Armen, Beinen und Schultern.

1 In die Plank-Position kommen (siehe Seite 148). Die Hände sind schulterbreit aufgestellt, die Arme durchgestreckt. Nacken, Rücken und Beine bilden eine gerade Linie. Die Beine sind parallel, die Zehen aufgestellt.

2 Beim Ausatmen die Arme beugen und den Oberkörper so weit absenken, dass sich Schultern und Ellbogen auf einer Höhe befinden. Dabei Handflächen und Finger fest in den Boden drücken. Daumen und Zeigefinger haben die Tendenz, sich vom Boden zu lösen. Deshalb besonders darauf achten, dass sie verankert bleiben.

3 Die Position stabilisieren. Dabei die Oberschenkel eindrehen und das Becken leicht nach unten kippen, damit der untere Rücken stabil bleibt. Die Position wie angegeben halten, dann wieder in die Ausgangsposition zurückkehren und die Übung wiederholen.

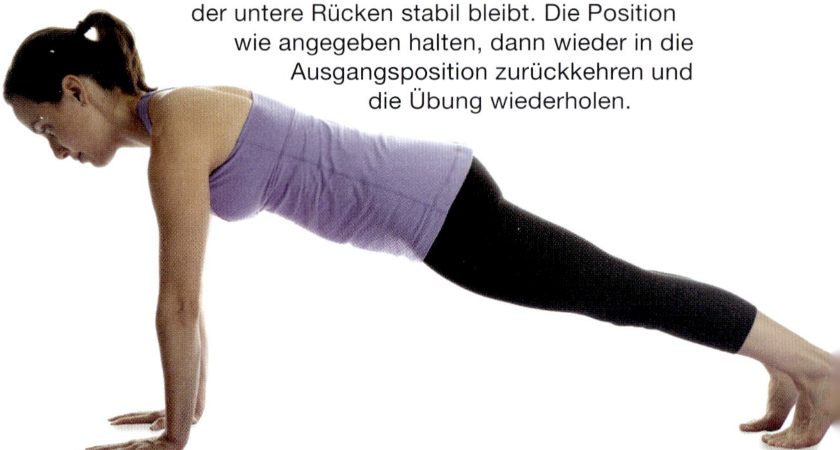

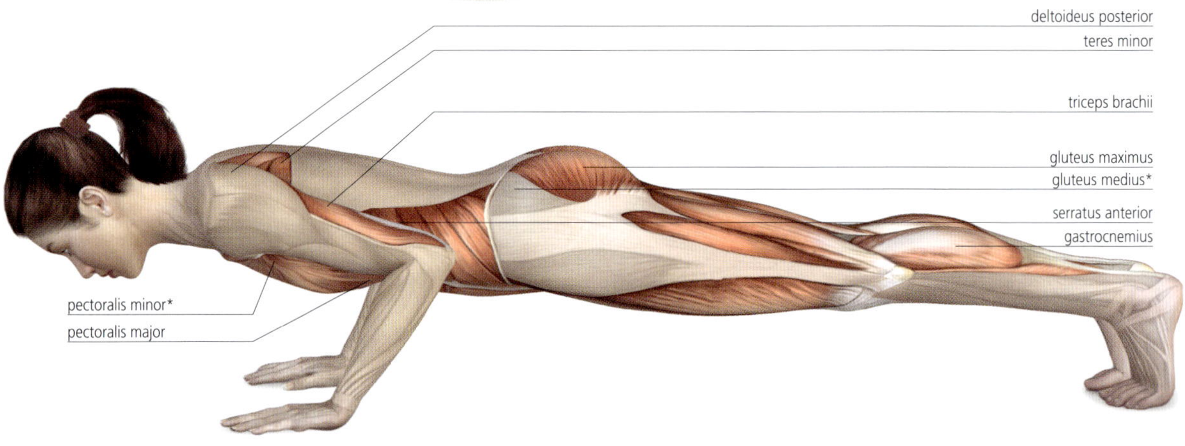

PLANK MIT BALL

1-MIN-ZIEL

ANFÄNGER:INNEN
3 x 15 Sek halten

FORTGESCHRITTENE
4 x 20 Sek halten

PROFIS
2 x 2 Min halten

GUT FÜR

- Gesamten Körper

TIPPS

- Zur Intensitätssteigerung die Auflagefläche der Beine auf dem Ball verringern.
- Den Rücken nicht durchhängen lassen.

Dieser Stütz auf einem Gymnastikball ist etwas einfacher als ein Unterarmstütz, aber dennoch eine effektive Übung zur Stabilisierung und Kräftigung von Core-, Rücken-, Schulter- und Brustmuskulatur und zur Vorbereitung auf andere Stützübungen mit höherer Intensität.

1 In den Vierfüßlerstand kommen. Den Gymnastikball hinter den Füßen platzieren. Nacheinander die Beine so anwinkeln, dass Fußrücken und Schienbeine am Ball anliegen.

2 Den Ball nach hinten rollen, bis die Beine durchgestreckt sind und der Körper eine gerade Linie von den Schultern bis zu den Füßen bildet.

3 Die Position wie angegeben halten.

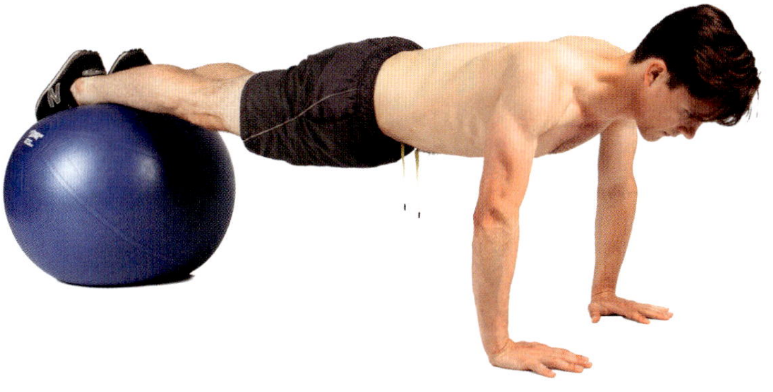

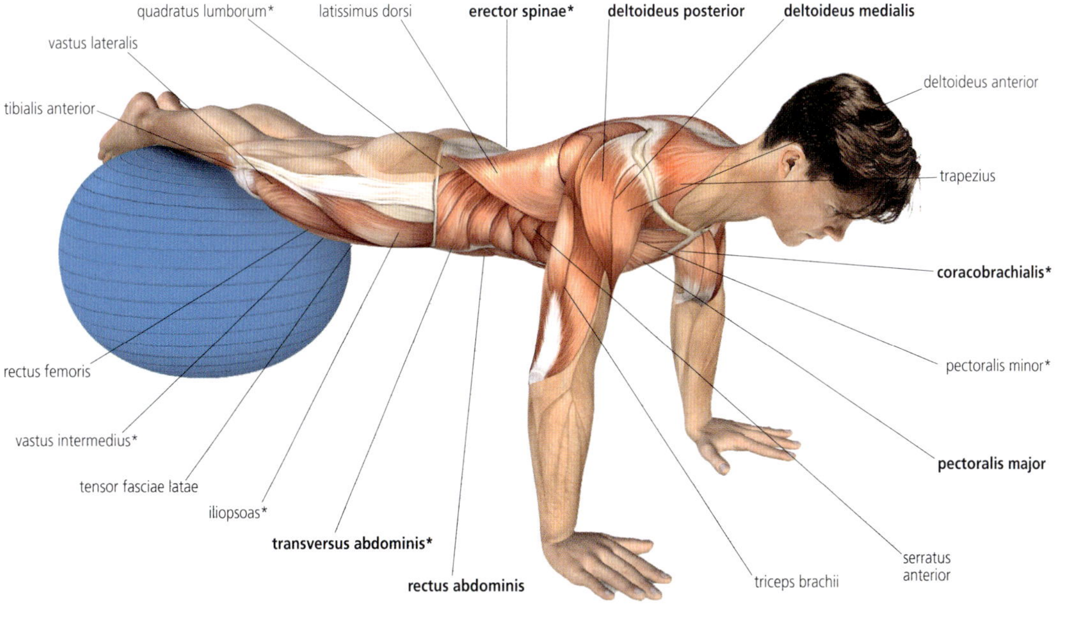

1-MIN-ZIEL

ANFÄNGER:INNEN
4 x 10 Sek halten

FORTGESCHRITTENE
4 x 20 Sek halten

PROFIS
2 x 2 Min halten

GUT FÜR

- Gesamten Körper

TIPPS

- Die Füße immer parallel halten, auch bei der Bewegung.
- Die Ellbogen in der Position leicht nach innen drehen, um sie über den Handgelenken zu halten.
- Das Steißbein nach unten und die Hüftknochen nach oben drücken.
- Die Oberschenkel nicht nach außen drehen, um eine Kompression im unteren Rücken zu vermeiden.

RAD

Diese energetisierende Übung ist eine anspruchsvolle, intensive Rückbeuge, die den gesamten Körper stärkt und Brustkorb und Rippen weitet. Sie tut Herz, Leber und Nieren gut und kann außerdem für Menschen, die unter Asthma und Osteoporose leiden, von Vorteil sein.

1 Auf den Rücken legen. Die Beine hüftbreit so anwinkeln, dass die Unterschenkel senkrecht stehen. Beim Einatmen die Arme zur Decke strecken, dann beugen und die Handflächen schulterbreit so neben den Ohren aufsetzen, dass die Finger in Richtung Körper zeigen.

2 Hände und Füße fest in den Boden drücken. Das Gesäß vom Boden heben und das Becken hochdrücken.

3 Das Becken so weit heben, bis der Kopf nach unten zeigt. Zur Stabilisierung die Handflächen in den Boden drücken und die Finger weit spreizen.

4 Die Arme durchstrecken und die Oberarme leicht nach innen drehen. Die Füße fest in den Boden drücken und das Gewicht auf die Fersen verlagern. Die Oberschenkel aus den Hüften tendenziell leicht eindrehen. Den Kopf in einer bequemen Position zwischen die Schultern fallen lassen. Die Position wie angegeben halten.

5 Die Arme wieder beugen und das Körpergewicht auf die Schultern verlagern. Den Körper langsam über den Hinterkopf und die Schulterblätter wieder nach unten führen.

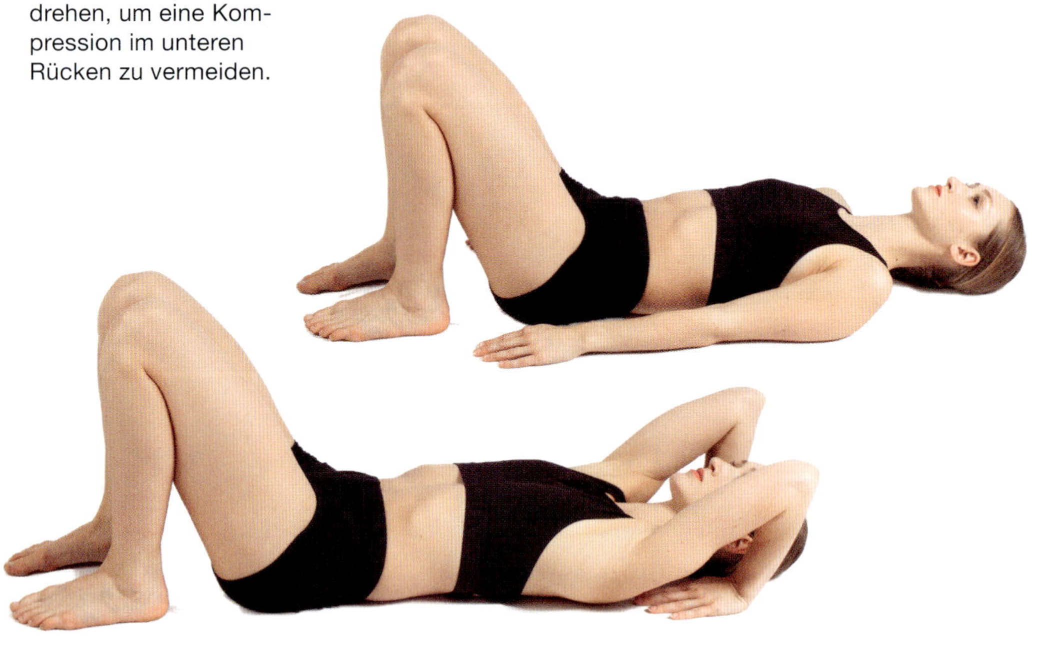

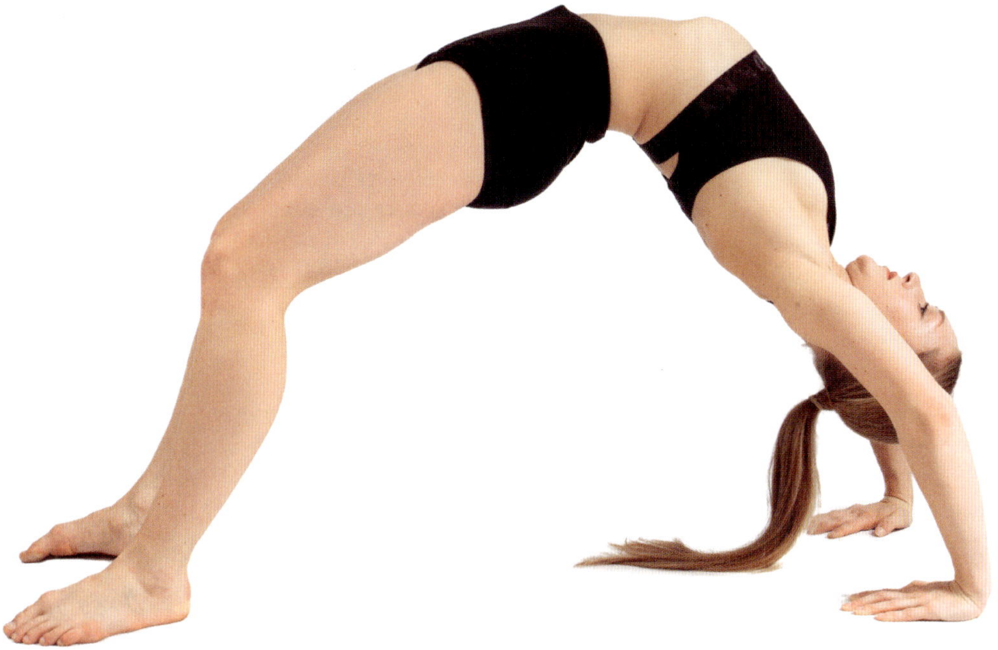

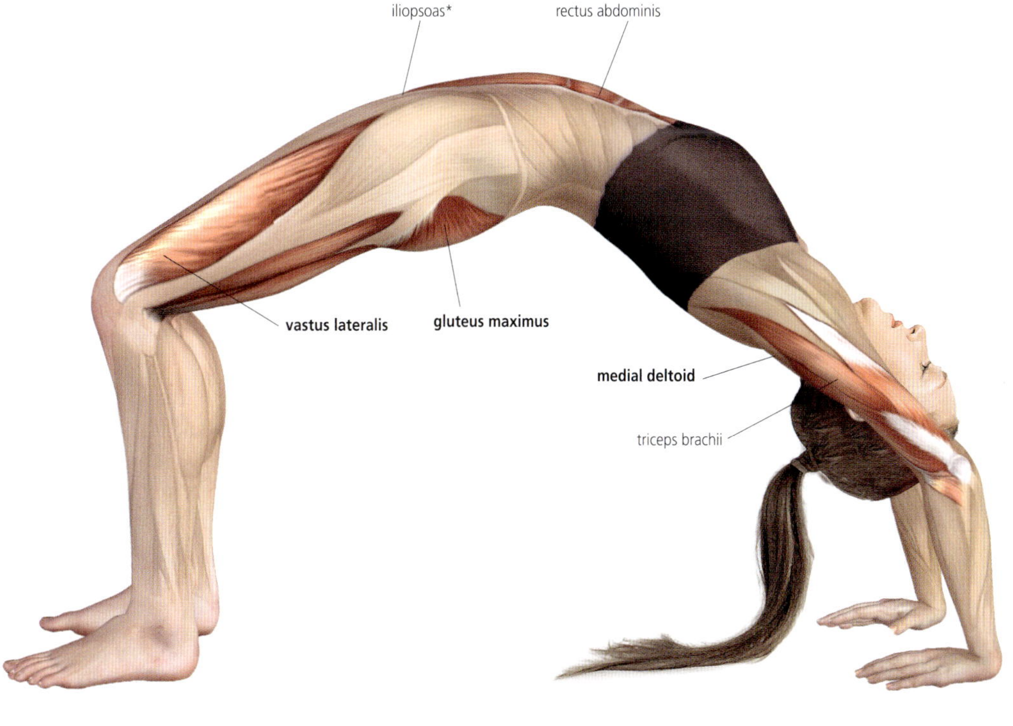
iliopsoas*
rectus abdominis
vastus lateralis
gluteus maximus
medial deltoid
triceps brachii

1-MIN-ZIEL

ANFÄNGER:INNEN
3 x 15 Sek halten

FORTGESCHRITTENE
4 x 20 Sek halten

PROFIS
2 x 2 Min halten

GUT FÜR

- Gesamten Körper

TIPPS

- Die Bauchmuskulatur angespannt und den Rücken gerade halten.
- Der Nacken ist in Verlängerung der Wirbelsäule.
- Becken bzw. Gesäß nicht durchhängen lassen oder zu hoch anheben.

EINARMIGER UNTERARMSTÜTZ

Diese anspruchsvollere Variante des Unterarmstützes kräftigt effektiv Arme, Schultern und Rücken. Durch die Kräftigung der stützenden Wirbelsäulenmuskulatur werden Ausdauer und Körperhaltung verbessert. Besonders geeignet ist die Übung, wenn du schwimmst, turnst oder tanzt.

1 In den Vierfüßlerstand kommen und die Zehen aufstellen.

2 Die Unterarme parallel auf der Matte ablegen. Die Beine heben und ausstrecken. Der Körper sollte von den Schultern bis zu den Fersen eine gerade Linie bilden.

3 Das Gewicht auf die linke Seite verlagern. Langsam den rechten Arm von der Matte lösen und mit gestreckten Fingern auf Schulterhöhe zur Seite ausstrecken.

4 Die Position wie angegeben halten, dann die Seite wechseln.

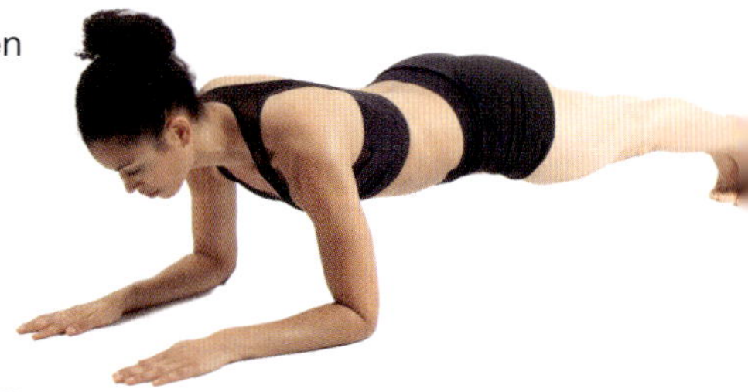

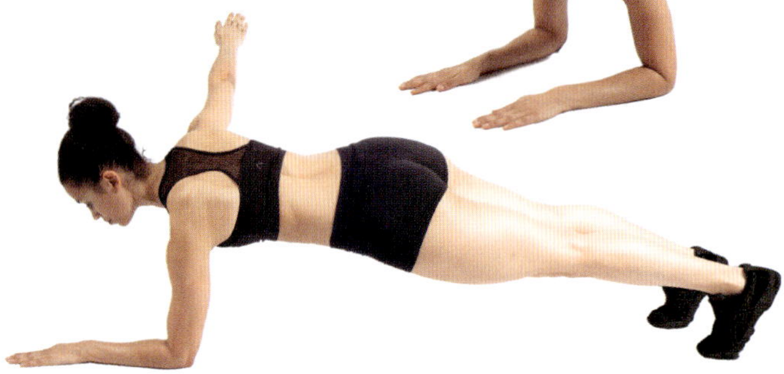

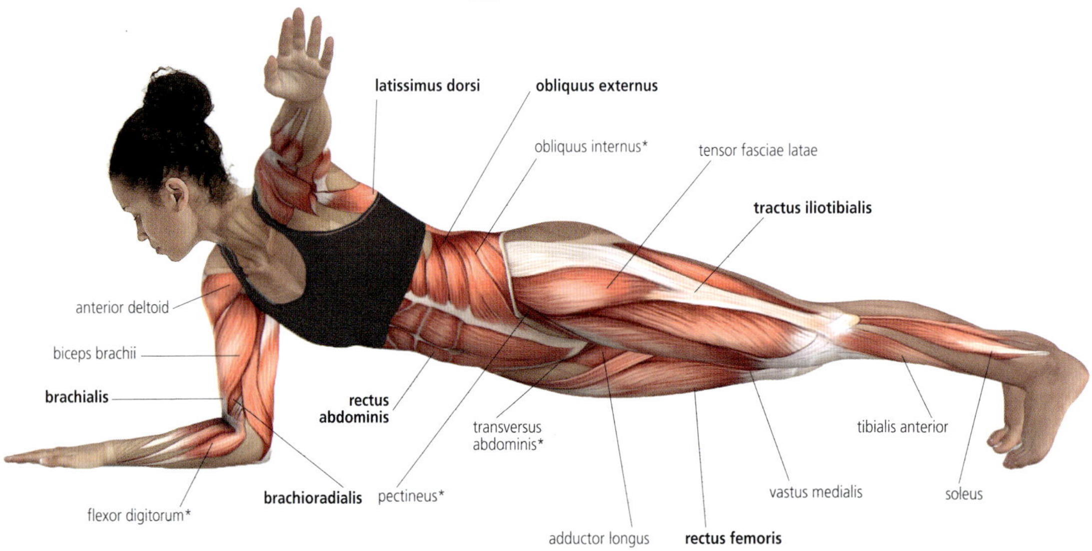

1-MIN-ZIEL

ANFÄNGER:INNEN
3 x 15 Sek halten

FORTGESCHRITTENE
4 x 20 Sek halten

PROFIS
2 x 2 Min halten

GUT FÜR

- Gesamten Körper

TIPPS

- Den Körper in einer geraden Linie halten.
- Den Rücken nicht überdehnen bzw. beugen.

T-STÜTZ

Diese Übung ist eine weitere fortgeschrittene Variante des klassischen Stützes und ist ein hervorragendes Training für die gerade und schräge Bauchmuskulatur, Oberschenkel sowie unteren Rücken.

1 In die Plank-Position kommen (siehe Seite 148), wobei die Arme vollständig gestreckt sind und die Finger nach vorn zeigen. Die Zehen aufstellen.

2 Das Körpergewicht auf die rechte Seite verlagern. Beim Ausatmen den linken Arm langsam und kontrolliert vom Boden lösen. Den Körper nach links aufdrehen und den Arm senkrecht zur Decke strecken. Den oberen Fuß auf dem unteren ablegen. Den Körper strecken, sodass er von Kopf bis zu den Fersen eine Linie bildet.

3 Die Position wie angegeben halten, dann die Seite wechseln.

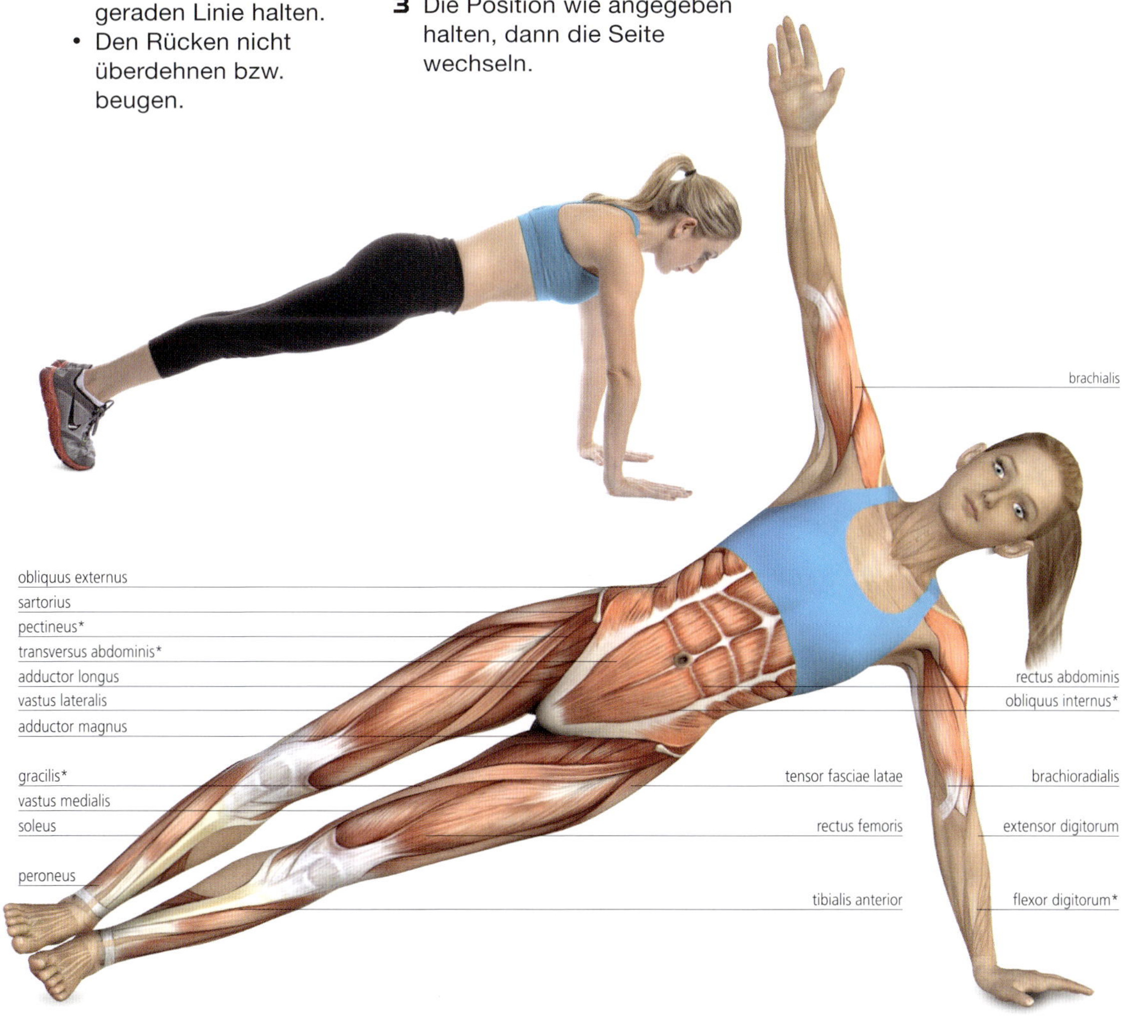

ROLLOVER

1-MIN-ZIEL

ANFÄNGER:INNEN
3 x 15 Sek halten

FORTGESCHRITTENE
4 x 20 Sek halten

PROFIS
2 x 2 Min halten

GUT FÜR

- Gesamten Körper

TIPPS

- Sollte das Abrollen schwierig sein, die Knie leicht beugen oder ein aufgerolltes Handtuch unters Becken legen.
- Die Bewegung ohne Schwung ausführen.

Diese klassische Pilates-Übung erfordert eine starke Core-Muskulatur und einen kontrollierten, fließenden Bewegungsablauf. Mit etwas Übung kannst du die Dehnung der Wirbelsäule und die Stärkung des Rumpfes durch Aktivierung der Bauchmuskulatur, eine flexible Wirbelsäule und eine tiefe Atmung perfektionieren.

1 Auf den Rücken legen und die Beine anwinkeln. Die Arme seitlich an den Körper legen.

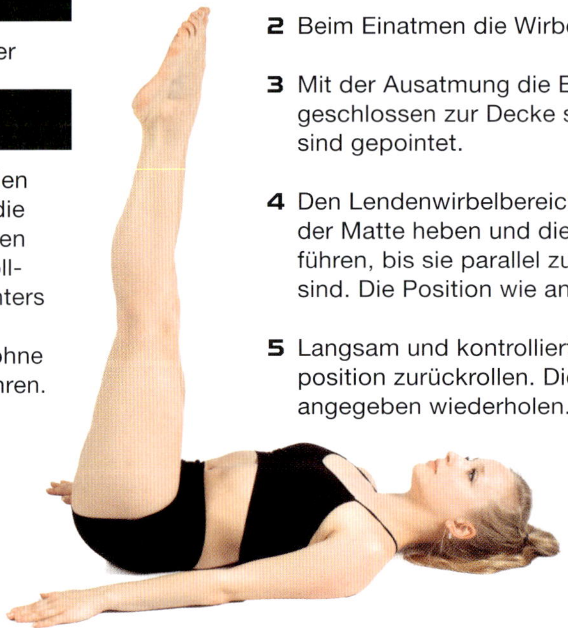

2 Beim Einatmen die Wirbelsäule lang machen.

3 Mit der Ausatmung die Beine heben und geschlossen zur Decke strecken. Die Füße sind gepointet.

4 Den Lendenwirbelbereich mit dem Core von der Matte heben und die Beine über den Kopf führen, bis sie parallel zum Boden ausgerichtet sind. Die Position wie angegeben halten.

5 Langsam und kontrolliert in die Ausgangsposition zurückrollen. Die Übung wie angegeben wiederholen.

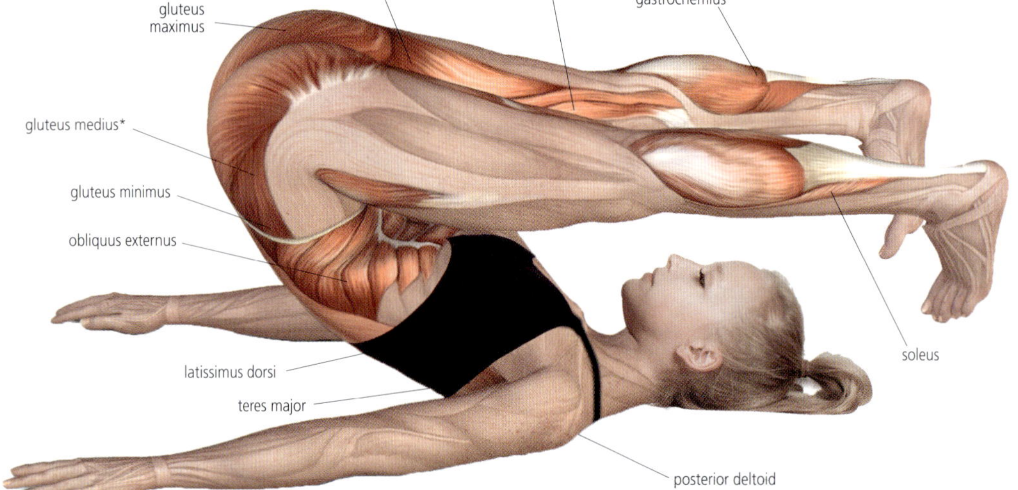

1-MIN-ZIEL

ANFÄNGER:INNEN
3 x 15 Sek halten

FORTGESCHRITTENE
4 x 20 Sek halten

PROFIS
2 x 2 Min halten

GUT FÜR

- Gesamten Körper

TIPPS

- Arme und Beine so hoch wie möglich heben.
- Eine zu starke Rückbeuge vermeiden.

SUPERMAN

Eines vorweg: Die Übung ist schwieriger als sie aussieht, denn sie fordert den Einsatz so gut wie aller Muskeln. Besonders effektiv werden die Hüftbeuger gedehnt und gestärkt sowie die gesamte Rückenmuskulatur gekräftigt.

1 Mit gestreckten Beinen auf den Bauch legen. Die Arme nach vorn ausstrecken.

2 Gesäß- und Core-Muskulatur aktivieren. Arme und Beine gleichzeitig anheben.

3 Die Position wie angegeben halten, dann kontrolliert in die Ausgangsposition zurückkehren und die Übung wiederholen.

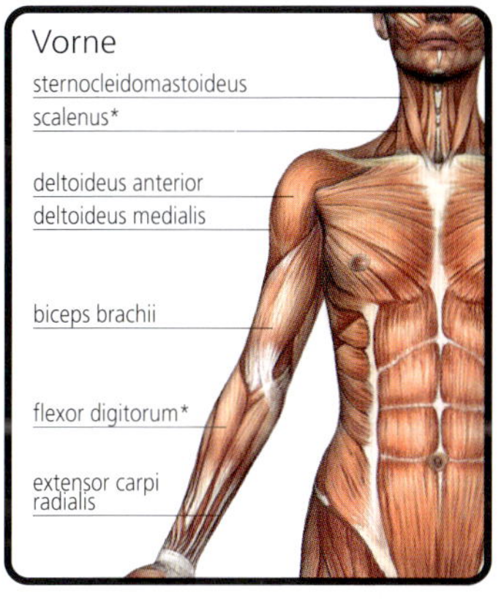

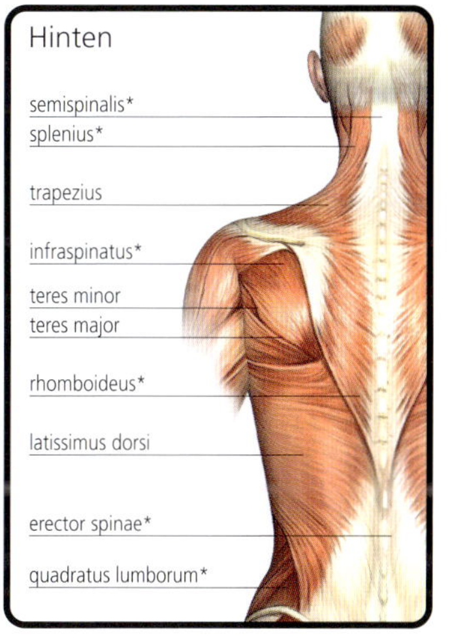

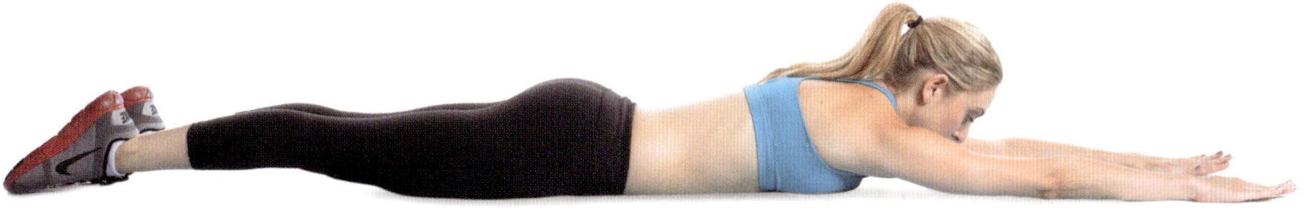

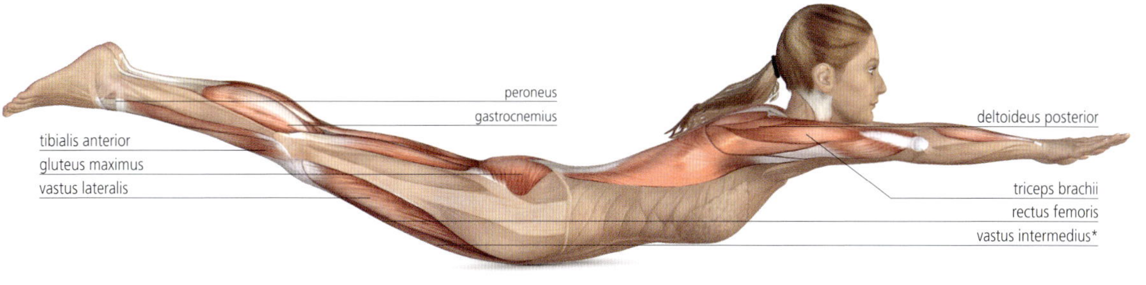

SCHULTERBRÜCKE IN BEWEGUNG

1-MIN-ZIEL

ANFÄNGER:INNEN
3 x 15 Sek pro Bein

FORTGESCHRITTENE
4 x 20 Sek pro Bein

PROFIS
2 x 2 Min pro Bein

GUT FÜR

- Gesamten Körper

TIPPS

- Das Becken während der gesamten Übung stabil halten; nicht zu stark heben oder absenken.
- Der Körper sollte von den Schultern bis zu den Knien eine Linie bilden.

Durch Heben und Senken des angewinkelten Beines erfordert diese Variante der klassischen Schulterbrücke ein erhöhtes Maß an Körperkontrolle und -kraft.

1 Auf den Rücken legen und die Füße dicht am Gesäß aufsetzen. Die Arme mit den Handflächen nach unten ausgestreckt am Körper ablegen.

2 Beim Ausatmen Becken und unteren Rücken Wirbel für Wirbel nach oben heben. Beim Einatmen das linke Bein angewinkelt mit angezogenen Zehen zur Brust ziehen und kontrolliert wieder senken. Wie angegeben wiederholen und das Bein wechseln.

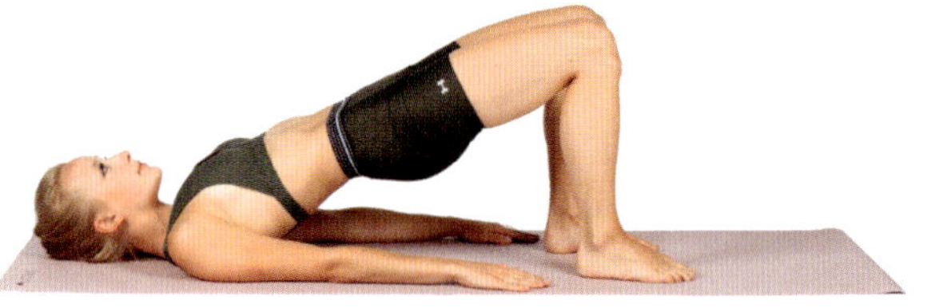

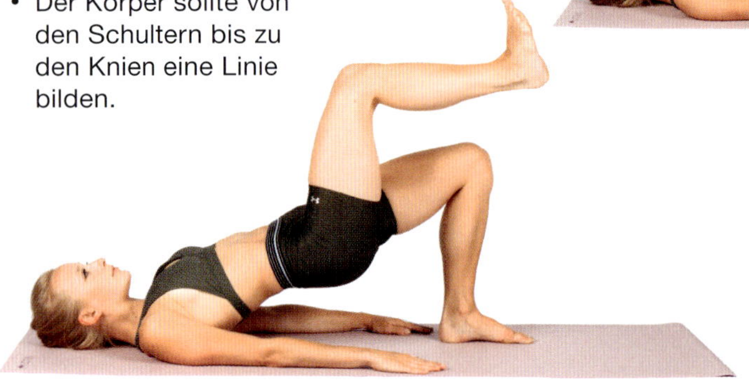

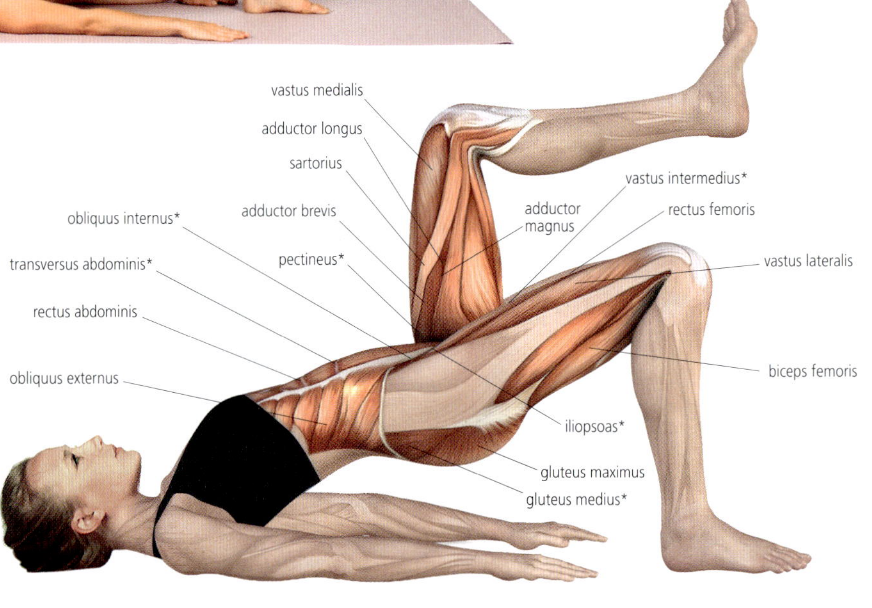

TRIZEPSSTÄRKUNG MIT FASZIENROLLE

1-MIN-ZIEL

ANFÄNGER:INNEN
2 Sets à 8 x

FORTGESCHRITTENE
2 Sets à 15 x

PROFIS
30 x

GUT FÜR

- Gesamten Körper

TIPPS

- Auf einen koordinierten Bewegungsablauf achten.
- Die Schultern nicht nach oben ziehen, sondern durchgehend neutral lassen.
- Becken und unterer Rücken dürfen während der Bewegung nicht nach unten sinken. Der Rücken bleibt gerade.

Wie der Name schon andeutet, handelt es sich hier um eine Trizeps-Übung, die allerdings auch gut für den gesamten Core ist, da auch Bauch-, Rücken- und Gesäßmuskulatur gefordert werden.

1. In den Kniestand kommen. Eine Faszienrolle quer vor den Körper legen und die Hände darauf abstützen.
2. Die Bauchmuskulatur aktivieren, um den Rücken gerade zu halten. Über die Unterarme nach vorn rollen. Die Schultern dabei entspannt lassen.
3. Weiter bis zu den Ellbogen rollen. Die Ellbogen fest in die Rolle drücken und wieder langsam und kontrolliert zurück in die Ausgangsposition rollen. Die Übung wie angegeben wiederholen.

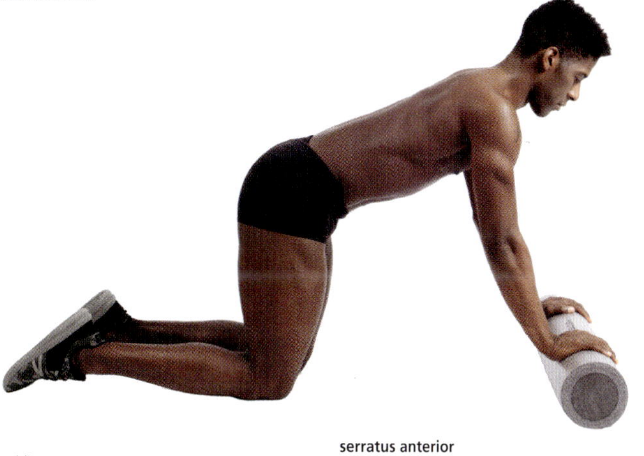

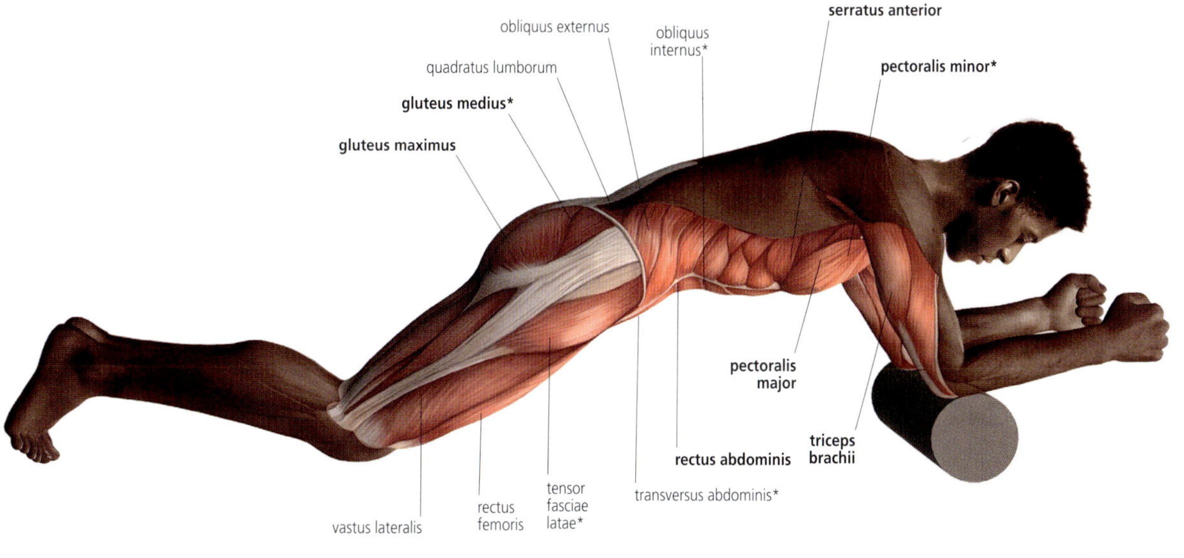

BURPEE

Der Burpee ist eine der beliebtesten Übungen weltweit! Bei korrekter Ausführung haben Burpees einen vielfach positiven Effekt: Sie fördern die aerobe Ausdauer und die dynamische Explosivkraft, außerdem stärken sie den Core sowie das Herz-Kreislauf-System.

1 Aufrecht hinstellen und die Arme zur Decke strecken.

2 In einer fließenden Bewegung in die Hocke gehen und die Hände auf dem Boden absetzen.

3 Kontrolliert in die Plank-Position springen, dann ohne Pause zurück in die Hocke springen.

4 Die Arme nach oben nehmen und aus der Hocke heraus einen kräftigen Luftsprung machen. Die Übung wie angegeben wiederholen.

1-MIN-ZIEL

ANFÄNGER:INNEN
4 x

FORTGESCHRITTENE
8 x

PROFIS
15 x

GUT FÜR

- Gesamten Körper

TIPPS

- Die Core-Muskulatur während des gesamten Bewegungsablaufs unbedingt angespannt halten.
- Den Rücken in der Plank-Position nicht durchhängen lassen.
- Den Körper fest und sicher ausrichten.

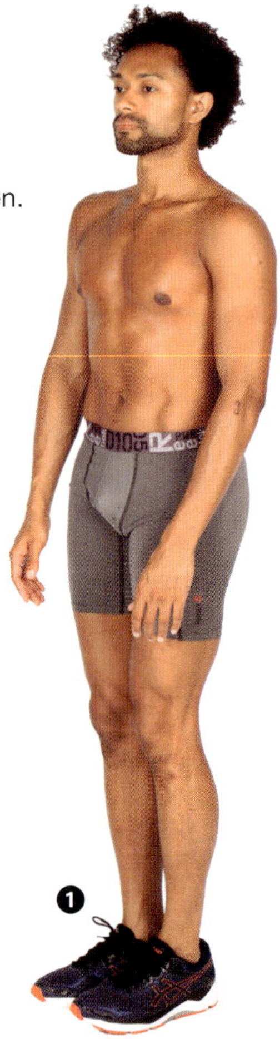

❶

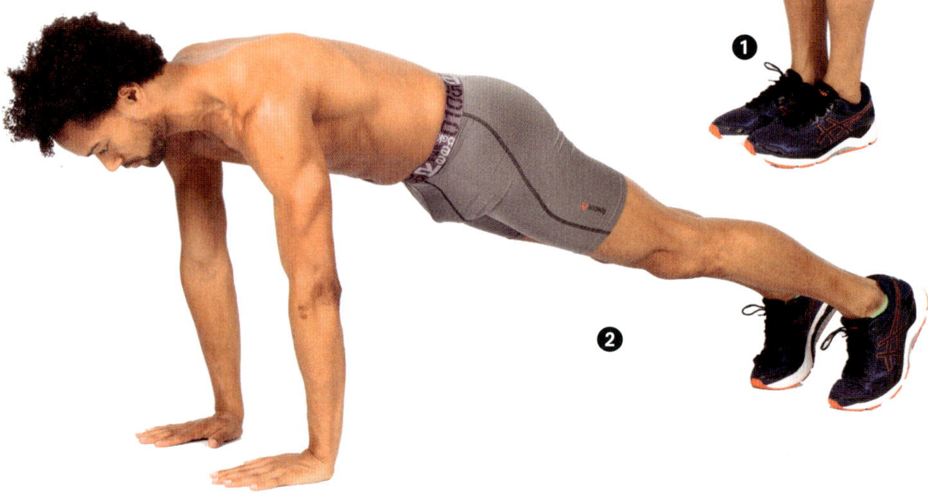

❷

3

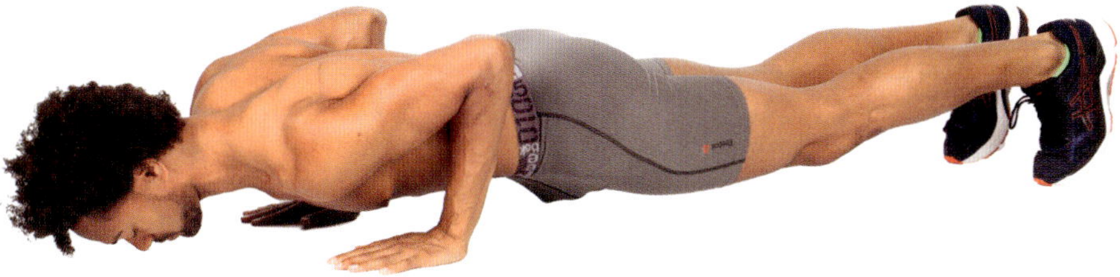

4

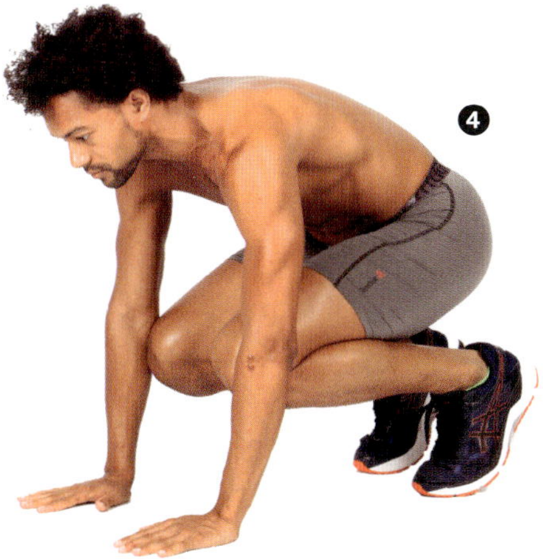

5

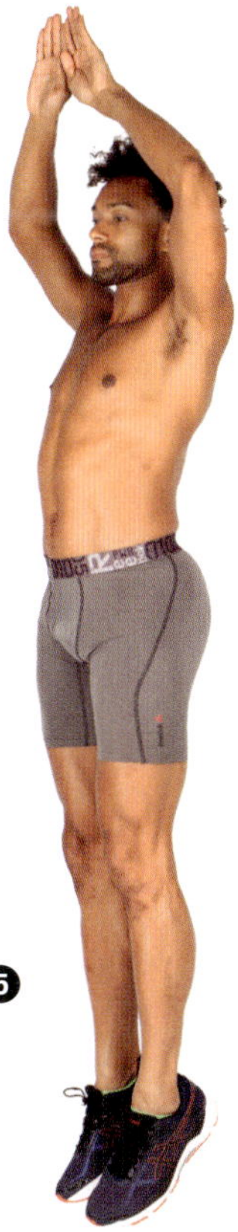

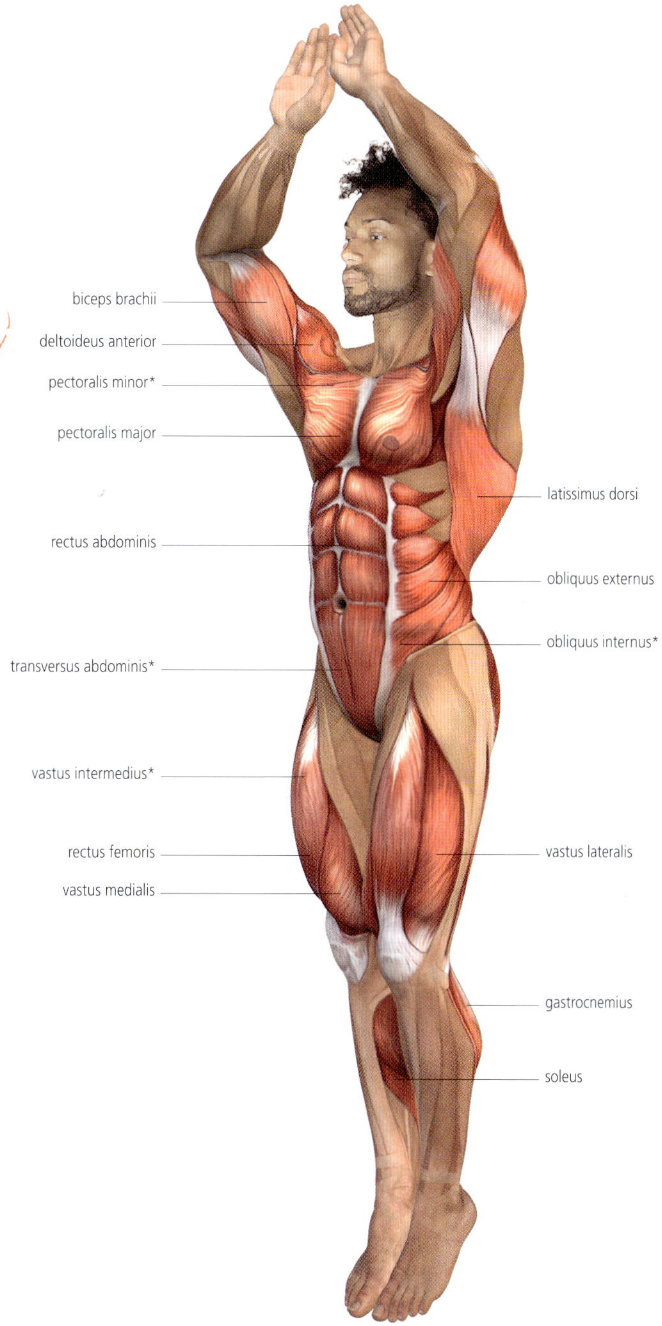
biceps brachii
deltoideus anterior
pectoralis minor*
pectoralis major
rectus abdominis
transversus abdominis*
vastus intermedius*
rectus femoris
vastus medialis
latissimus dorsi
obliquus externus
obliquus internus*
vastus lateralis
gastrocnemius
soleus

WORKOUTS

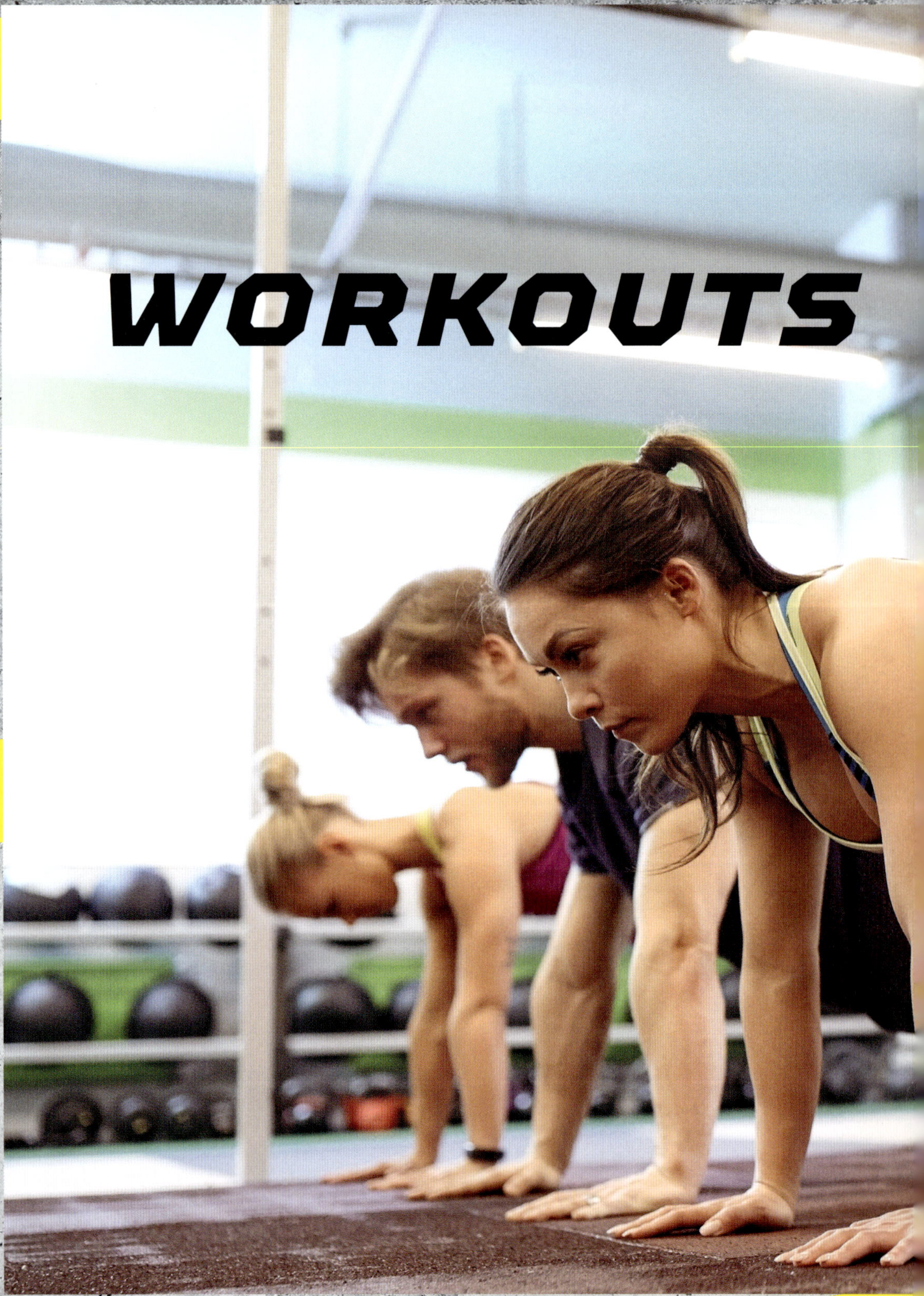

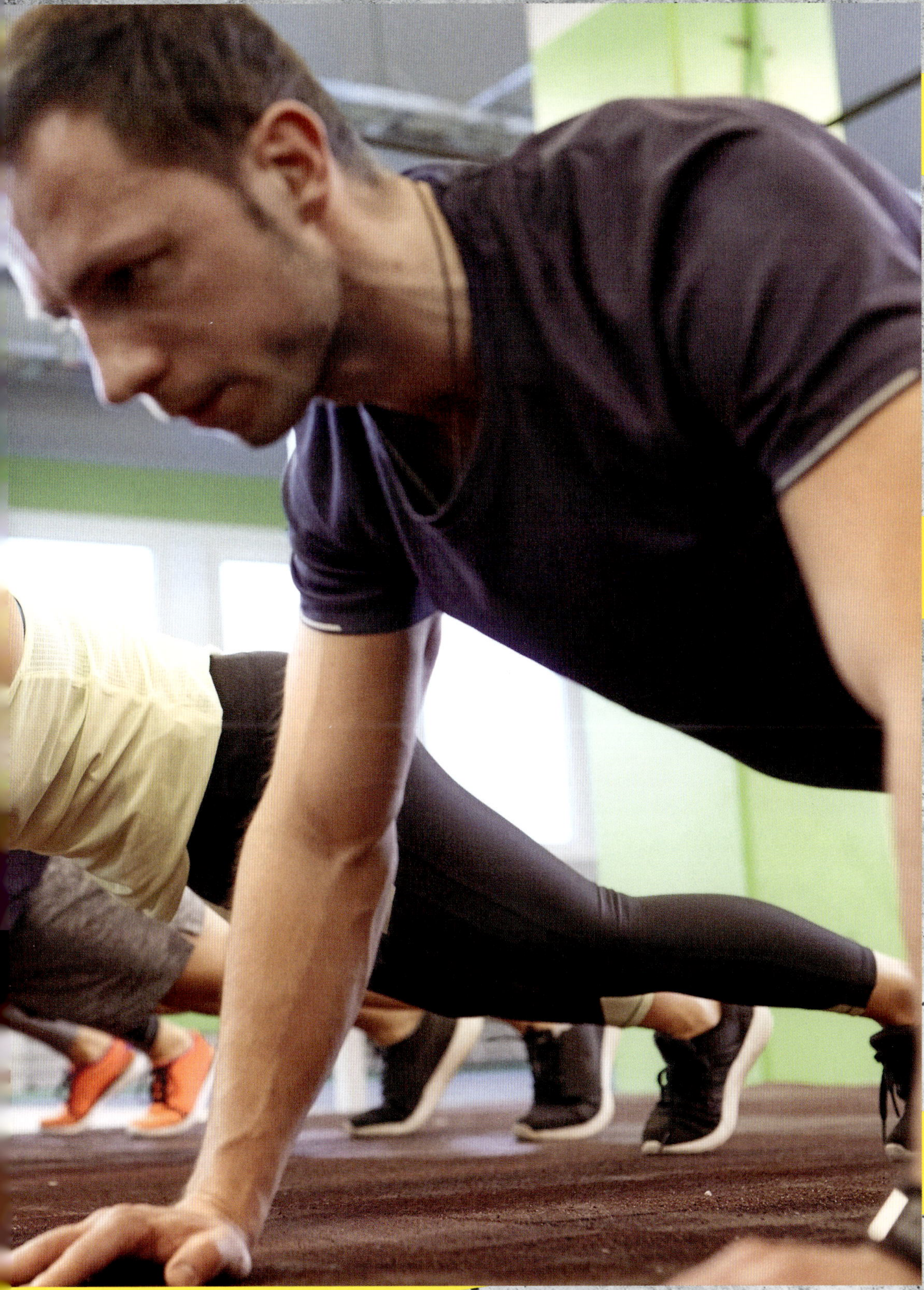

GRUNDPROGRAMM

AUFWÄRMEN

SEILSPRINGEN, S. 58

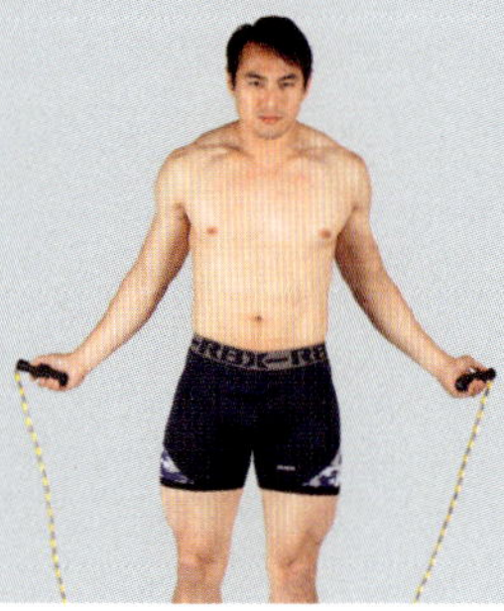

HALBE SITZENDE GRÄTSCHE, S. 24

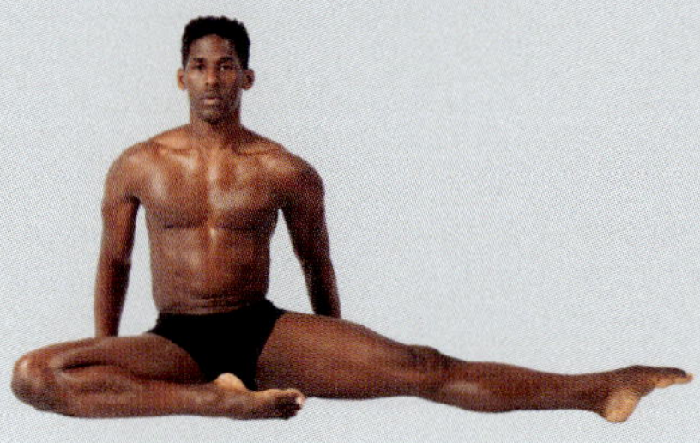

BIZEPS- UND BRUSTMUSKELDEHNUNG, S. 39

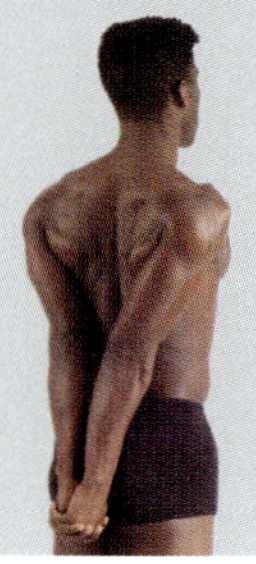

1. UNTERARMSTÜTZ, S. 149

1-MIN-ZIEL

ANFÄNGER:INNEN
3 x 15 Sek halten

FORTGESCHRITTENE
4 x 20 Sek halten

PROFIS
2 x 2 Min halten

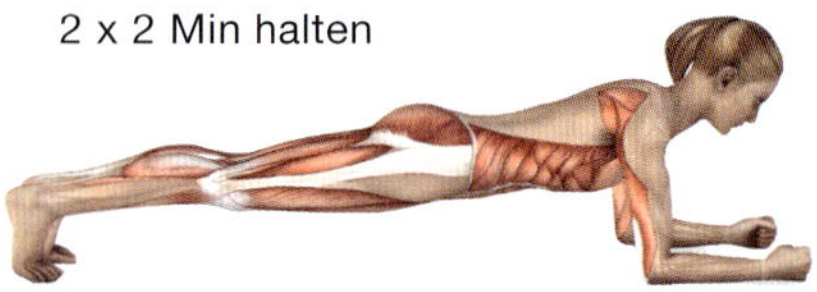

2. FEUERHYDRANT, S. 72

1-MIN-ZIEL

ANFÄNGER:INNEN
4 x 10 Sek halten
+ Pause

PROFIS
2 x 30 Sek halten

FORTGESCHRITTENE
3 x 15 Sek halten
+ Pause

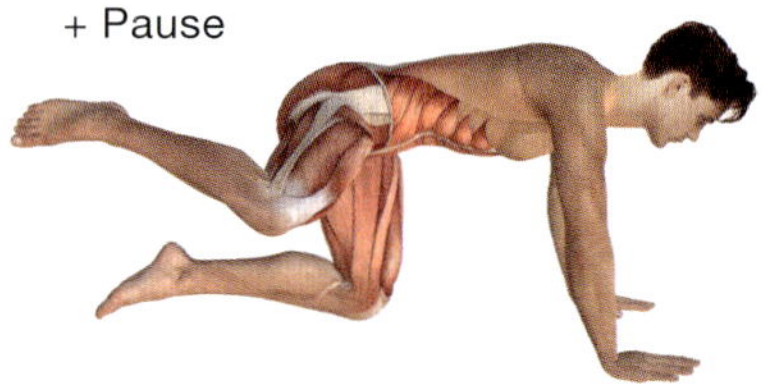

3. BEINDRÜCKEN, S. 94

1-MIN-ZIEL

ANFÄNGER:INNEN
5 x 10 Sek halten

FORTGESCHRITTENE
5 x 15 Sek halten

PROFIS
6 x 20 Sek halten

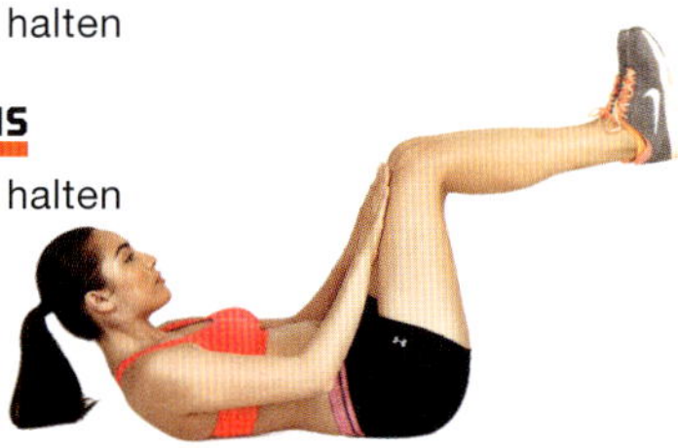

4. SQUAT, S. 44

1-MIN-ZIEL

ANFÄNGER:INNEN
4 x 10 Sek halten
+ Pause

FORTGESCHRITTENE
4 x 15 Sek halten

PROFIS
3 x 30 Sek halten

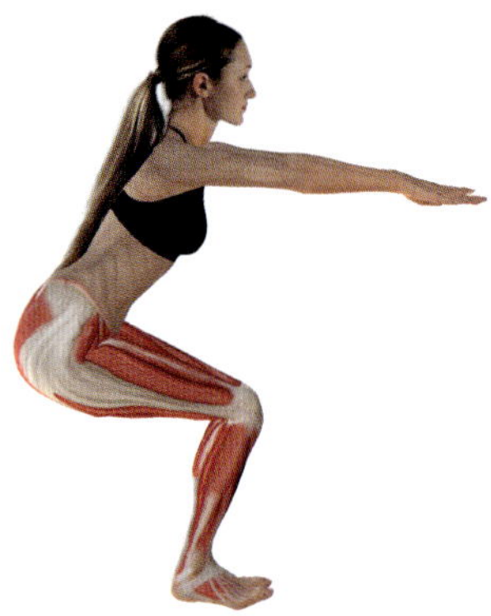

5. SEITLICHER AUSFALLSCHRITT, S. 23

1-MIN-ZIEL

ANFÄNGER:INNEN
3 x10 Sek pro Seite

FORTGESCHRITTENE
2 x 15 Sek pro Seite

PROFIS
2 x 30 Sek pro Seite

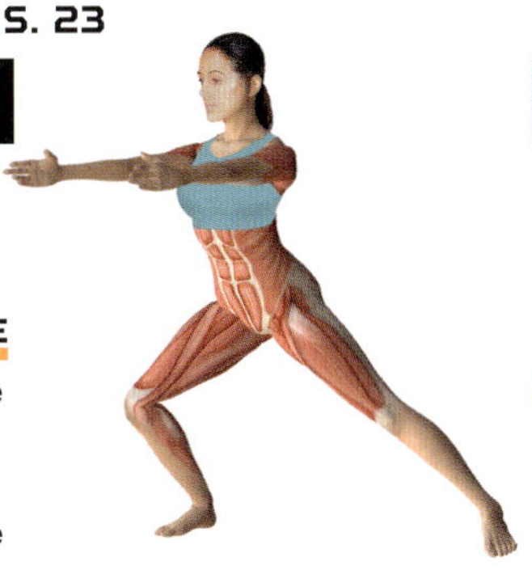

6. SCHULTERBRÜCKE MIT BEINHEBEN, S. 89

1-MIN-ZIEL

ANFÄNGER:INNEN
4 x 10 Sek halten
+ Pause

FORTGESCHRITTENE
3 x 15 Sek halten
+ Pause

PROFIS
2 x 30 Sek

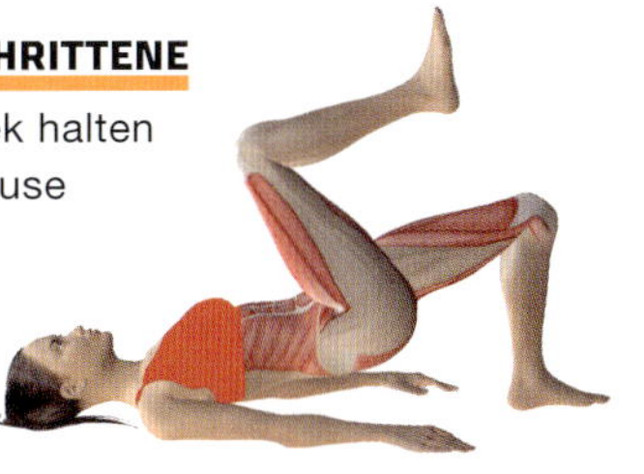

7. CRUNCH, S. 78

1-MIN-ZIEL

ANFÄNGER:INNEN
10 x

FORTGESCHRITTENE
20 x

PROFIS
40 x

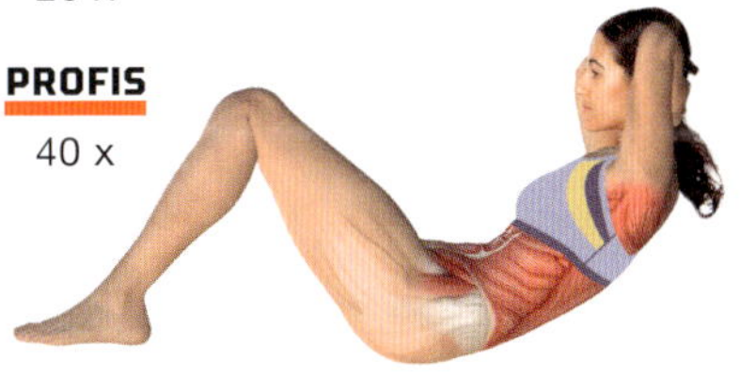

8. REVERSE CRUNCH, S. 79

1-MIN-ZIEL

ANFÄNGER:INNEN
10 x

FORTGESCHRITTENE
20 x

PROFIS
40 x

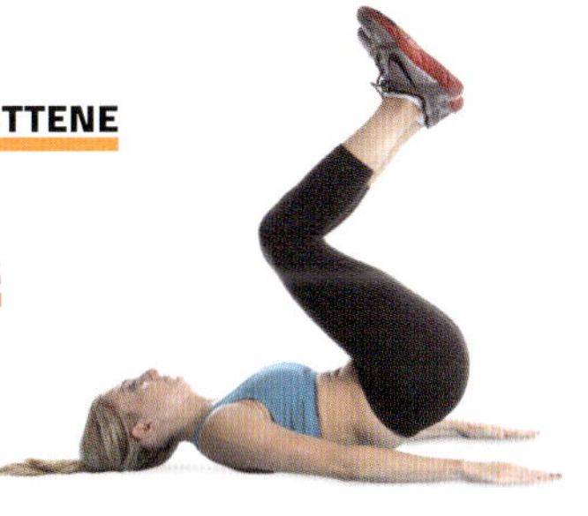

9. SIT-UP, S. 76

1-MIN-ZIEL

ANFÄNGER:INNEN
15 x

FORTGESCHRITTENE
20 x

PROFIS
40 x

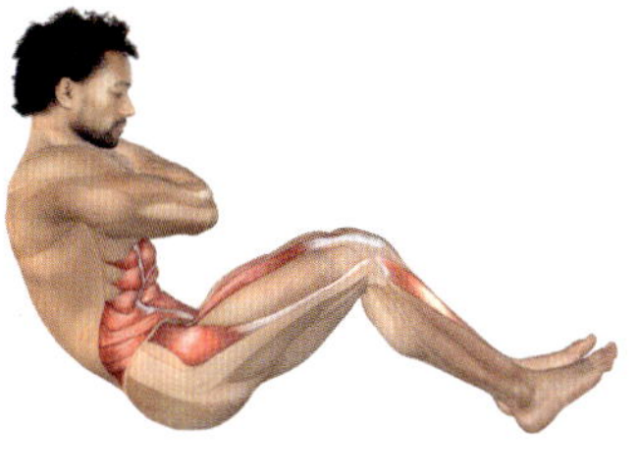

10. RÜCKENDEHNUNG IM STEHEN, S. 110

1-MIN-ZIEL

ANFÄNGER:INNEN
4 x 15 Sek halten

FORTGESCHRITTENE
4 x 30 Sek halten

PROFIS
4 x 60 Sek halten

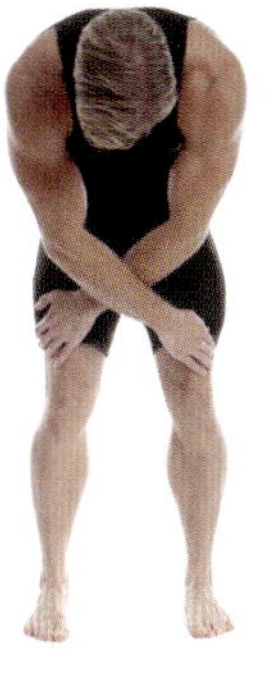

50+

AUFWÄRMEN

KOBRA, S. 27

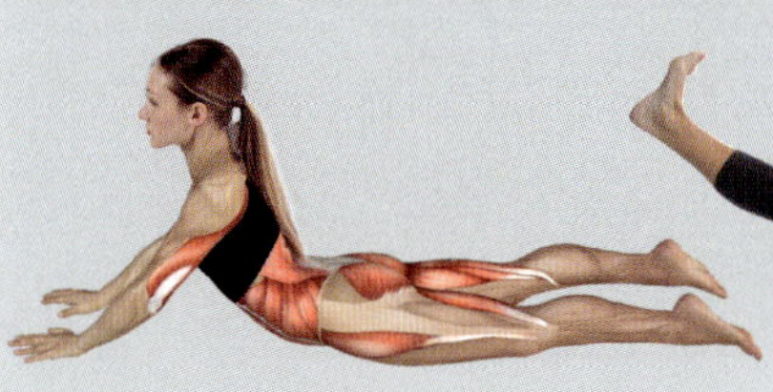

WECHSELSEITIGES BEINSTRECKEN, S. 25

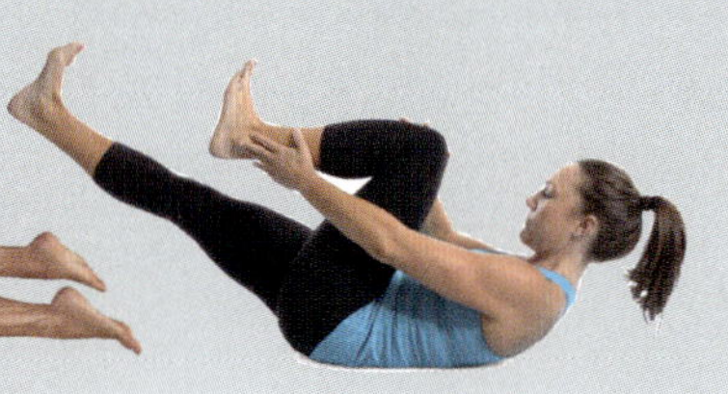

IT-BAND-STRETCH, S. 21

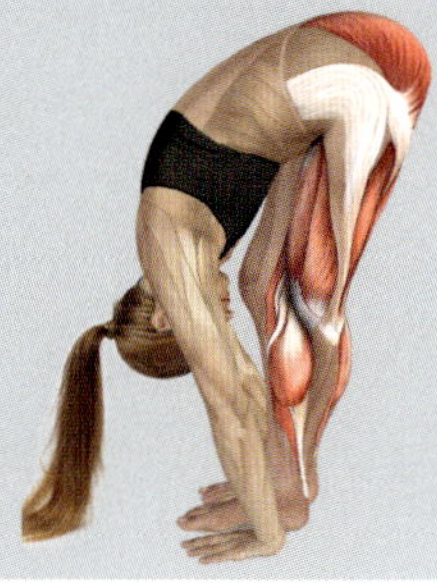

1. BICYCLE CRUNCH, S. 81

1-MIN-ZIEL

ANFÄNGER:INNEN
10 x

FORTGESCHRITTENE
30 x

PROFIS
50 x

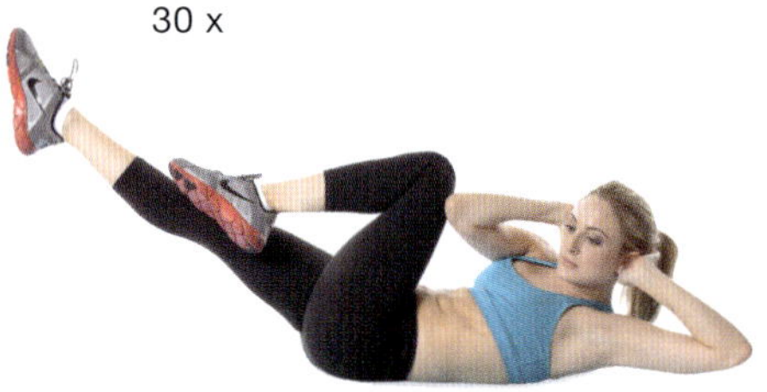

2. ROLLOVER, S. 160

1-MIN-ZIEL

ANFÄNGER:INNEN
3 x 15 Sek halten

FORTGESCHRITTENE
4 x 20 Sek halten

PROFIS
2 x 2 Min halten

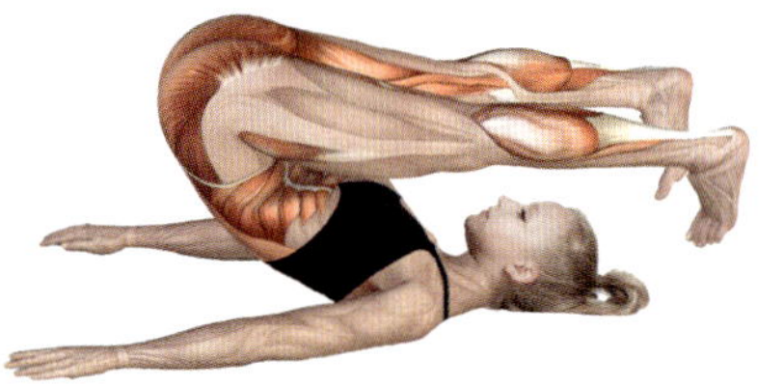

3. TRIZEPSSTÄRKUNG MIT FASZIENROLLE, S. 163

1-MIN-ZIEL

ANFÄNGER:INNEN
2 Sets à 8 x

FORTGESCHRITTENE
2 Sets à 15 x

PROFIS
30 x

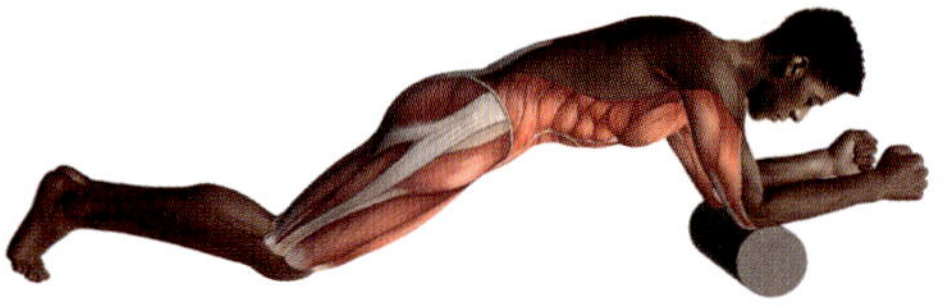

4. EINBEINIGER HUND, S. 85

1-MIN-ZIEL

ANFÄNGER:INNEN
4 x 10 Sek halten
+ Pause

FORTGESCHRITTENE
3 x 15 Sek halten
+ Pause

PROFIS
2 x 30 Sek halten

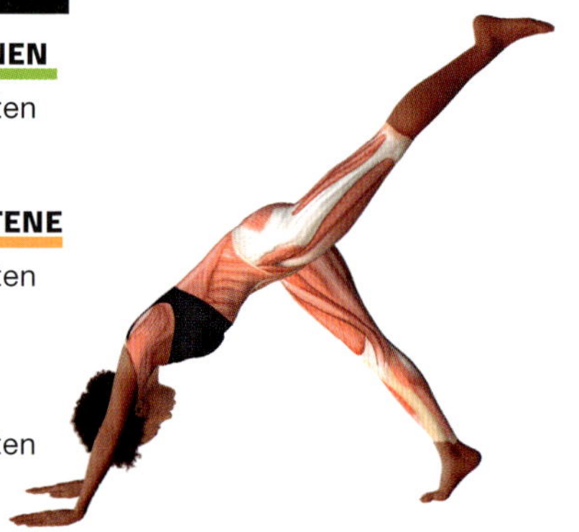

5. SCHERE, S. 88

1-MIN-ZIEL

ANFÄNGER:INNEN
15 x pro Seite

PROFIS
40 x pro Seite

FORTGESCHRITTENE
25 x pro Seite

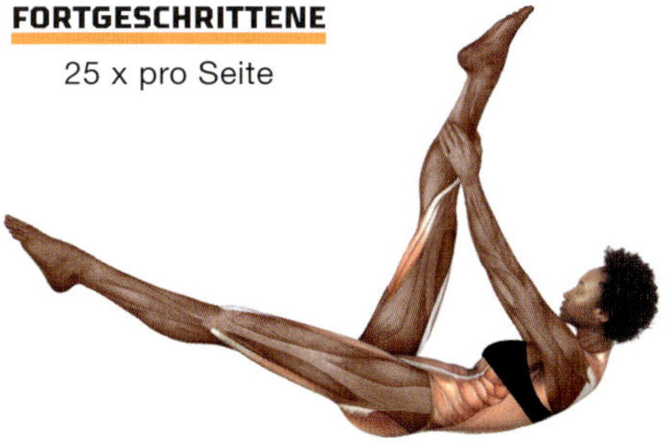

6. SIT-UP MIT ROTATION, S. 77

1-MIN-ZIEL

ANFÄNGER:INNEN
15 x

FORTGESCHRITTENE
20 x

PROFIS
40 x

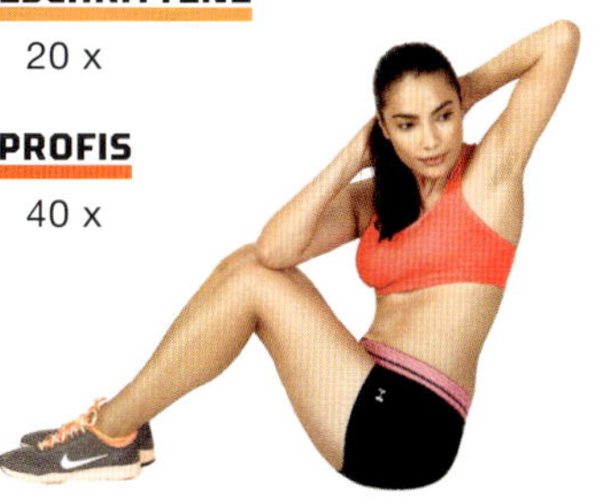

7. PENGUIN-CRUNCH, S. 80

1-MIN-ZIEL

ANFÄNGER:INNEN
10 x

PROFIS
40 x

FORTGESCHRITTENE
20 x

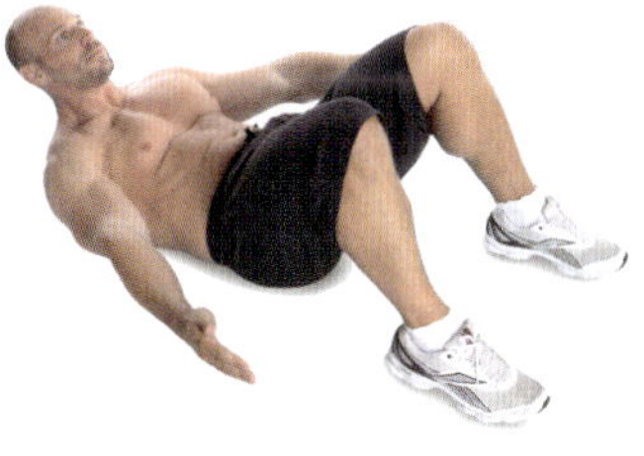

8. SIDE KICK, S. 65

1-MIN-ZIEL

ANFÄNGER:INNEN
4 x 10 Sek halten
+ Pause

FORTGESCHRITTENE
3 x 15 Sek halten
+ Pause

PROFIS
2 x 30 Sek halten

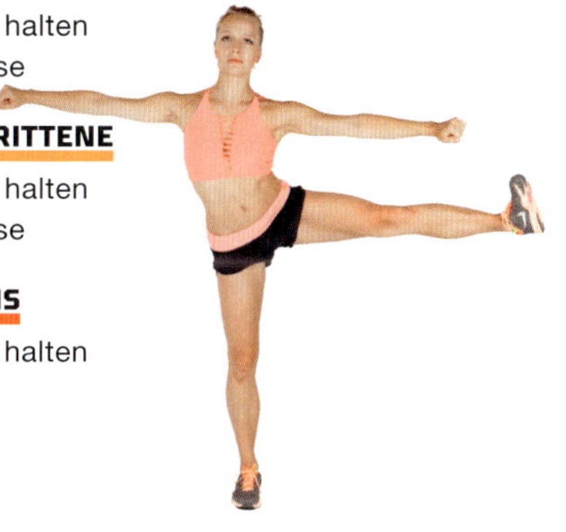

9. SEITLICH LIEGENDER HÜFTBEUGER, S. 18

1-MIN-ZIEL

ANFÄNGER:INNEN
3 x 10 Sek pro Bein

PROFIS
2 x 30 Sek pro Bein

FORTGESCHRITTENE
2 x 15 Sek pro Bein

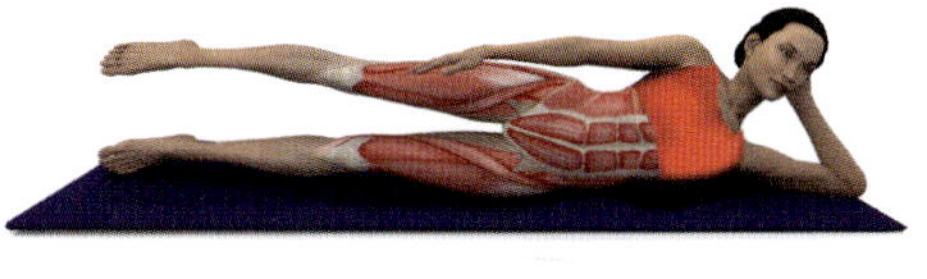

10. PUSH-UP MIT BALL, S. 121

1-MIN-ZIEL

ANFÄNGER:INNEN
2 Sets à 8 x

PROFIS
40 x

FORTGESCHRITTENE
2 Sets à 16 x

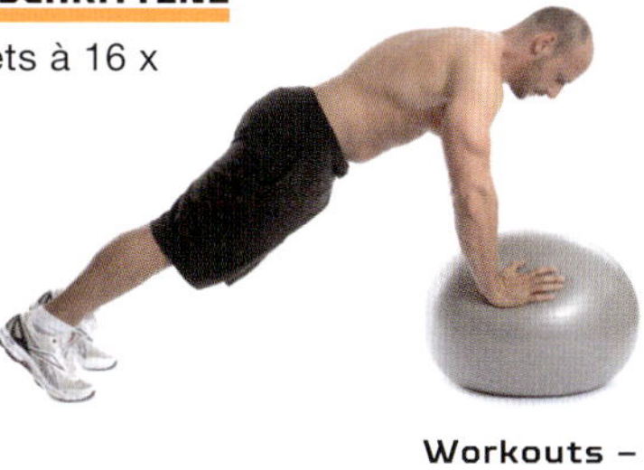

OBERE BAUCHMUSKELN

AUFWÄRMEN

SEITBEUGE, S. 111

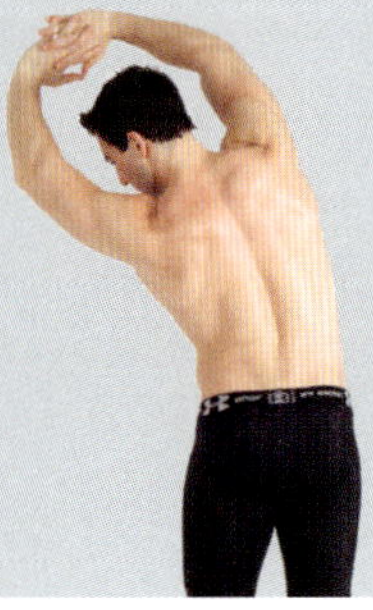

KOBRA, S. 27

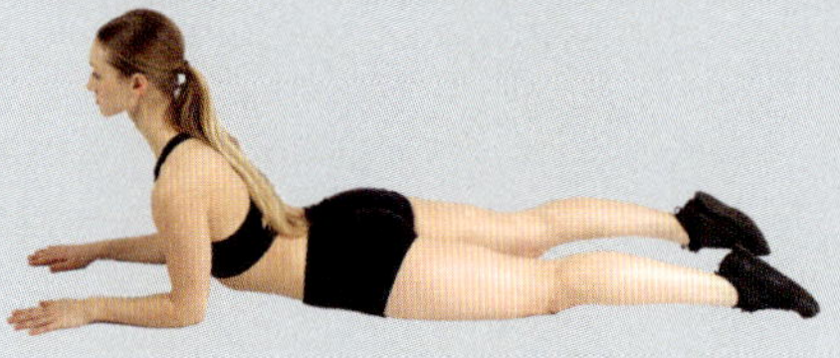

SÄGE, S. 34–35

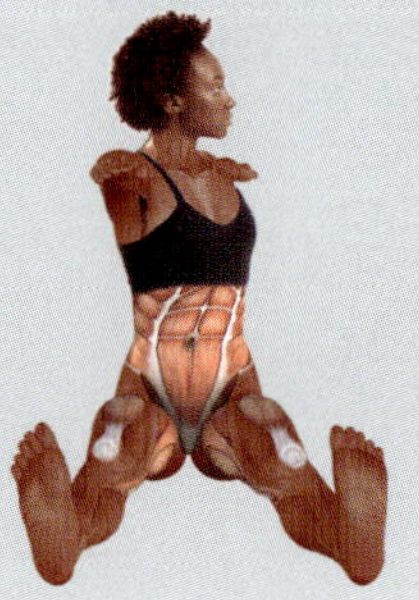

1. DIAGONALER CRUNCH, S. 90

1-MIN-ZIEL

ANFÄNGER:INNEN
10 x

FORTGESCHRITTENE
20 x

PROFIS
40 x

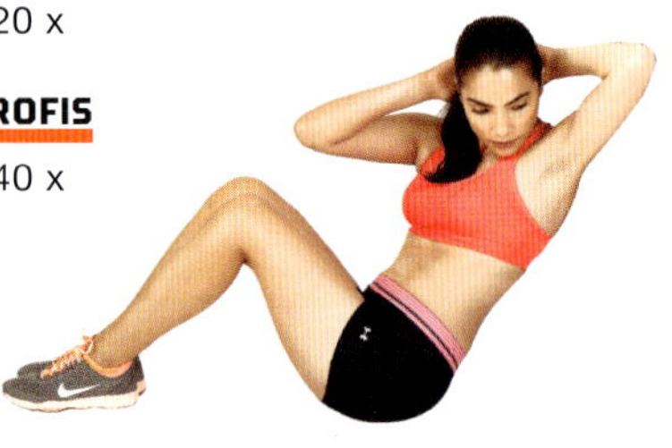

2. CRUNCH MIT BEINSTRECKEN, S. 87

1-MIN-ZIEL

ANFÄNGER:INNEN
20 x pro Seite

PROFIS
50 x pro Seite

FORTGESCHRITTENE
30 x pro Seite

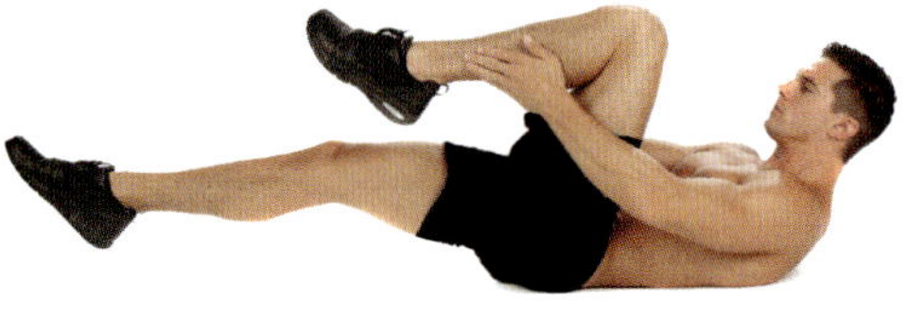

3. EINBEINIGES KLAPPMESSER, S. 84

1-MIN-ZIEL

ANFÄNGER:INNEN
6 x 5 Sek halten

FORTGESCHRITTENE
10 x 5 Sek halten

PROFIS
20 x 5 Sek halten

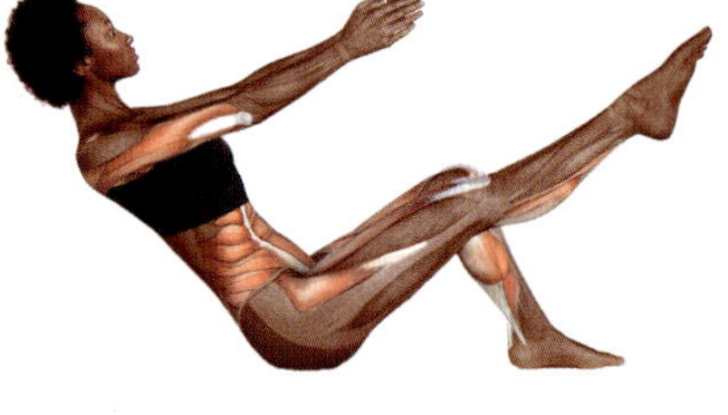

4. GESTRECKTER CRUNCH, S. 82

1-MIN-ZIEL

ANFÄNGER:INNEN
15 x

FORTGESCHRITTENE
20 x

PROFIS
40 x

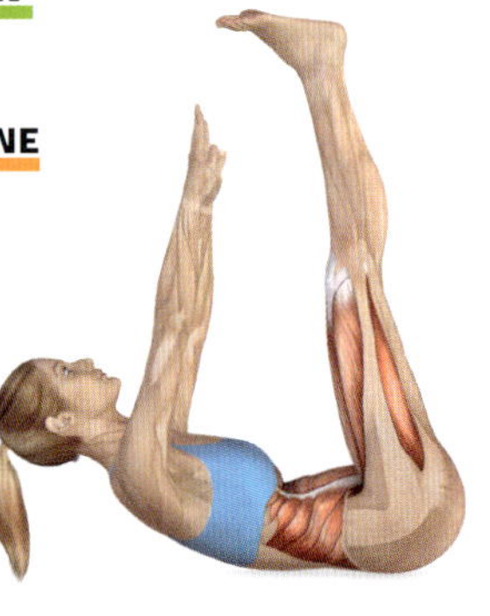

5. KLAPPMESSER, S. 83

1-MIN-ZIEL

ANFÄNGER:INNEN
6 x 5 Sek halten

PROFIS
20 x 5 Sek halten

FORTGESCHRITTENE
10 x 5 Sek halten

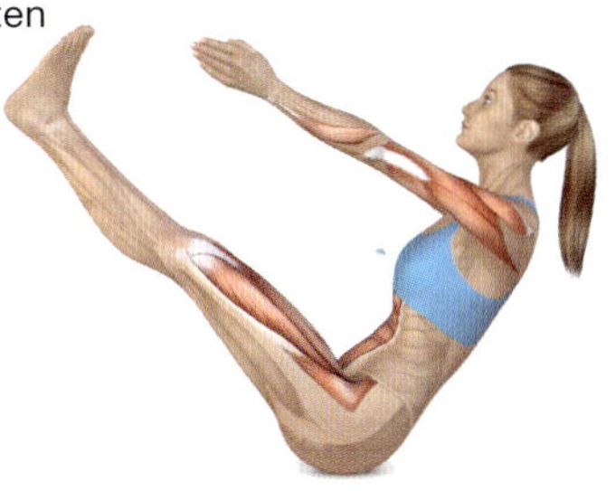

6. BACK BURNER, S. 108

1-MIN-ZIEL

ANFÄNGER:INNEN
5 x 10 Sek

FORTGESCHRITTENE
5 x 15 Sek

PROFIS
6 x 20 Sek

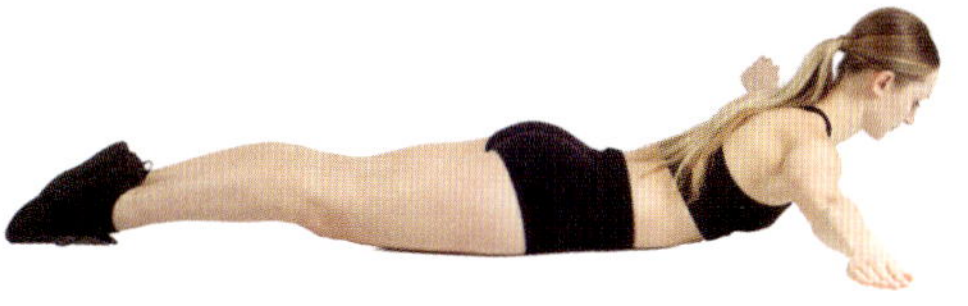

7. PADDELN IN BAUCHLAGE, S. 100–101

1-MIN-ZIEL

ANFÄNGER:INNEN
4 Sets mit 10 Sek + Pause

PROFIS
2 Sets mit 30 Sek

FORTGESCHRITTENE
3 Sets mit 15 Sek + Pause

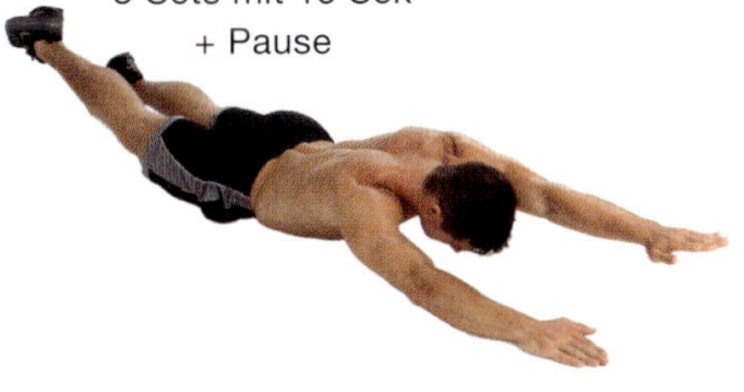

8. BEAR CRAWL, S. 143

1-MIN-ZIEL

ANFÄNGER:INNEN
1 Min

PROFIS
3 Min

FORTGESCHRITTENE
2 Min

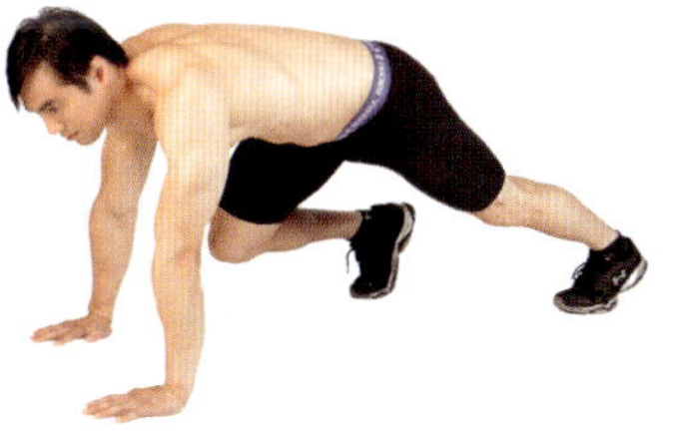

9. T-STÜTZ, S. 159

1-MIN-ZIEL

ANFÄNGER:INNEN
3 x 15 Sek halten

FORTGESCHRITTENE
4 x 20 Sek halten

PROFIS
2 x 2 Min halten

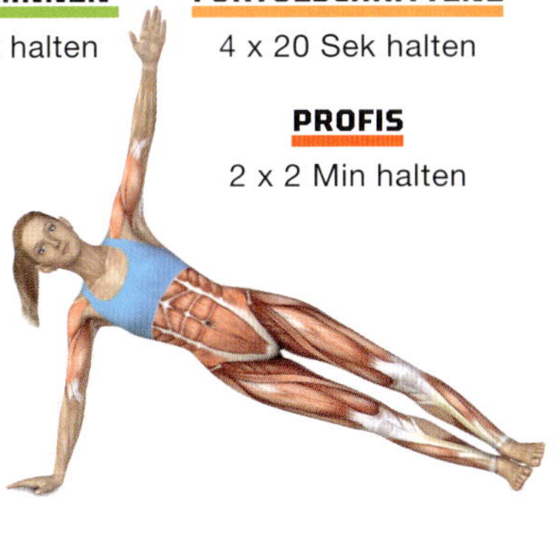

10. JACKKNIFE, S. 152

1-MIN-ZIEL

ANFÄNGER:INNEN
3 x 15 Sek halten

FORTGESCHRITTENE
4 x 20 Sek halten

PROFIS
2 x 2 Min halten

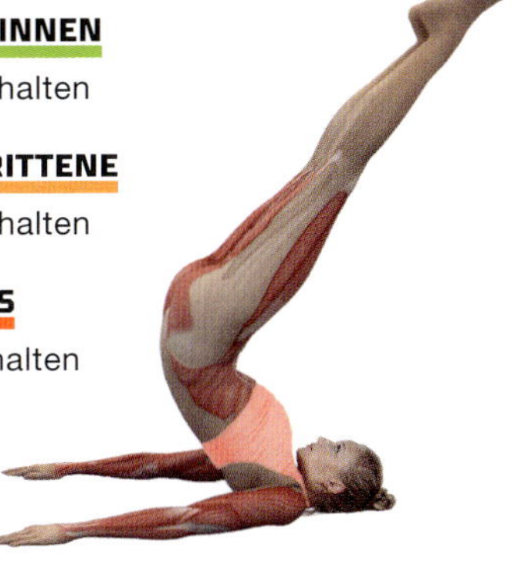

UNTERE BAUCHMUSKELN

AUFWÄRMEN

GOOD-MORNING-STRETCH, S. 16

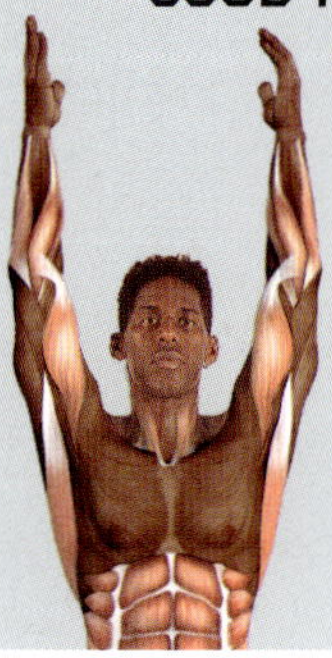

RUMPFROTATION IM STEHEN, S. 30

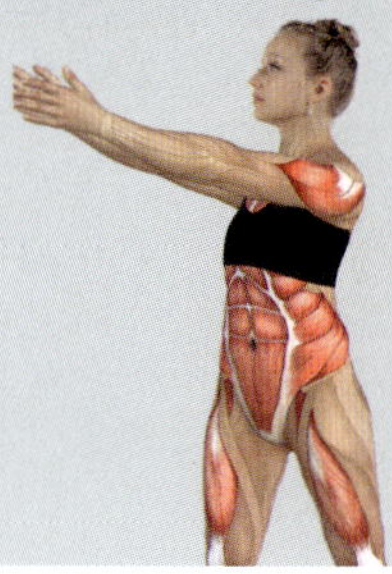

GESTRECKTES DREIECK, S. 28–29

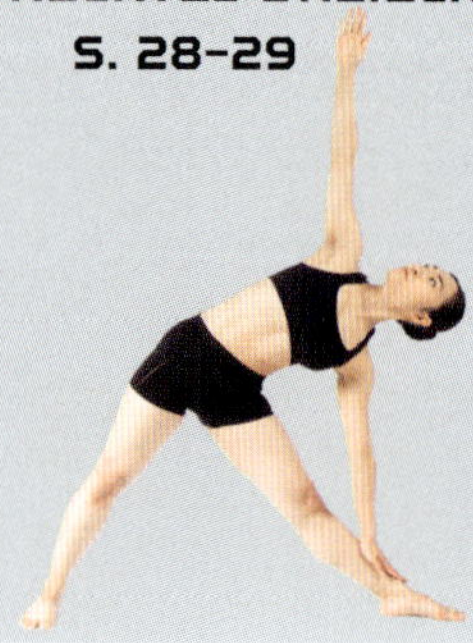

1. RUSSIAN TWIST, S. 91

1-MIN-ZIEL

ANFÄNGER:INNEN
10 x

FORTGESCHRITTENE
20 x

PROFIS
40 x

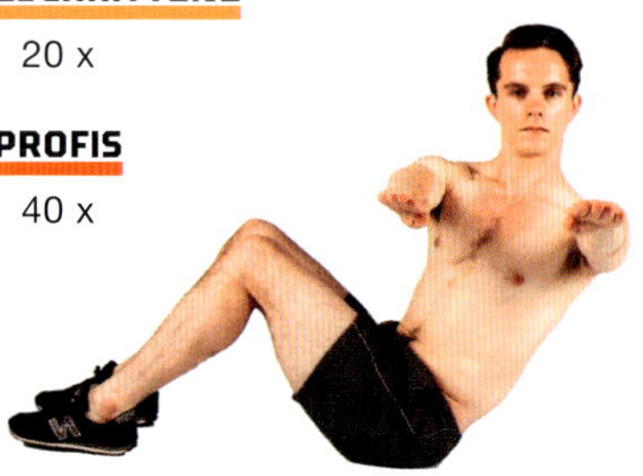

2. SUPERMAN, S. 161

1-MIN-ZIEL

ANFÄNGER:INNEN
3 x 15 Sek halten

FORTGESCHRITTENE
4 x 20 Sek halten

PROFIS
2 x 2 Min halten

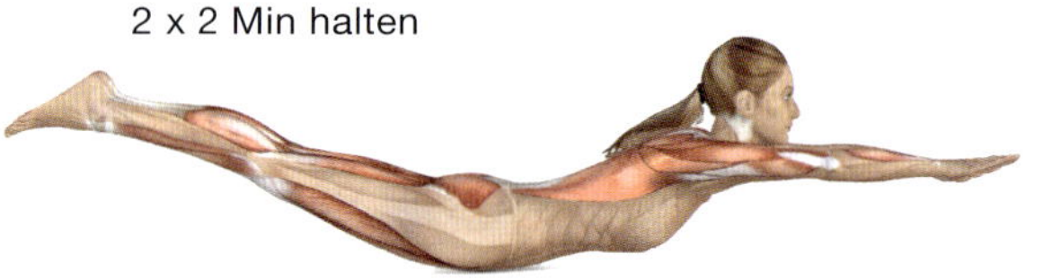

3. BRÜCKE MIT GESTRECKTEM BEIN, S. 70

1-MIN-ZIEL

ANFÄNGER:INNEN
4 x 10 Sek halten
+ Pause

FORTGESCHRITTENE
3 x 15 Sek halten
+ Pause

PROFIS
2 x 30 Sek halten

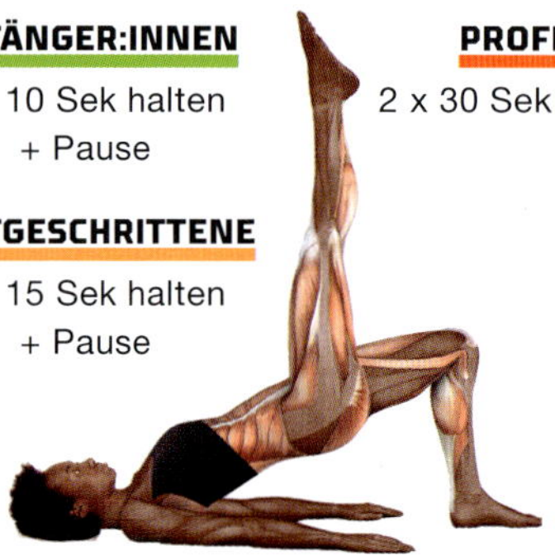

4. CRUNCH AUS DEM VIERFÜSSLERSTAND, S. 102–103

1-MIN-ZIEL

ANFÄNGER:INNEN
4 x 15 Sek halten

FORTGESCHRITTENE
4 x 30 Sek halten

PROFIS
6 x 30 Sek halten

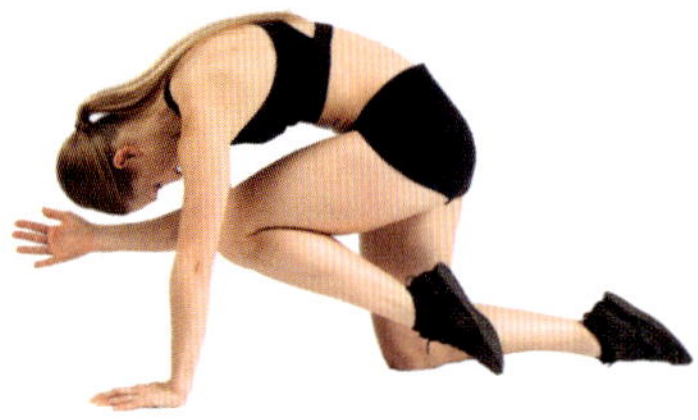

5. UMGEKEHRTE PLANK-POSITION, S. 153

1-MIN-ZIEL

ANFÄNGER:INNEN
3 x 15 Sek halten

FORTGESCHRITTENE
4 x 20 Sek halten

PROFIS
2 x 2 Min halten

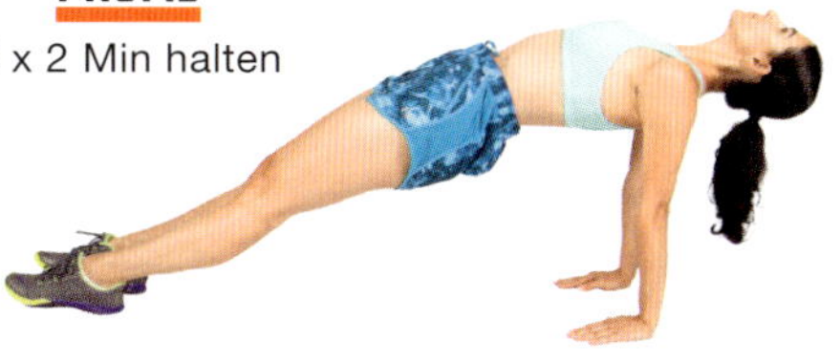

6. RAD, S. 156–157

1-MIN-ZIEL

ANFÄNGER:INNEN
4 x 10 Sek halten

FORTGESCHRITTENE
4 x 20 Sek halten

PROFIS
2 x 2 Min halten

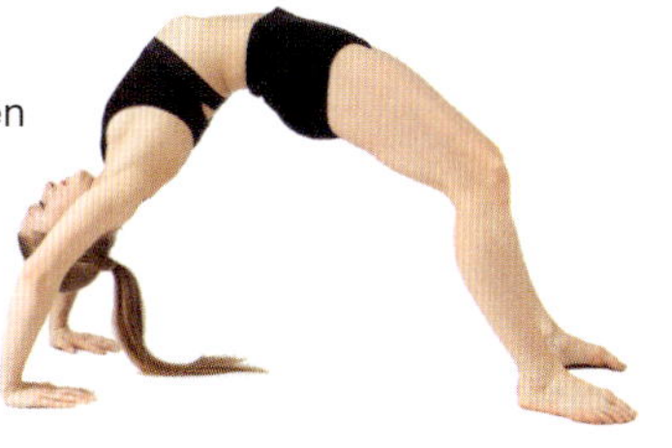

7. SIDE LIFT IM KNIESTAND, S. 64

1-MIN-ZIEL

ANFÄNGER:INNEN
8 x 5 Sek halten
+ Pause

FORTGESCHRITTENE
6 x 10 Sek halten
+ Pause

PROFIS
4 x 30 Sek halten

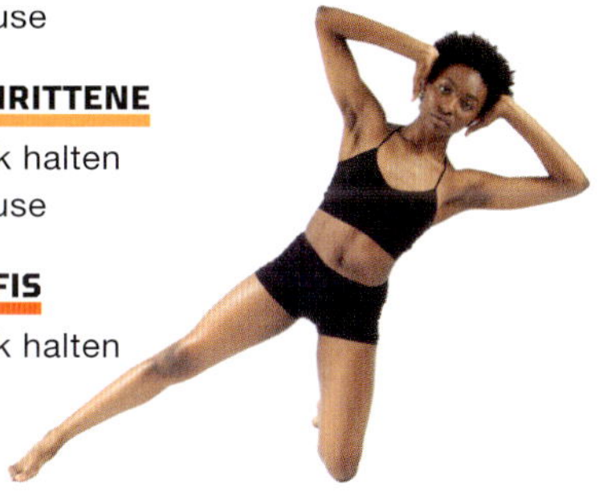

8. KNIESTAND MIT WIPPEN, S. 63

1-MIN-ZIEL

ANFÄNGER:INNEN
4 x 10 Sek halten
+ Pause

FORTGESCHRITTENE
3 x 15 Sek halten
+ Pause

PROFIS
2 x 30 Sek halten

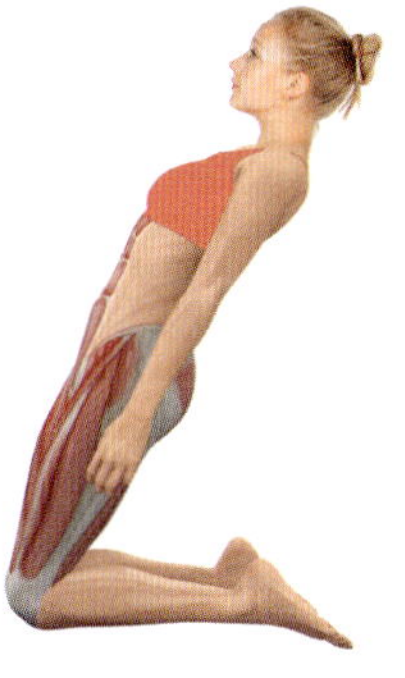

9. SITZGRÄTSCHE MIT VORBEUGE, S. 66–67

1-MIN-ZIEL

ANFÄNGER:INNEN
2 x 20 Sek halten
+ Pause

FORTGESCHRITTENE
3 x 15 Sek halten
+ Pause

PROFIS
2 x 30 Sek halten

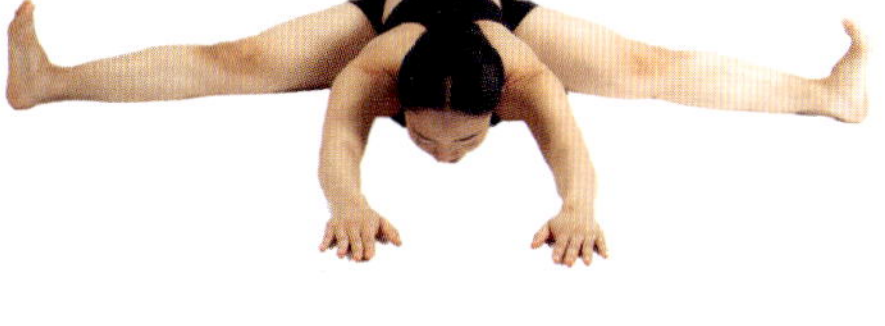

10. SEITSTÜTZ, S. 151

1-MIN-ZIEL

ANFÄNGER:INNEN
3 x 15 Sek halten

FORTGESCHRITTENE
4 x 20 Sek halten

PROFIS
2 x 2 Min halten

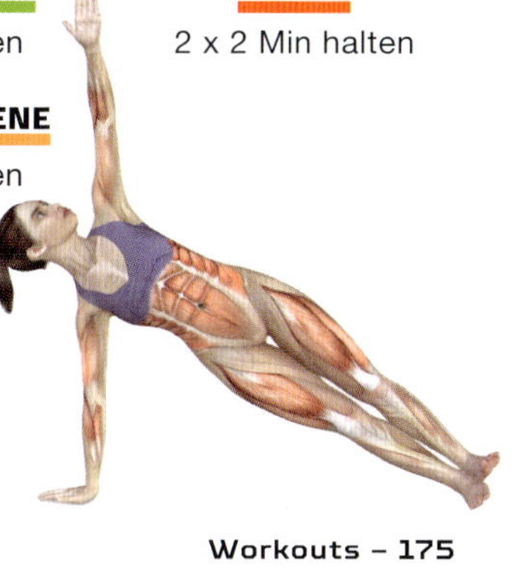

BEINE

AUFWÄRMEN

OBERSCHENKELDEHNUNG (RÜCKSEITE), S. 17

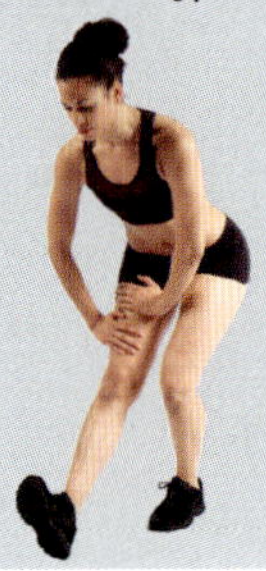

WADENDEHNUNG, S. 19

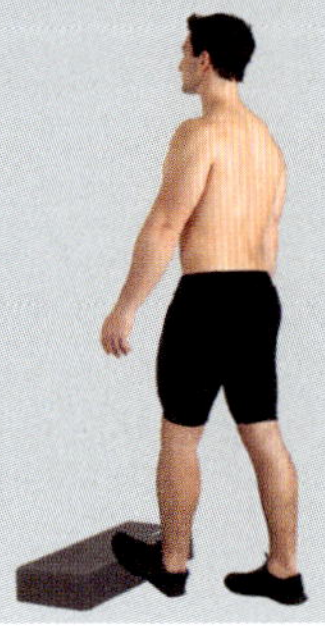

OBERSCHENKELDEHNUNG (VORDERSEITE), S. 22

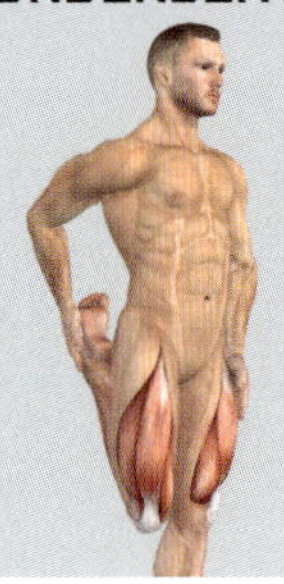

1. BUTT KICK, S. 55

1-MIN-ZIEL

ANFÄNGER:INNEN
60 Sek

FORTGESCHRITTENE
90 Sek

PROFIS
2 Min

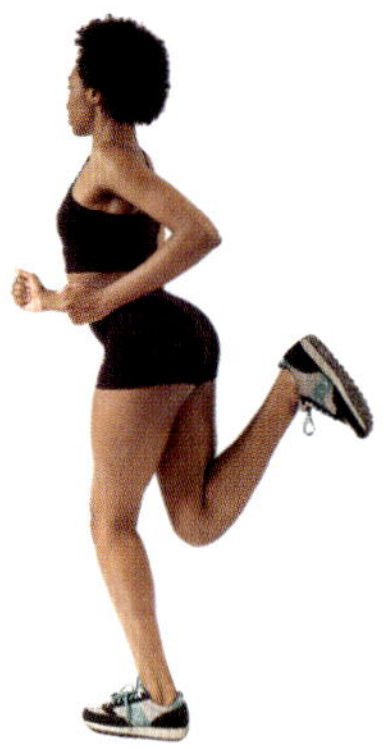

2. BEINSCHLAGEN IN BAUCHLAGE, S. 73

1-MIN-ZIEL

ANFÄNGER:INNEN
4 x 10 Schläge
+ Pause

PROFIS
2 x 30 Schläge

FORTGESCHRITTENE
3 x 20 Schläge

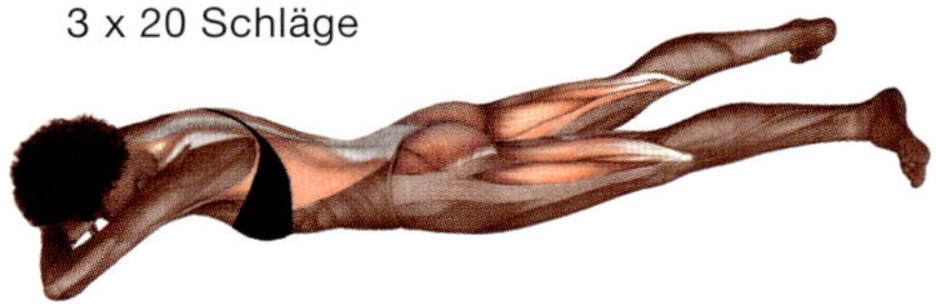

3. SEITLICHER STEP-OVER, S. 57

1-MIN-ZIEL

ANFÄNGER:INNEN
20 x pro Seite

FORTGESCHRITTENE
30 x pro Seite

PROFIS
50 x pro Seite

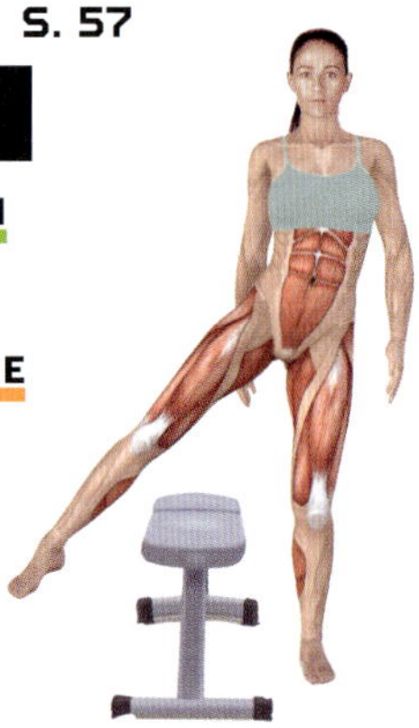

4. EINBEINIGE SCHULTERBRÜCKE, S. 62

1-MIN-ZIEL

ANFÄNGER:INNEN
4 x 10 Sek halten
+ Pause

FORTGESCHRITTENE
3 x 15 Sek halten
+ Pause

PROFIS
2 x 30 Sek halten

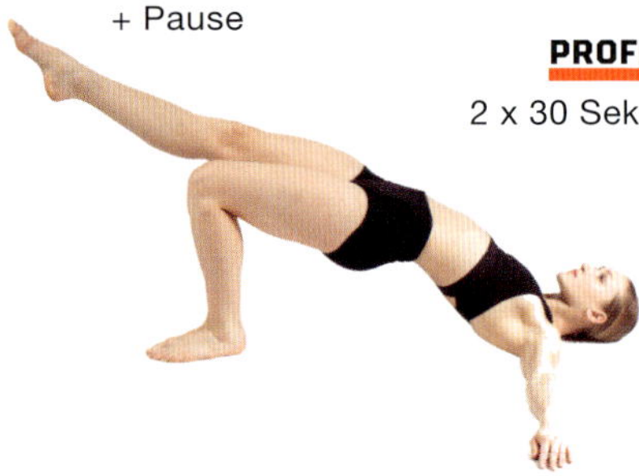

5. HIGH KNEES, S. 56

1-MIN-ZIEL

ANFÄNGER:INNEN
60 Sek

FORTGESCHRITTENE
90 Sek

PROFIS
2 Min

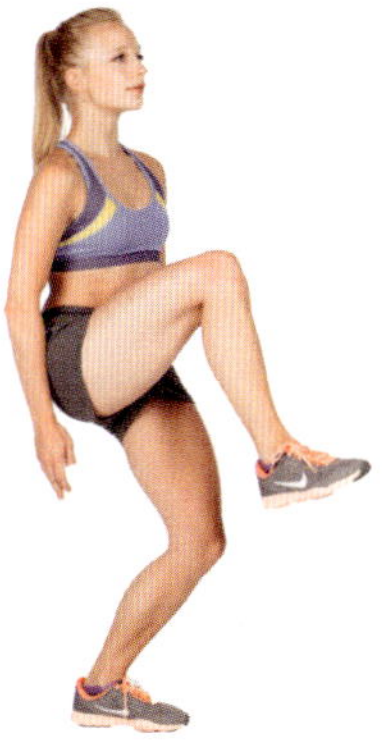

6. LUNGE, S. 47

1-MIN-ZIEL

ANFÄNGER:INNEN
3 x 10 Sek pro Bein

FORTGESCHRITTENE
2 x 15 Sek pro Bein

PROFIS
2 x 30 Sek pro Bein

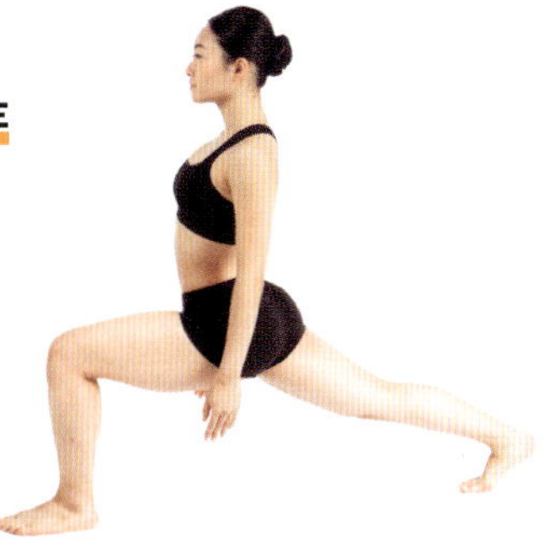

7. REVERSE LUNGE, S. 50

1-MIN-ZIEL

ANFÄNGER:INNEN
3 x 10 Sek pro Bein

FORTGESCHRITTENE
2 x 15 Sek pro Bein

PROFIS
2 x 30 Sek pro Bein

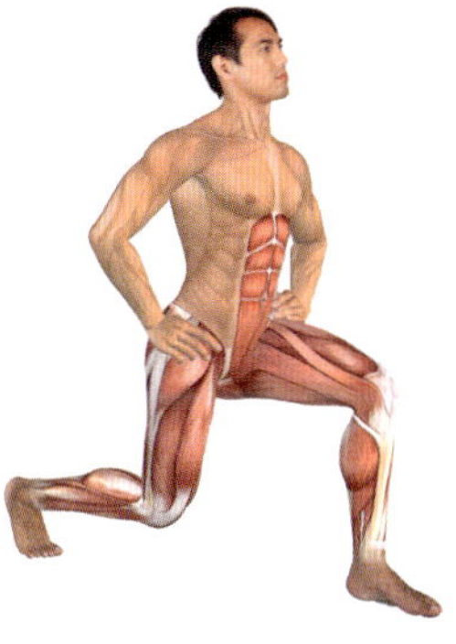

8. STEP-UP, S. 60

1-MIN-ZIEL

ANFÄNGER:INNEN
15 x pro Seite

FORTGESCHRITTENE
20 x pro Seite

PROFIS
30 x pro Seite

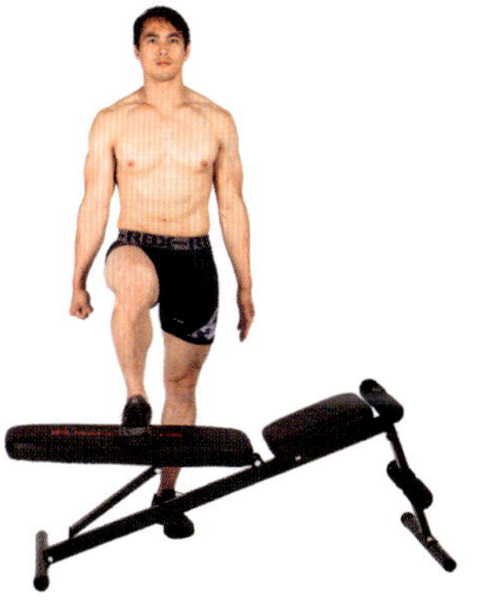

9. VORBEUGE IM STEHEN, S. 54

1-MIN-ZIEL

ANFÄNGER:INNEN
8 x 5 Sek + Pause

FORTGESCHRITTENE
8 x 10 Sek

PROFIS
15 x 10 Sek

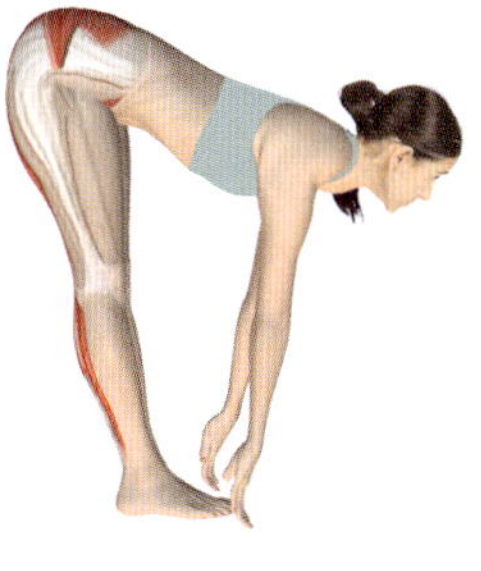

10. SQUAT MIT GESTRECKTEN ARMEN, S. 71

1-MIN-ZIEL

ANFÄNGER:INNEN
4 x 10 Sek halten
+ Pause

FORTGESCHRITTENE
4 x 15 Sek halten

PROFIS
3 x 30 Sek halten

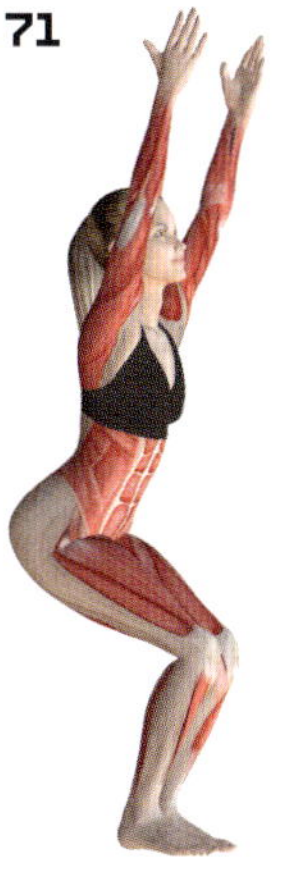

BRUST

AUFWÄRMEN

BIZEPS- UND BRUST-MUSKELDEHNUNG, S. 39

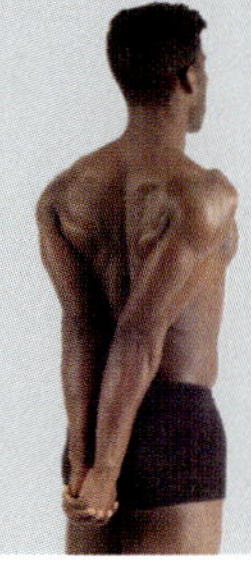

KOBRA, S. 27

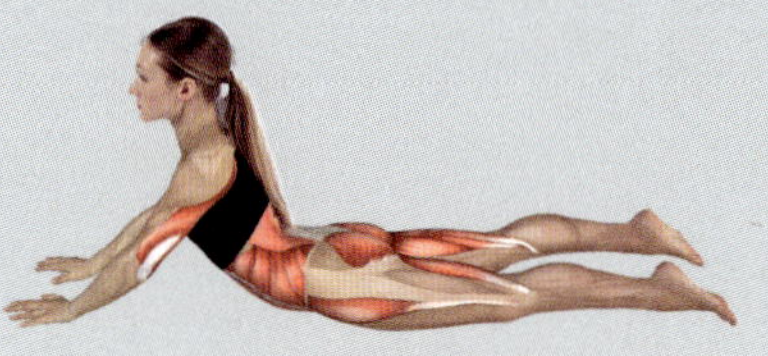

BRUSTDEHNUNG AN DER WAND, S. 40

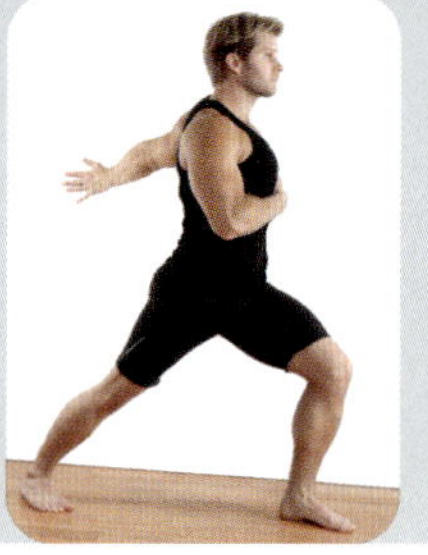

1. PUSH-UP, S. 114

1-MIN-ZIEL

ANFÄNGER:INNEN
2 Sets à 8 x

FORTGESCHRITTENE
2 Sets à 16 x

PROFIS
40 x

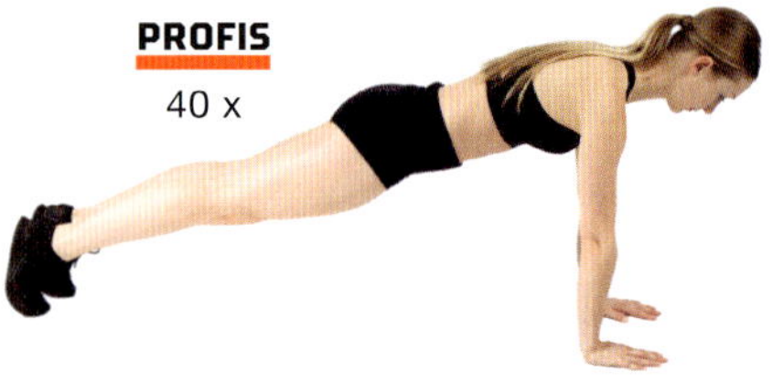

2. FISCH, S. 115

1-MIN-ZIEL

ANFÄNGER:INNEN
4 x 15 Sek halten

FORTGESCHRITTENE
4 x 30 Sek halten

PROFIS
6 x 30 Sek halten

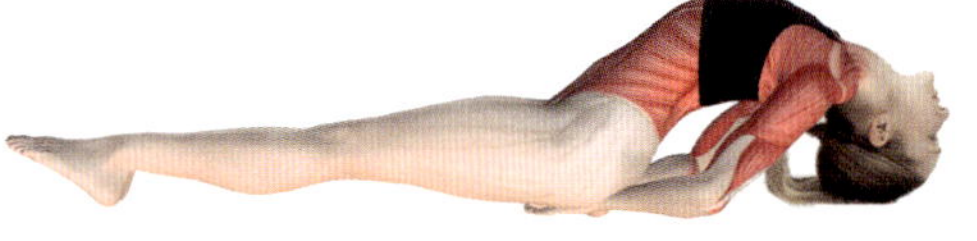

3. BOGEN, S. 118–119

1-MIN-ZIEL

ANFÄNGER:INNEN
4 x 10 Sek halten
+ Pause

FORTGESCHRITTENE
3 x 15 Sek halten
+ Pause

PROFIS
2 x 30 Sek halten

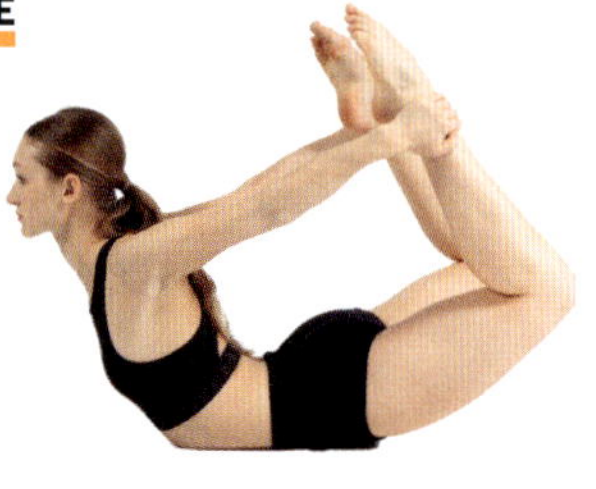

4. SÄGE, S. 34–35

1-MIN-ZIEL

ANFÄNGER:INNEN
3 x 10 Sek pro Seite

FORTGESCHRITTENE
2 x 15 Sek pro Seite

PROFIS
2 x 30 Sek pro Seite

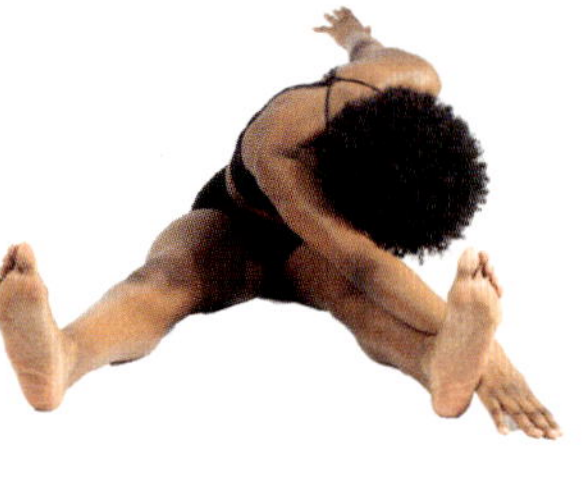

5. GLEITENDER PUSH-UP, S. 123

1-MIN-ZIEL

ANFÄNGER:INNEN
3 Sets à 8 x

FORTGESCHRITTENE
5 Sets à 8 x

PROFIS
10 Sets à 8 x

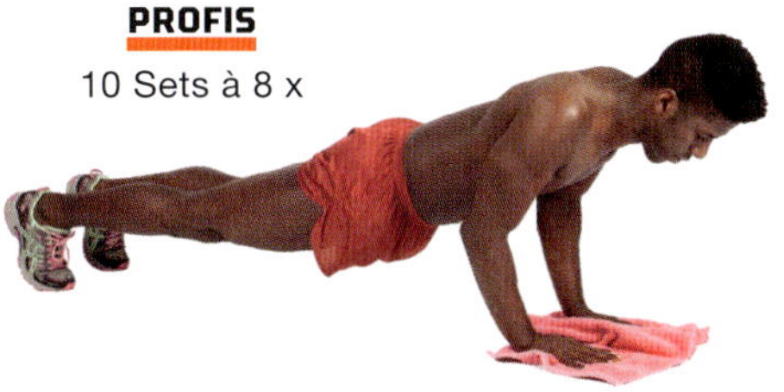

6. PLANK TO PUSH-UP, S. 124

1-MIN-ZIEL

ANFÄNGER:INNEN
8 x

FORTGESCHRITTENE
12 x

PROFIS
20 x

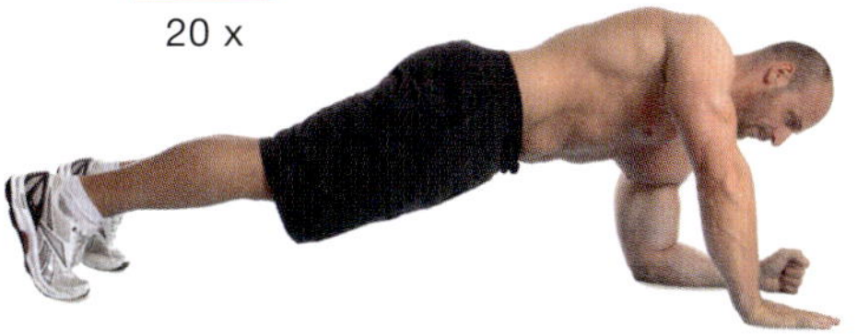

7. CRUNCH AUF DEM STUHL, S. 95

1-MIN-ZIEL

ANFÄNGER:INNEN
15 x

FORTGESCHRITTENE
20 x

PROFIS
40 x

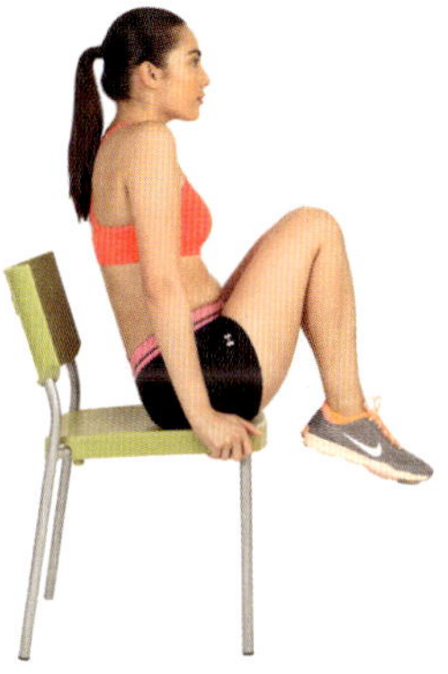

8. PLANK, S. 148

1-MIN-ZIEL

ANFÄNGER:INNEN
3 x 15 Sek halten

PROFIS
2 x 2 Min halten

FORTGESCHRITTENE
4 x 20 Sek halten

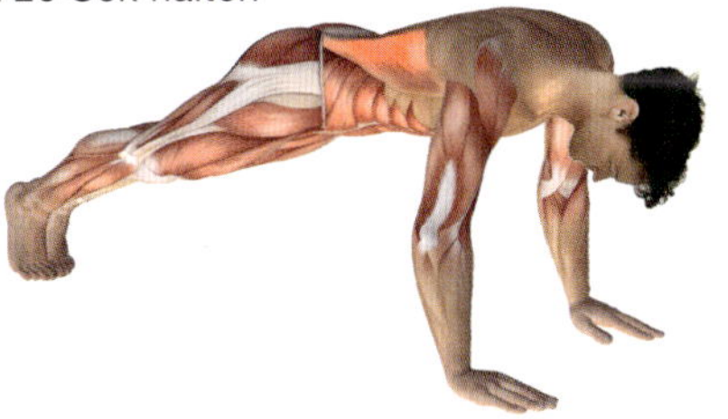

9. UNTERARMSTÜTZ MIT ARMHEBEN, S. 150

1-MIN-ZIEL

ANFÄNGER:INNEN
3 x 15 Sek halten

PROFIS
2 x 2 Min halten

FORTGESCHRITTENE
4 x 20 Sek halten

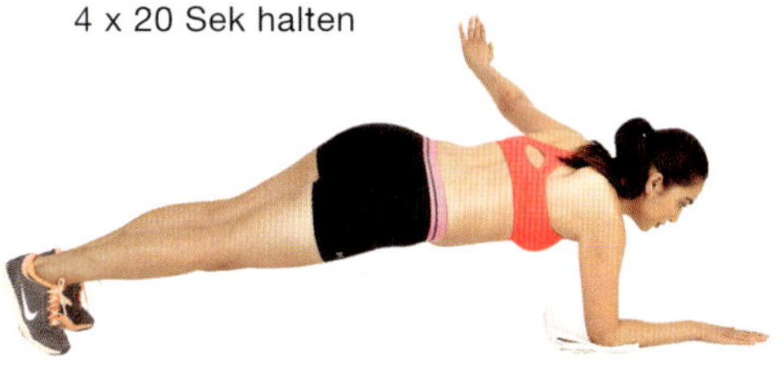

10. TRIZEPS-PUSH-UP, S. 116–117

1-MIN-ZIEL

PROFIS
40 x

ANFÄNGER:INNEN
2 Sets à 8 x

FORTGESCHRITTENE
2 Sets à 16 x

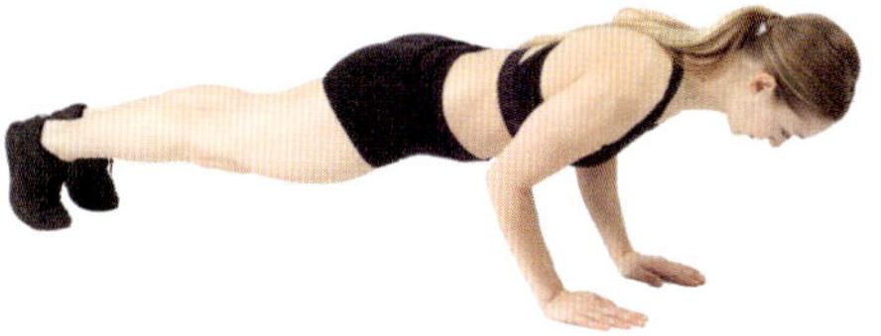

ARME

AUFWÄRMEN

GOOD-MORNING-STRETCH, S. 16

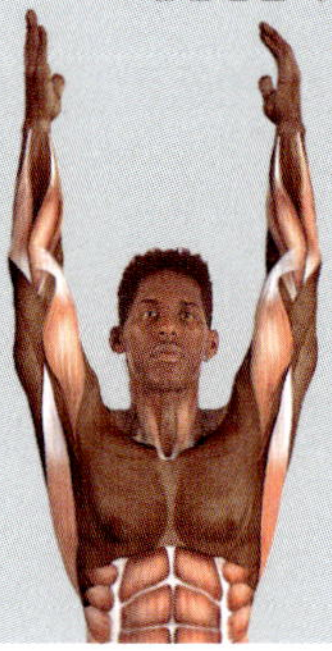

SCHULTERN HEBEN, S. 26

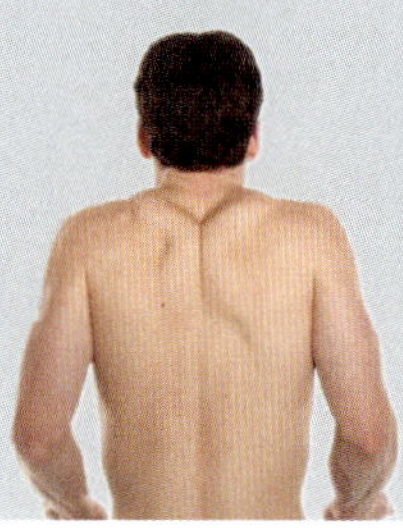

TRIZEPSDEHNUNG, S. 38

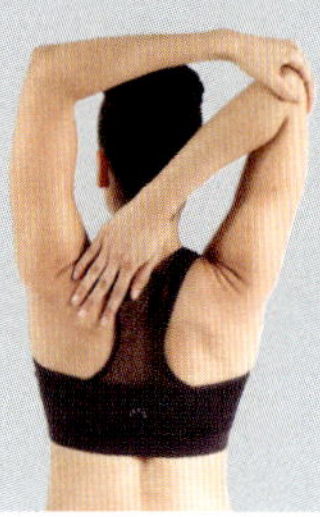

1. BENCH-DIP, S. 128

1-MIN-ZIEL

ANFÄNGER:INNEN
2 Sets à 8 x

FORTGESCHRITTENE
2 Sets à 15 x

PROFIS
30 x

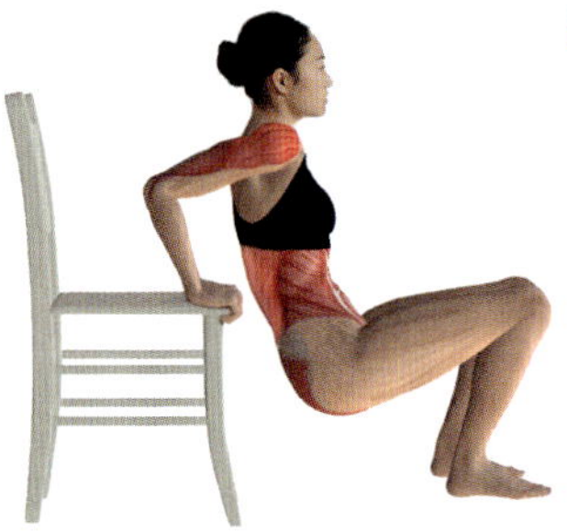

2. TRIZEPS-DIP, S. 129

1-MIN-ZIEL

ANFÄNGER:INNEN
2 Sets à 8 x

FORTGESCHRITTENE
2 Sets à 15 x

PROFIS
30 x

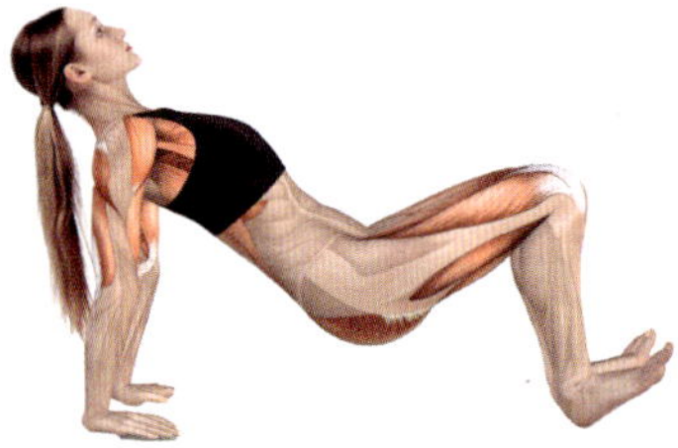

3. HIGH PLANK, S. 130

1-MIN-ZIEL

ANFÄNGER:INNEN
2 x 25 Sek halten

FORTGESCHRITTENE
2 x 60 Sek halten

PROFIS
3 Min halten

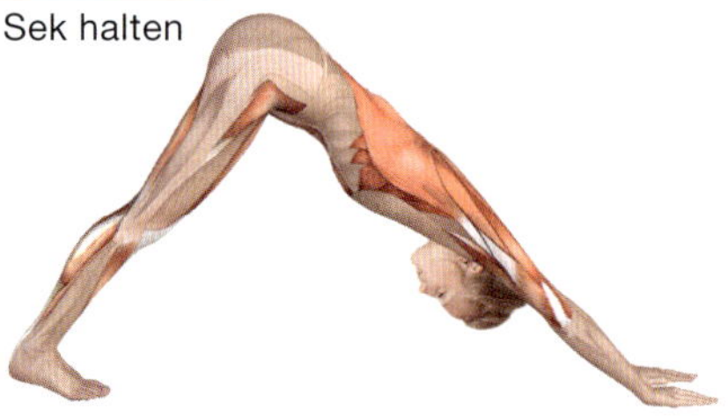

4. POWER-PUNCH, S. 131

1-MIN-ZIEL

ANFÄNGER:INNEN
30 Sek pro Seite

FORTGESCHRITTENE
60 Sek pro Seite

PROFIS
2 Min pro Seite

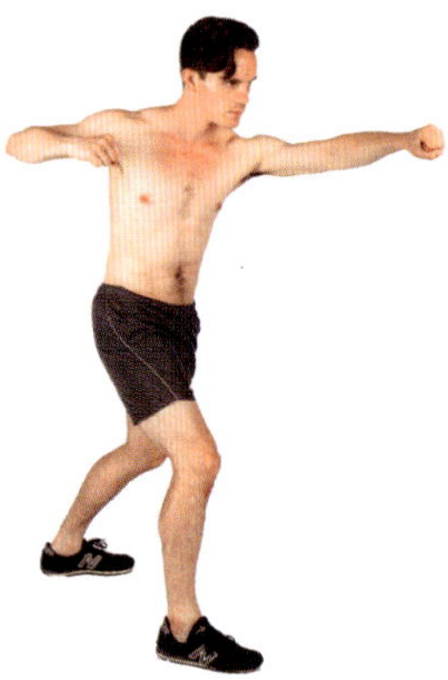

5. HANDLAUF, S. 132–133

1-MIN-ZIEL

ANFÄNGER:INNEN

2 x

FORTGESCHRITTENE

4 x

PROFIS

8 x

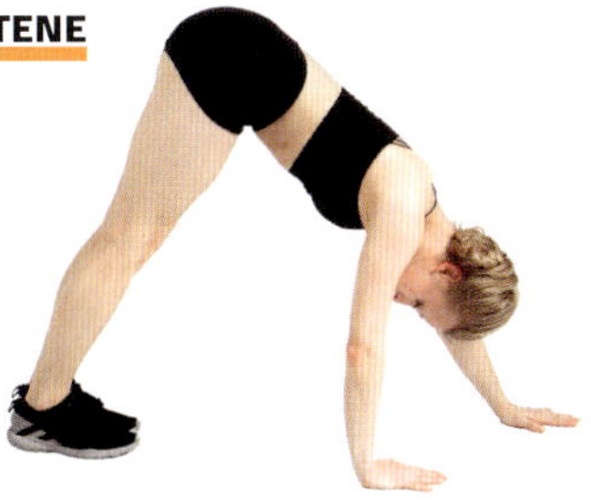

6. LIFTING-UP, S. 134

1-MIN-ZIEL

ANFÄNGER:INNEN

4 x 5 Sek halten

FORTGESCHRITTENE

4 x 10 Sek halten

PROFIS

4 x 20 Sek halten

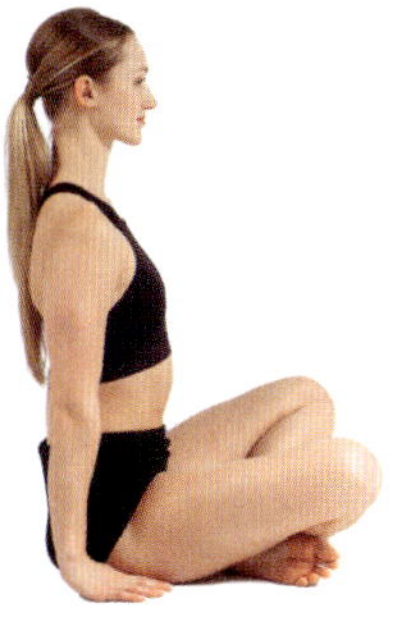

7. HINAUFSCHAUENDER HUND, S. 135

1-MIN-ZIEL

ANFÄNGER:INNEN

2 x 25 Sek halten

FORTGESCHRITTENE

2 x 60 Sek halten

PROFIS

3 Min halten

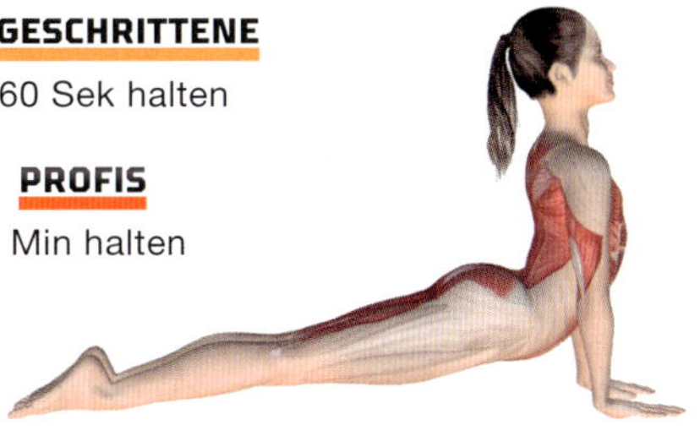

8. HERABSCHAUENDER HUND, S. 138

1-MIN-ZIEL

ANFÄNGER:INNEN

2 x 25 Sek halten

FORTGESCHRITTENE

2 x 60 Sek halten

PROFIS

3 Min halten

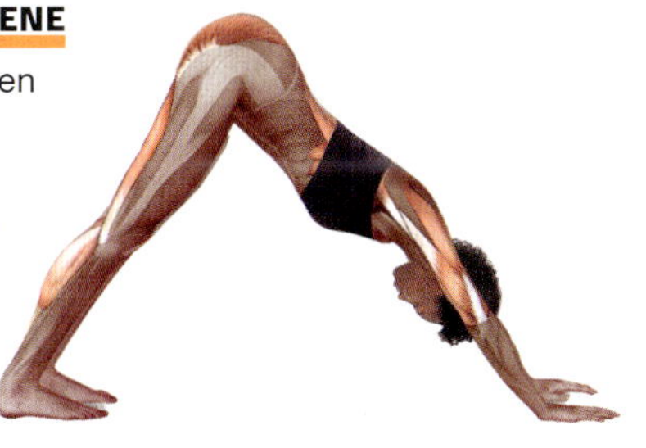

9. KRÄHE, S. 136–137

1-MIN-ZIEL

ANFÄNGER:INNEN

1 x 5 Sek halten

FORTGESCHRITTENE

2 x 10 Sek halten

PROFIS

2 x 20 Sek halten

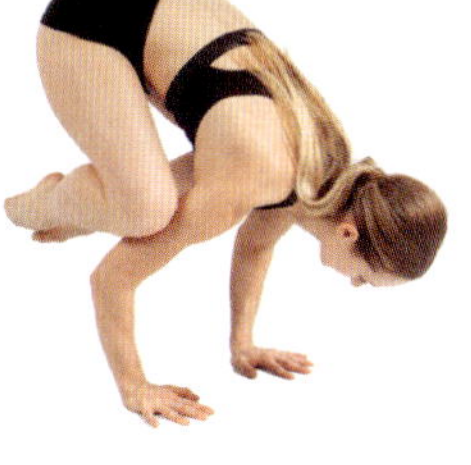

10. HEUSCHRECKE, S. 139

1-MIN-ZIEL

ANFÄNGER:INNEN

4 x 5 Sek halten

FORTGESCHRITTENE

4 x 10 Sek halten

PROFIS

4 x 20 Sek halten

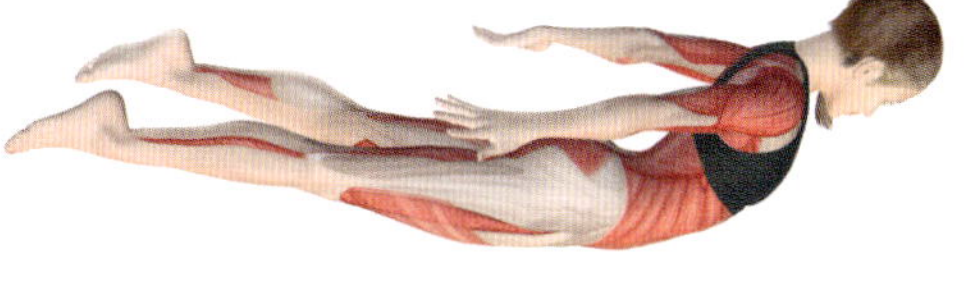

RÜCKEN

AUFWÄRMEN

DOUBLE-LEG STRETCH, S. 36–37

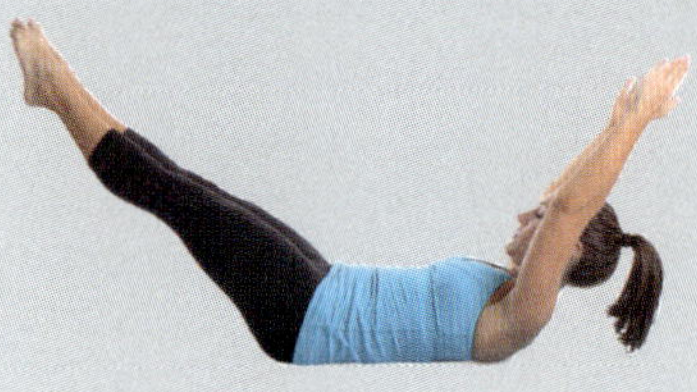

NACKENDEHNUNG, S. 31

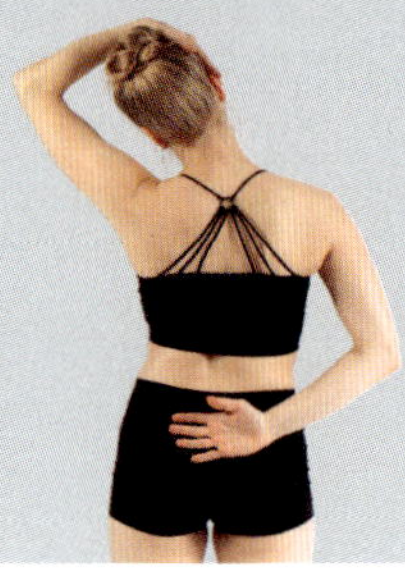

VORBEUGE IM SITZEN, S. 20

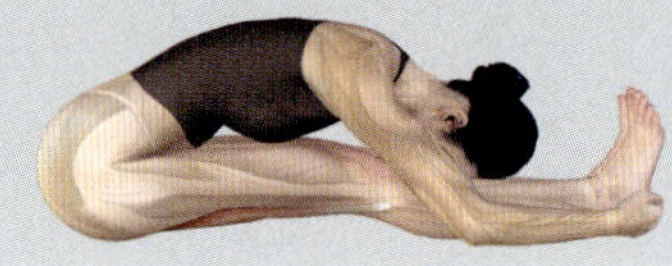

1. DIAGONALES ARM-BEIN-STRECKEN, S. 98

1-MIN-ZIEL

ANFÄNGER:INNEN
4 x 10 Sek halten
+ Pause

FORTGESCHRITTENE
3 x 15 Sek halten
+ Pause

PROFIS
2 x 30 Sek halten

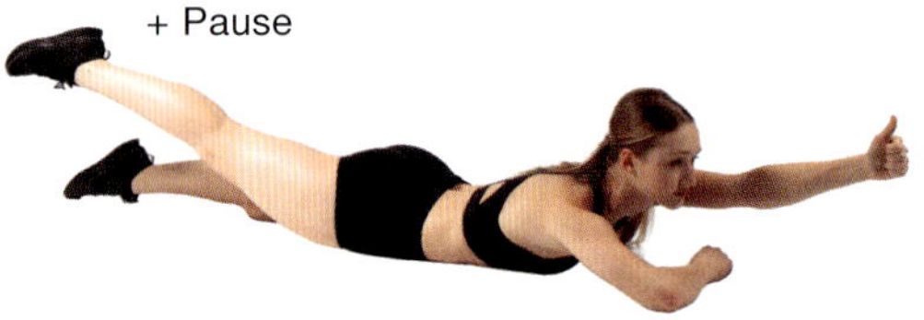

2. STUHL-TWIST, S. 106

1-MIN-ZIEL

ANFÄNGER:INNEN
4 x 15 Sek halten

FORTGESCHRITTENE
4 x 30 Sek halten

PROFIS
6 x 30 Sek halten

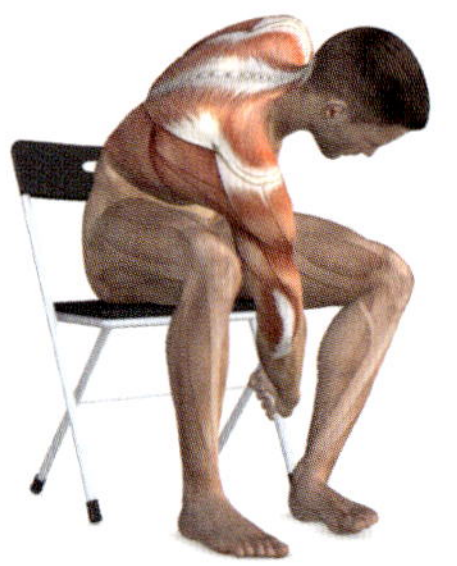

3. BRUSTSCHWIMMEN, S. 107

1-MIN-ZIEL

ANFÄNGER:INNEN
20 x

FORTGESCHRITTENE
30 x

PROFIS
40 x

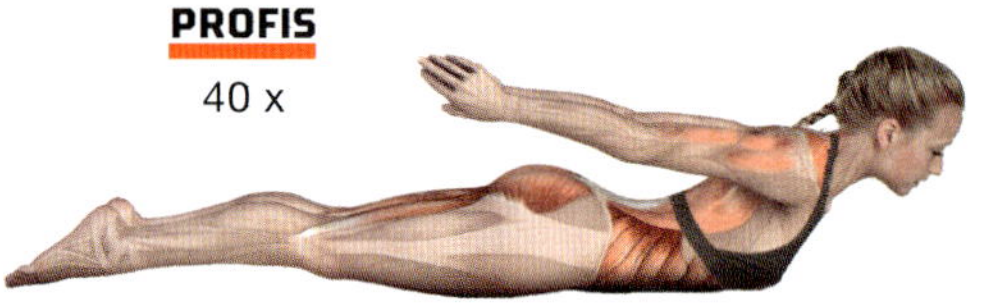

4. PADDELN IN BAUCHLAGE, S. 100–101

1-MIN-ZIEL

ANFÄNGER:INNEN
4 Sets mit 10 Sek
+ Pause

FORTGESCHRITTENE
3 Sets mit 15 Sek
+ Pause

PROFIS
2 Sets mit 30 Sek

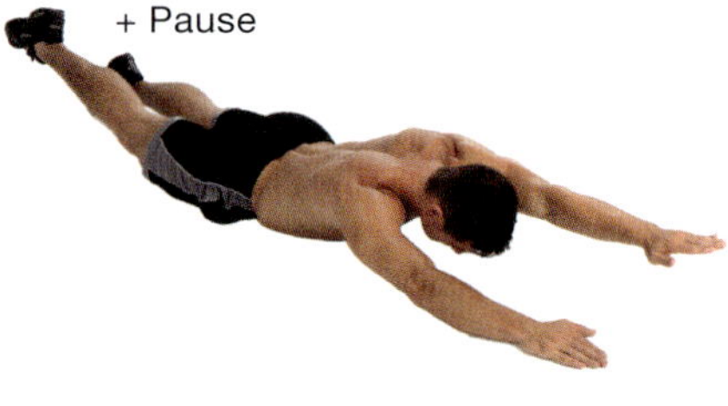

5. ALLIGATOR, S. 144

1-MIN-ZIEL

ANFÄNGER:INNEN
1 Min

FORTGESCHRITTENE
2 Min

PROFIS
3 Min

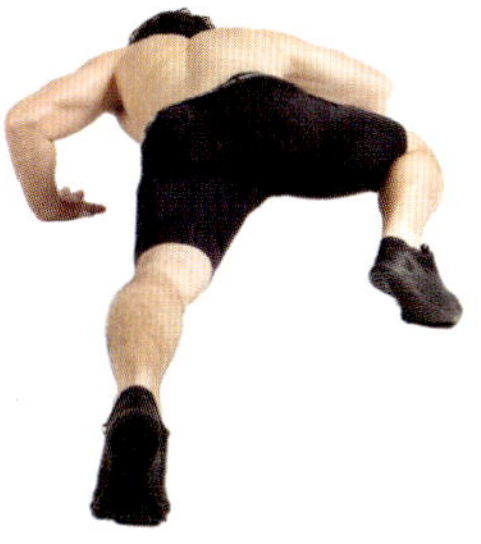

6. BACK BURNER, S. 108

1-MIN-ZIEL

ANFÄNGER:INNEN
5 x 10 Sek

FORTGESCHRITTENE
5 x 15 Sek

PROFIS
6 x 20 Sek

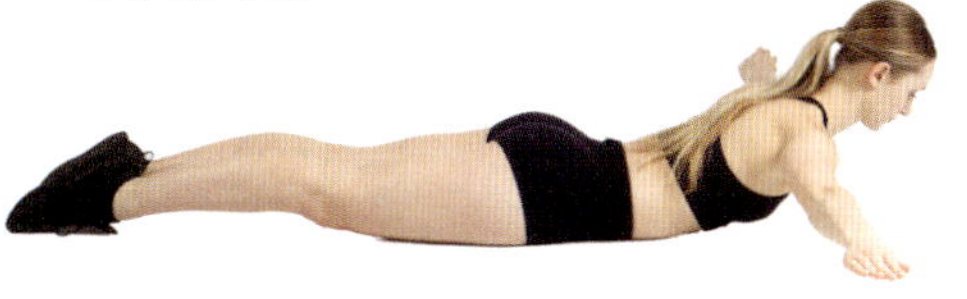

7. TWIST MIT GESTRECKTEN ARMEN, S. 109

1-MIN-ZIEL

ANFÄNGER:INNEN
15 x pro Seite

FORTGESCHRITTENE
20 x pro Seite

PROFIS
30 x pro Seite

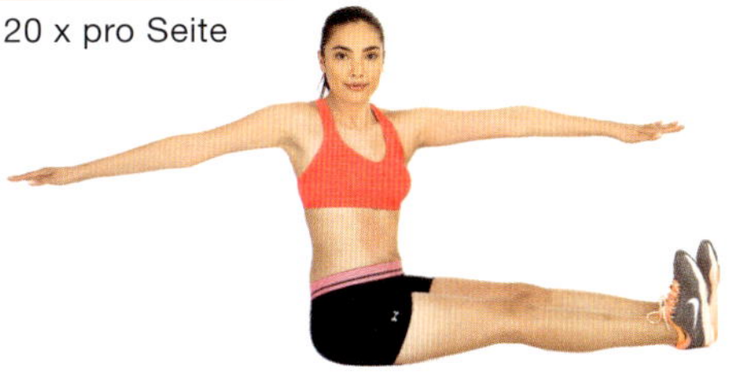

8. TWIST MIT ANGEWINKELTEN BEINEN, S. 99

1-MIN-ZIEL

ANFÄNGER:INNEN
4 x 15 Sek halten

FORTGESCHRITTENE
4 x 30 Sek halten

PROFIS
6 x 30 Sek halten

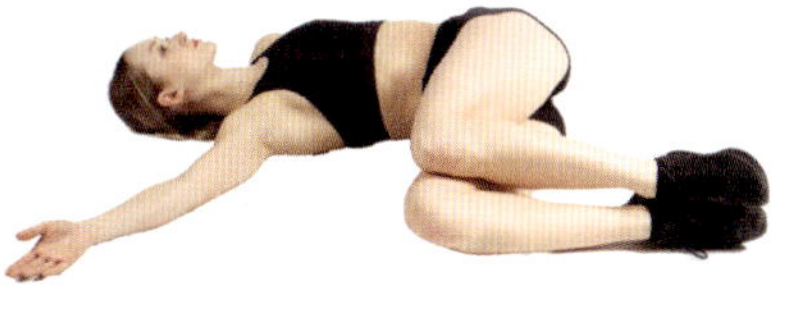

9. SEITBEUGE, S. 111

1-MIN-ZIEL

ANFÄNGER:INNEN
15 x pro Seite

FORTGESCHRITTENE
20 x pro Seite

PROFIS
30 x pro Seite

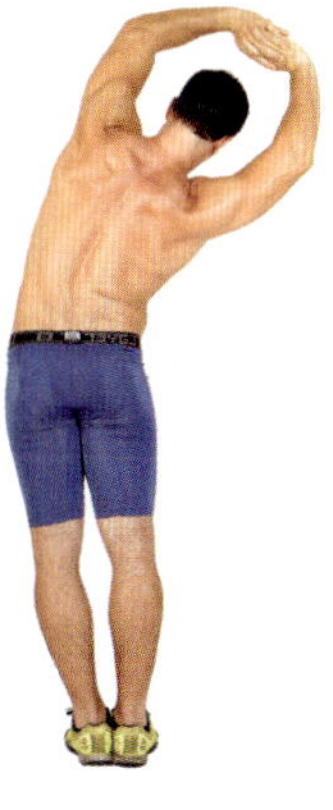

10. SCHULTERBRÜCKE, S. 61

1-MIN-ZIEL

ANFÄNGER:INNEN
4 x 10 Sek halten
+ Pause

FORTGESCHRITTENE
3 x 15 Sek halten
+ Pause

PROFIS
2 x 30 Sek halten

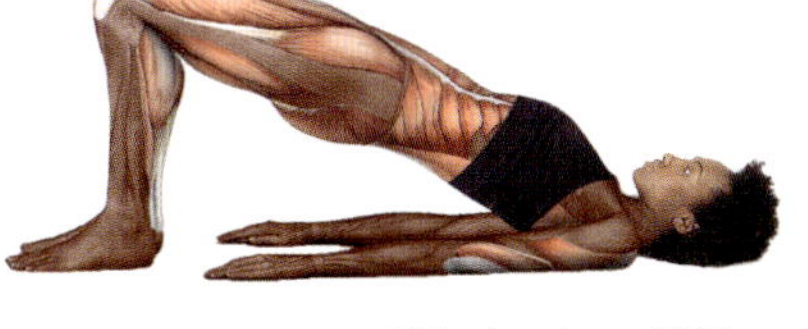

KÖRPERKRAFT

AUFWÄRMEN

GOOD-MORNING-STRETCH, S. 16

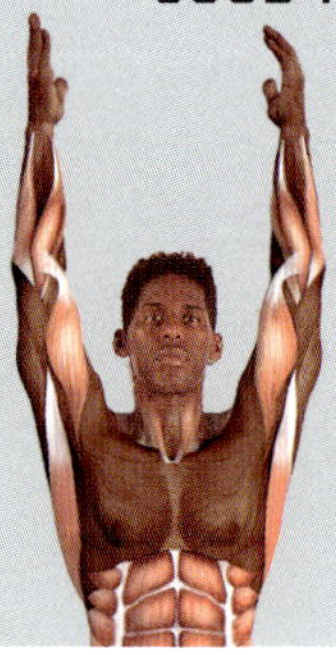

GESTRECKTES DREIECK, S. 28–29

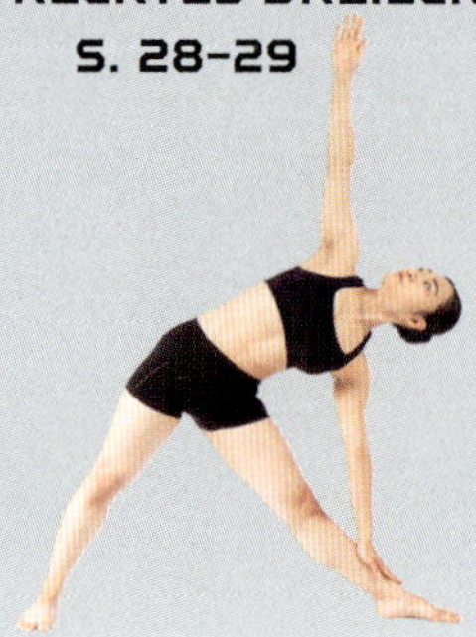

PIRIFORMIS-DEHNUNG, S. 41

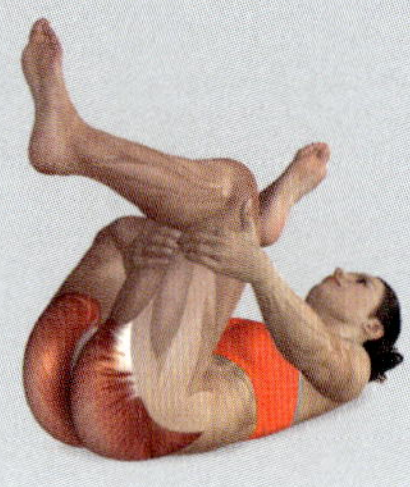

1. DEEP LUNGE, S. 48

1-MIN-ZIEL

ANFÄNGER:INNEN
3 x 10 Sek pro Bein

PROFIS
2 x 30 Sek pro Bein

FORTGESCHRITTENE
2 x 15 Sek pro Bein

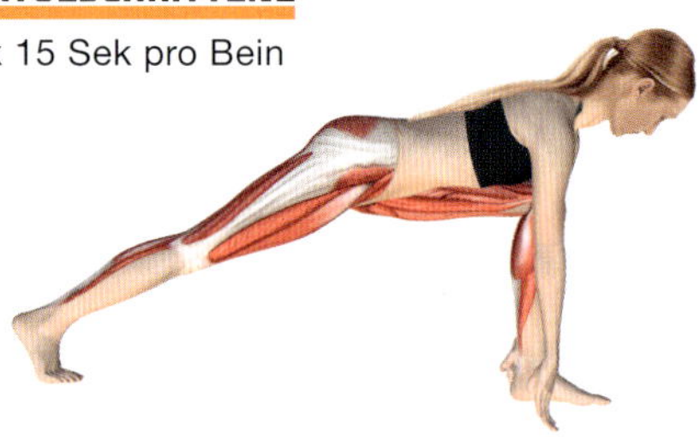

2. RUDERN AUF DEM BALL, S. 92–93

1-MIN-ZIEL

ANFÄNGER:INNEN
30 x

PROFIS
60 x

FORTGESCHRITTENE
40 x

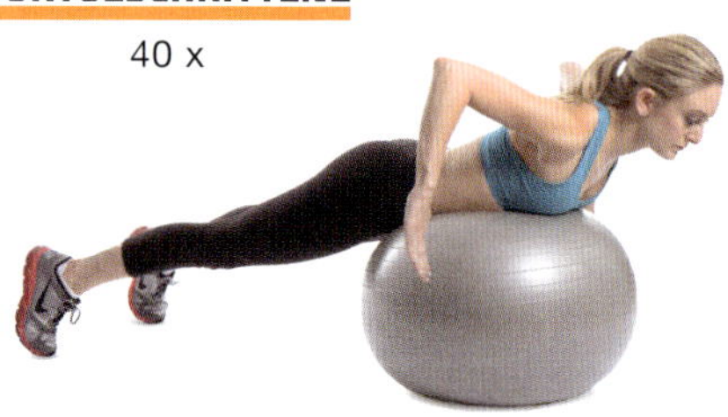

3. WANDERN AUF DEM BALL, S. 122

1-MIN-ZIEL

ANFÄNGER:INNEN
3 Sets

FORTGESCHRITTENE
5 Sets

PROFIS
10 Sets

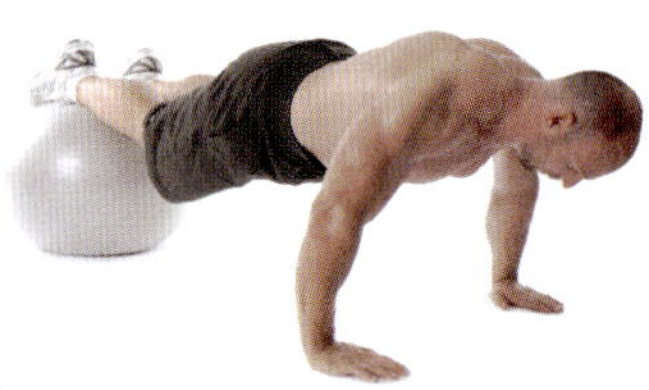

4. DYNAMISCHER PUSH-UP MIT BALL, S. 125

1-MIN-ZIEL

ANFÄNGER:INNEN
8 x

FORTGESCHRITTENE
12 x

PROFIS
20 x

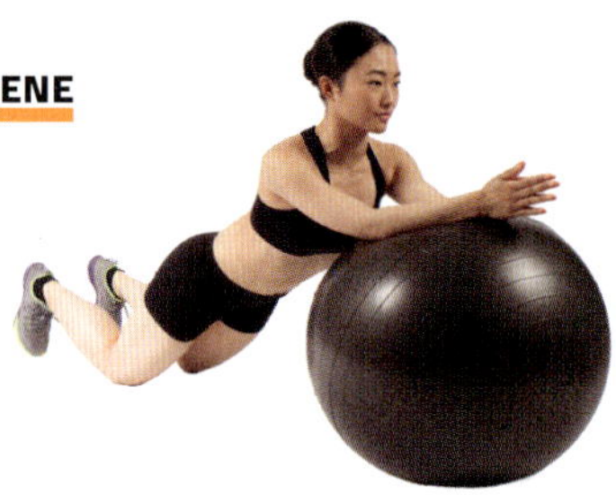

5. PLANK MIT BALL, S. 155

1-MIN-ZIEL

ANFÄNGER:INNEN
3 x 15 Sek halten

FORTGESCHRITTENE
4 x 20 Sek halten

PROFIS
2 x 2 Min halten

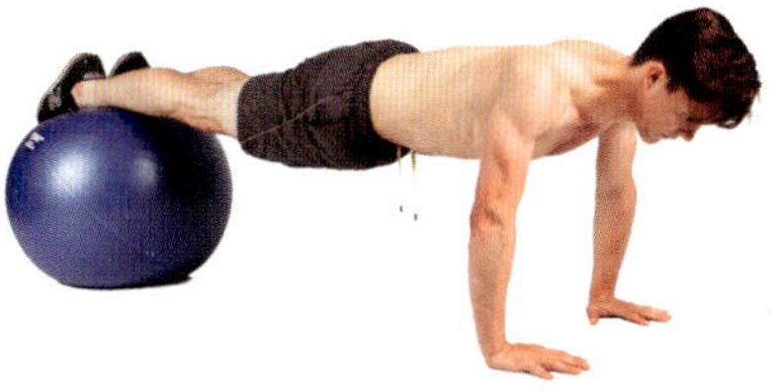

6. SKATER-LUNGE, S. 53

1-MIN-ZIEL

ANFÄNGER:INNEN
6 x 5 Sek pro Bein

FORTGESCHRITTENE
10 x 5 Sek pro Bein

PROFIS
20 x 5 Sek pro Bein

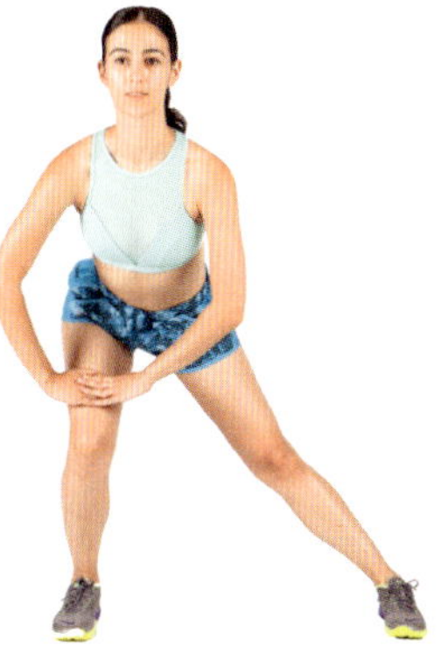

7. SUMO-SQUAT, S. 45

1-MIN-ZIEL

ANFÄNGER:INNEN
4 x 10 Sek halten
+ Pause

FORTGESCHRITTENE
4 x 15 Sek halten

PROFIS
3 x 30 Sek halten

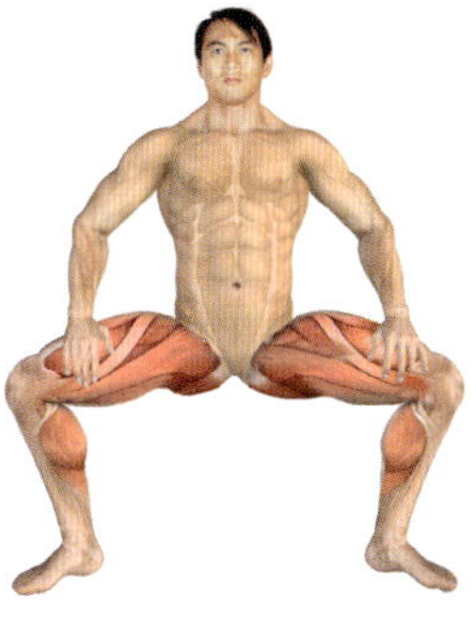

8. WALKING LUNGE, S. 49

1-MIN-ZIEL

ANFÄNGER:INNEN
6 x pro Bein

FORTGESCHRITTENE
10 x pro Bein

PROFIS
20 x pro Bein

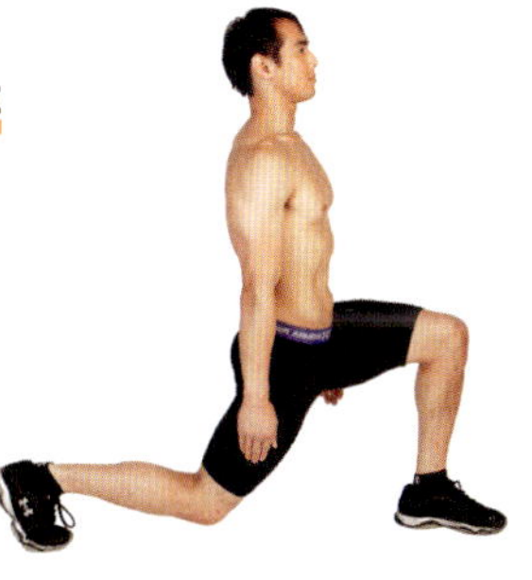

9. GRÄTSCHE IM STEHEN MIT VORBEUGE, S. 68–69

1-MIN-ZIEL

ANFÄNGER:INNEN
2 x 20 Sek halten
+ Pause

FORTGESCHRITTENE
3 x 15 Sek halten
+ Pause

PROFIS
2 x 30 Sek halten

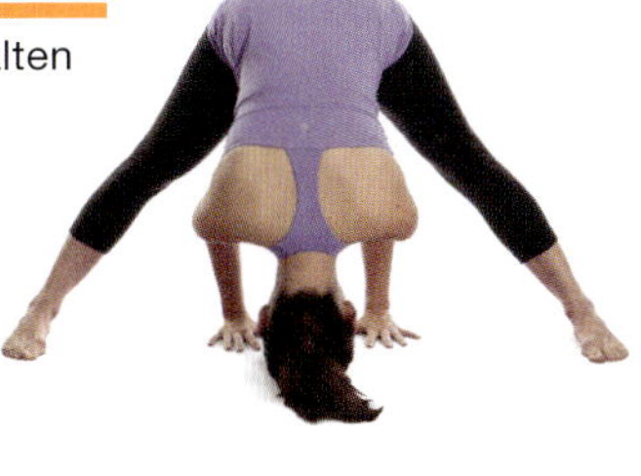

10. SPLIT-SQUAT MIT ARMSTRECKEN, S. 46

1-MIN-ZIEL

ANFÄNGER:INNEN
4 x 10 Sek halten
+ Pause

FORTGESCHRITTENE
4 x 15 Sek halten

PROFIS
3 x 30 Sek halten

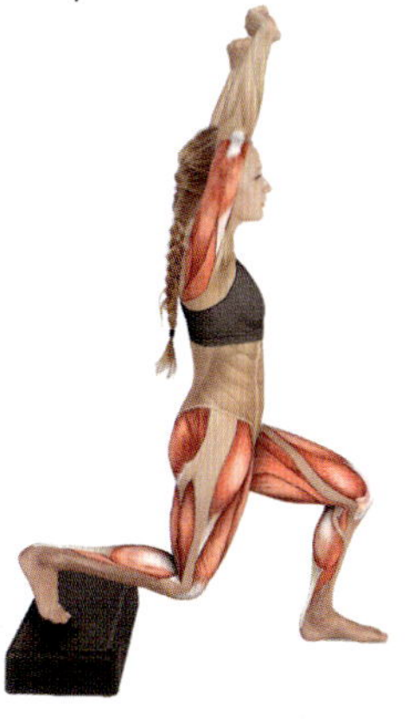

GESAMTER KÖRPER

AUFWÄRMEN

WADENDEHNUNG, S. 19

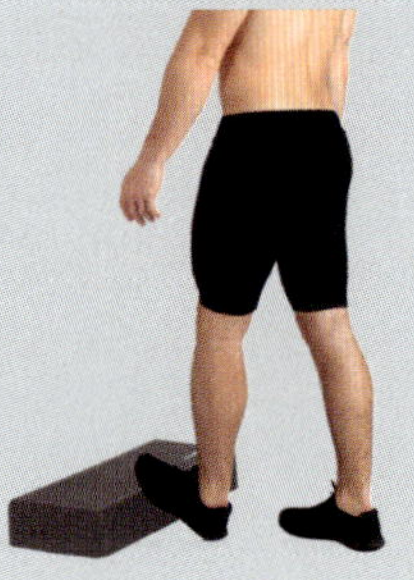

WECHSELSEITIGES BEINSTRECKEN, S. 25

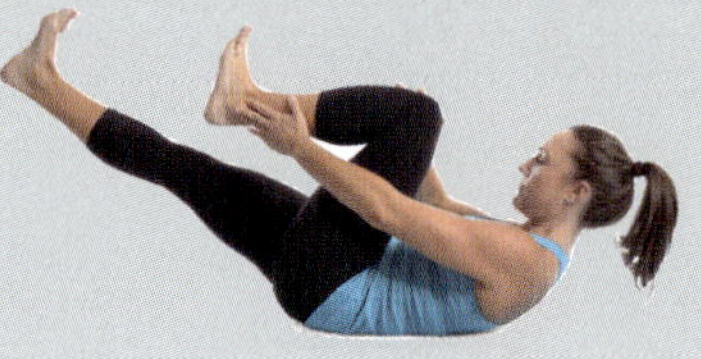

SÄGE, S. 34–35

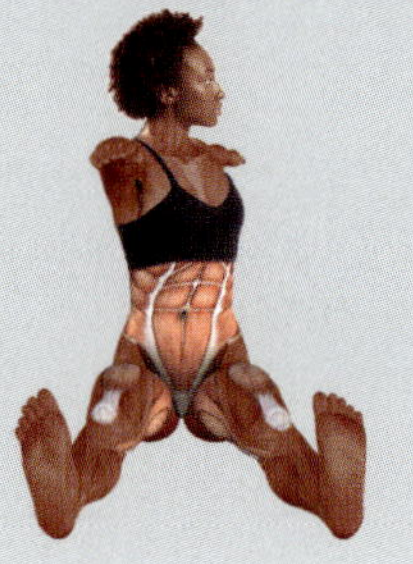

1. STAR JUMP, S. 142

1-MIN-ZIEL

ANFÄNGER:INNEN
4 Sets à 10 Sprünge

FORTGESCHRITTENE
4 Sets à 15 Sprünge

PROFIS
4 Sets à 25 Sprünge

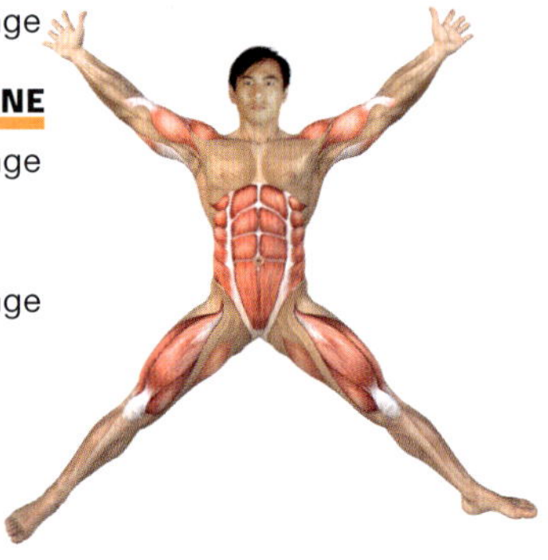

2. GESTRECKTER PUSH-UP, S. 145

1-MIN-ZIEL

ANFÄNGER:INNEN
3 Sets à 4 x

FORTGESCHRITTENE
3 Sets à 10 x

PROFIS
30 x

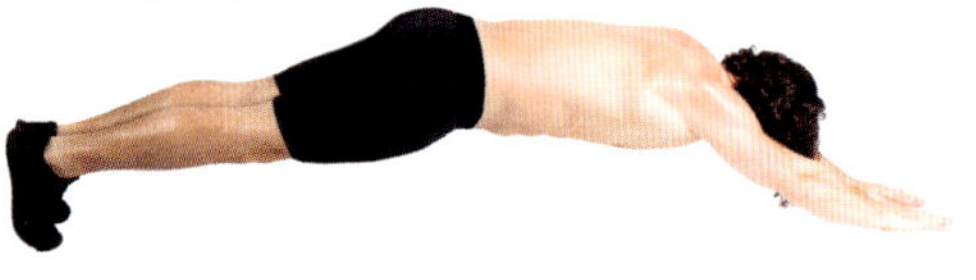

3. DELFIN, S. 51

1-MIN-ZIEL

ANFÄNGER:INNEN
3 x 10 Sek halten + Pause

FORTGESCHRITTENE
3 x 15 Sek halten + Pause

PROFIS
2 x 30 Sek halten

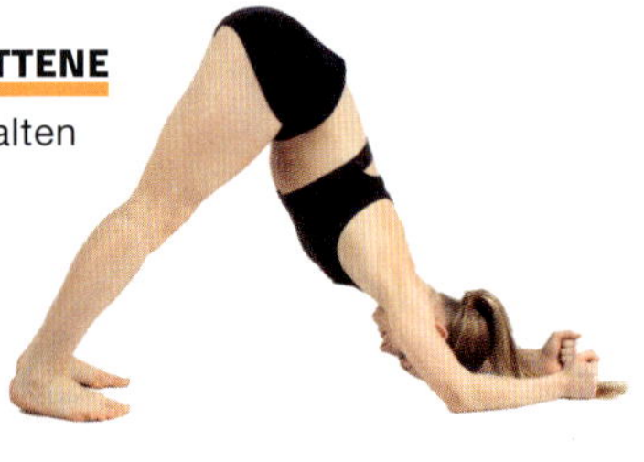

4. EINARMIGER UNTERARMSTÜTZ, S. 158

1-MIN-ZIEL

ANFÄNGER:INNEN
3 x 15 Sek halten

FORTGESCHRITTENE
4 x 20 Sek halten

PROFIS
2 x 2 Min halten

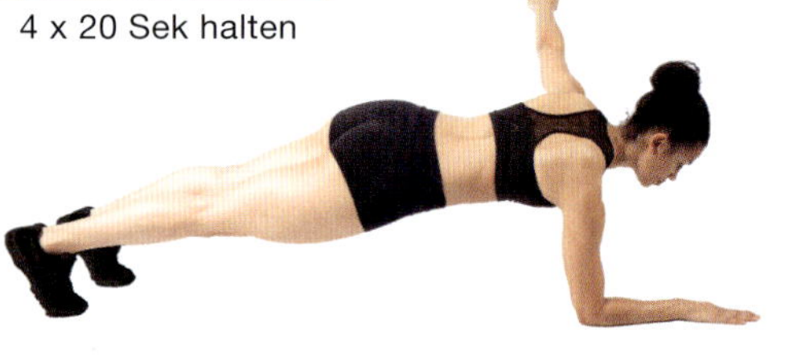

5. FROSCH, S. 59

1-MIN-ZIEL

ANFÄNGER:INNEN

4 x 10 Sek halten + Pause

FORTGESCHRITTENE

3 x 15 Sek halten + Pause

PROFIS

2 x 30 Sek

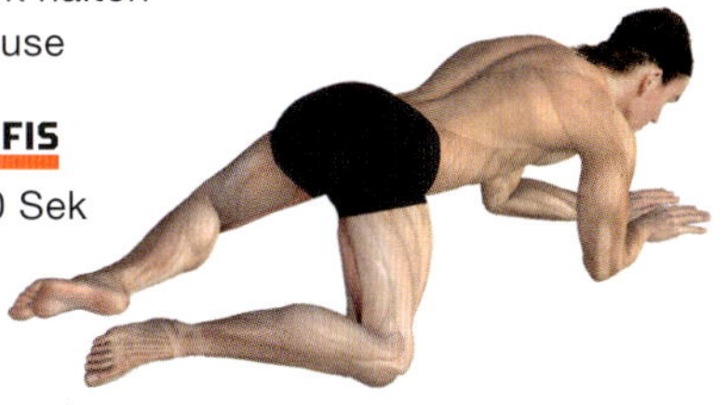

6. REVERSE LUNGE MIT SEITLICHER ARMSTRECKUNG, S. 52

1-MIN-ZIEL

ANFÄNGER:INNEN

3 x 10 Sek pro Bein

FORTGESCHRITTENE

2 x 15 Sek pro Bein

PROFIS

2 x 30 Sek pro Bein

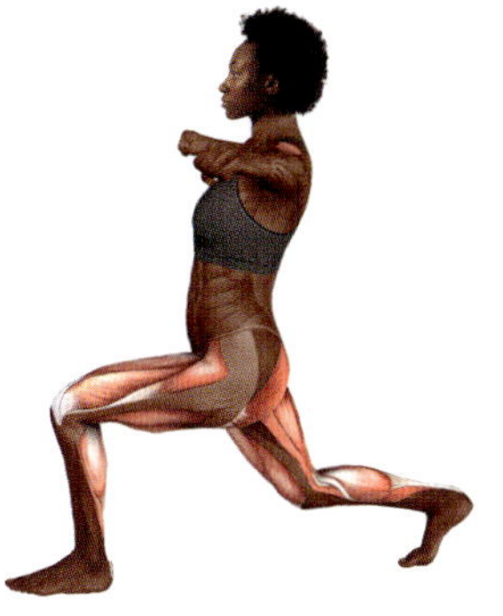

7. CHATURANGA-PLANK, S. 154

1-MIN-ZIEL

ANFÄNGER:INNEN

3 x 15 Sek halten

PROFIS

2 x 2 Min halten

FORTGESCHRITTENE

4 x 20 Sek halten

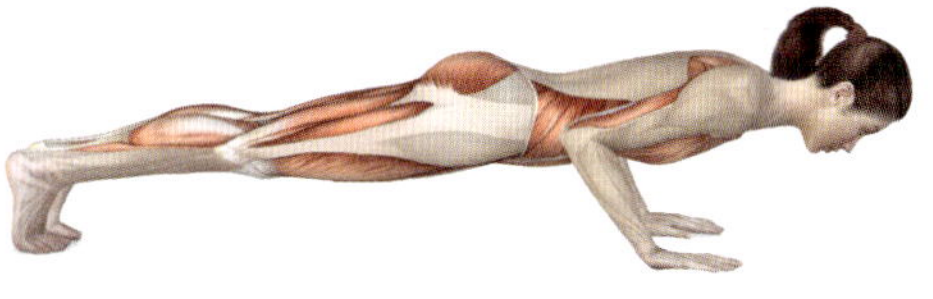

8. SCHULTERBRÜCKE IN BEWEGUNG, S. 162

1-MIN-ZIEL

ANFÄNGER:INNEN

3 x 15 Sek halten

PROFIS

2 x 2 Min halten

FORTGESCHRITTENE

4 x 20 Sek halten

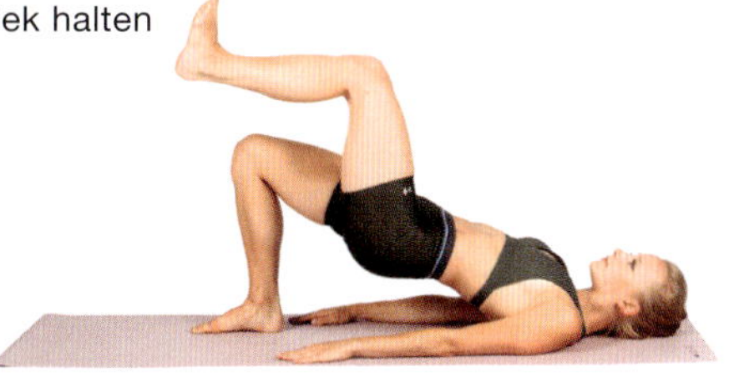

9. TURKISH GET-UP, S. 146

1-MIN-ZIEL

ANFÄNGER:INNEN

3 x

FORTGESCHRITTENE

5 x

PROFIS

10 x

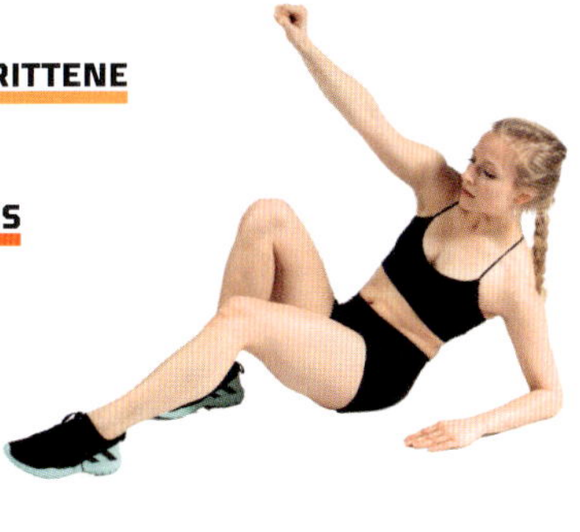

10. BURPEE, S. 164–165

1-MIN-ZIEL

ANFÄNGER:INNEN

4 x

FORTGESCHRITTENE

8 x

PROFIS

15 x

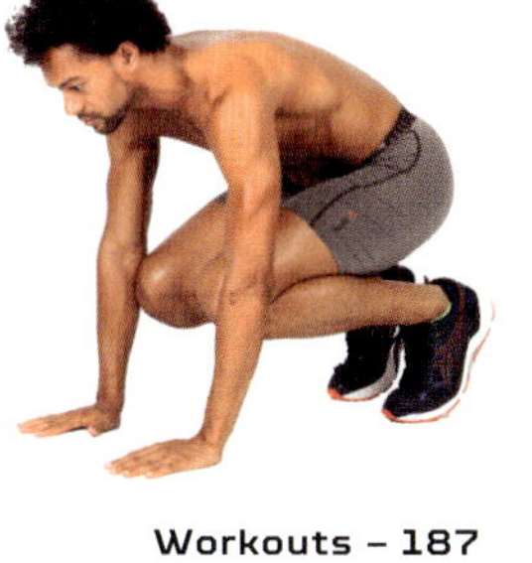

ABBILDUNGSREGISTER

SIDE LIFT IM KNIESTAND

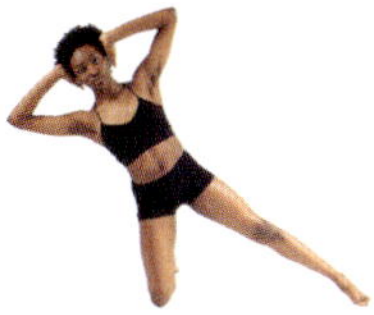

S. 64

SIT-UP MIT ROTATION

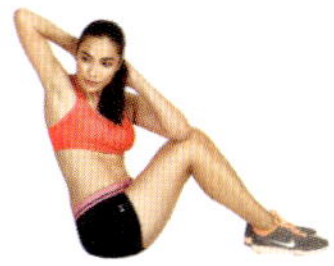

S. 77

SIT-UP

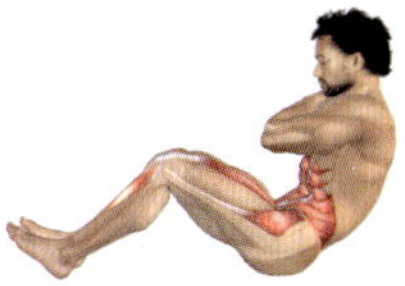

S. 76

SITZGRÄTSCHE MIT VORBEUGE

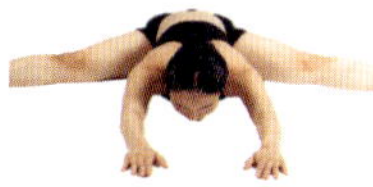

S. 66–67

SKATER-LUNGE

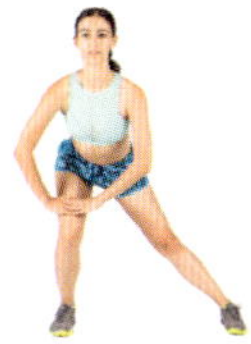

S. 53

SPLIT-SQUAT MIT ARMSTRECKEN

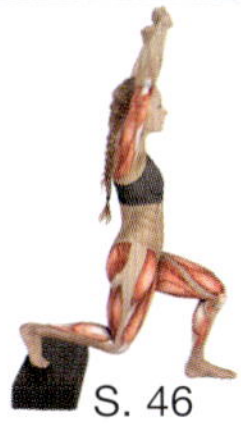

S. 46

SQUAT MIT GESTRECKTEN ARMEN

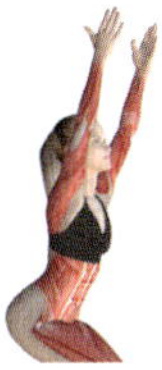

S. 71

SQUAT

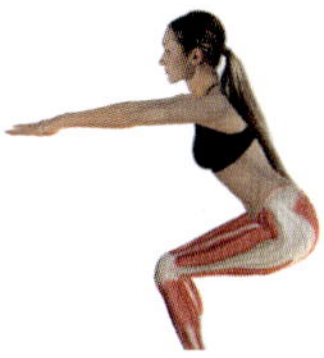

S. 44

STAR JUMP

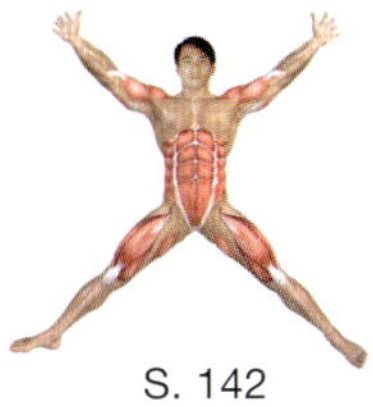

S. 142

STEP-UP

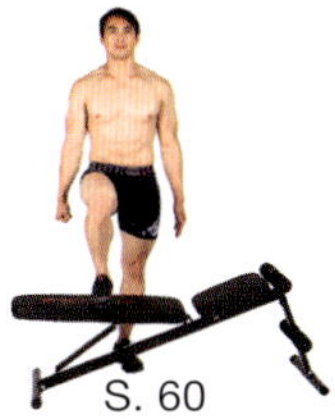

S. 60

STUHL-TWIST

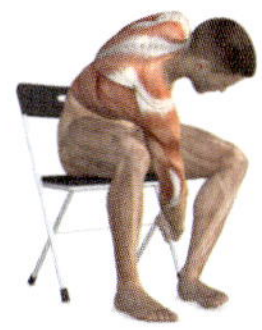

S. 106

SUMO-SQUAT

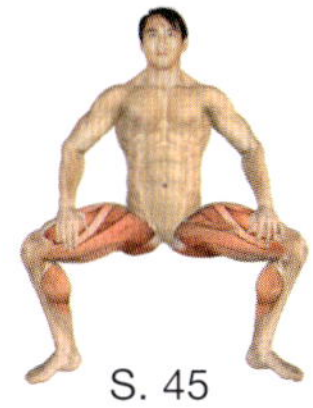

S. 45

SUPERMAN

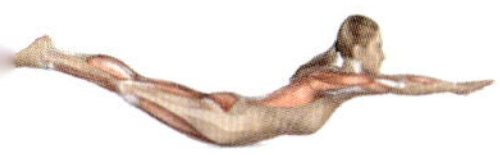

S. 161

T-STÜTZ

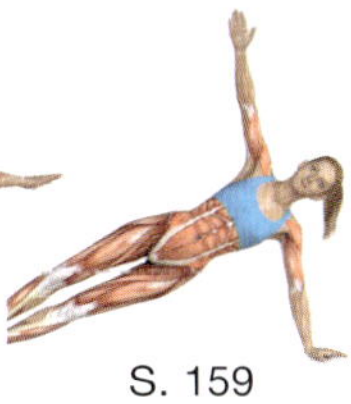

S. 159

TRIZEPS-DIP

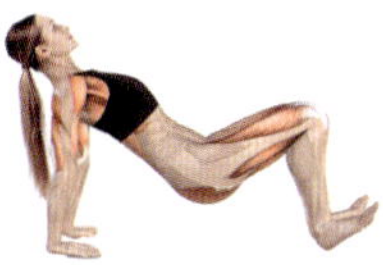

S. 129

TRIZEPS-PUSH-UP

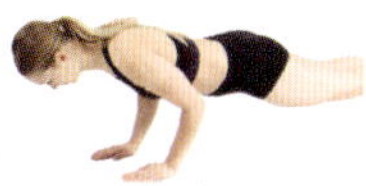

S. 116–117

TRIZEPSDEHNUNG

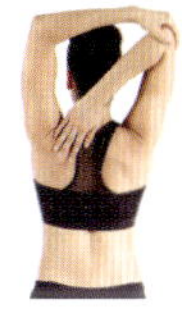

S. 38

TRIZEPSSTÄRKUNG MIT FASZIENROLLE

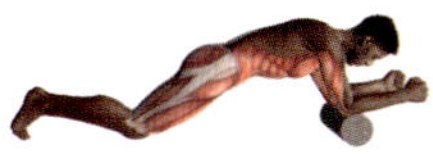

S. 163

TURKISH GET-UP

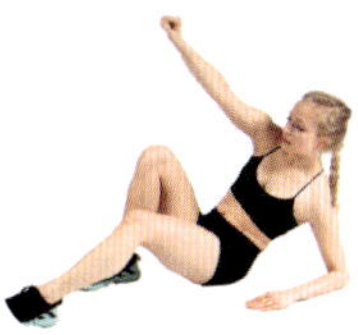

S. 146–147

TWIST MIT ANGEWINKELTEN BEINEN

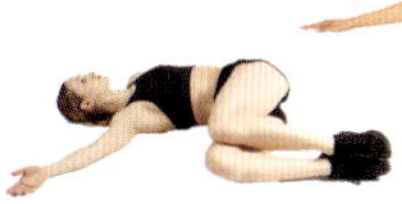

S. 99

TWIST MIT GESTRECKTEN ARMEN

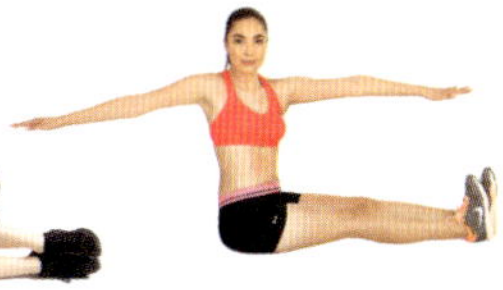

S. 109

UMGEKEHRTE PLANK-POSITION

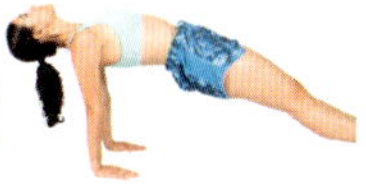

S. 153

UNTERARMSTÜTZ MIT ARMHEBEN

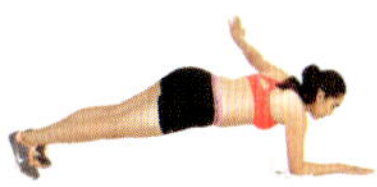

S. 150

UNTERARMSTÜTZ

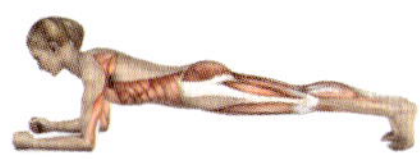

S. 149

VORBEUGE IM SITZEN

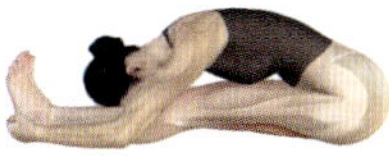

S. 20

VORBEUGE IM STEHEN

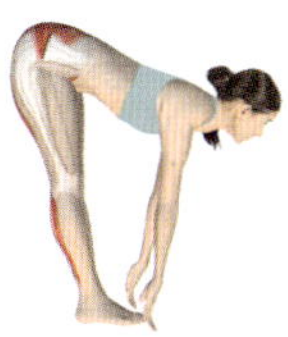

S. 54

WADENDEHNUNG

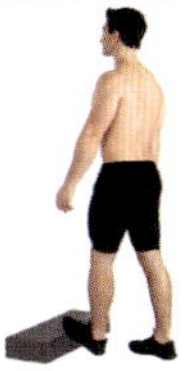

S. 19

WALKING LUNGE

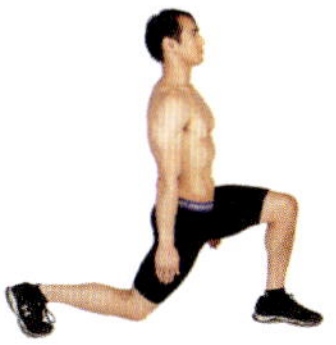

S. 49

WANDERN AUF DEM BALL

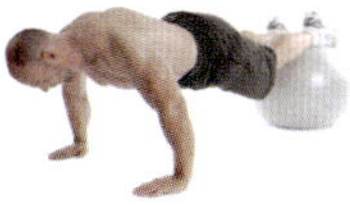

S. 122

WECHSELSEITIGES BEINSTRECKEN

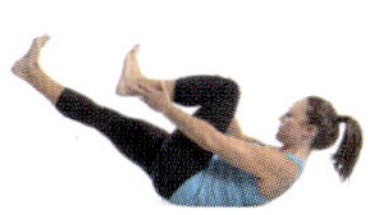

S. 25